改訂版のための序文

　1991年5月に出版された『針灸学』[基礎篇]が増刷を重ねて，今回，さらに読みやすく配慮されて改版されることとなった。多くの方々に読んでいただけたことは関係者一同望外の喜びであるとともに，責任の重さを感じている。

　初版の序で，現代中医学弁証論治の意義について，「直観的思考形態である伝統医学の神髄を学ぶためにも，論理的思考，つまり科学的思考形態が必要であり，その試みの1つである」と述べた。

　病そのものだけを診るのではなく，「病」と「病になっている人間」との関わり，病がその人にどんな変化を与えているのかに注目をして病態把握を行い，自然の原理にそった方法論を用いて，人間が本来持っている治癒力を発揮させて病を治すと考える中国伝統医学は，本質的に全人的な視点が必要となる。また，感情ある生体を対象とするゆえに，ダイナミックな視点も不可欠である。教条的な論理的思考に陥ることなく，常に動いている人間を的確に把握するためには，本書で述べている基礎的理論の常に臨床現場からのフィードバックを心がけるべきであると思う。その際，大切なことは「自ら考える」ということ，そして「自ら観察する」こと，つまり五感をフルに活用して対象である人間を徹底的に観察し，現象をしっかりとらえることではないかと思う。

　社会が求める医療へのニーズが変化してきている今日，多くの可能性を秘めた中国伝統医学の神髄を，日常臨床の中で大いに発揮されることを心から願うものです。

学校法人後藤学園学園長　　後藤　修司

初版の序文

　今，保健医療は大きな転換点にさしかかっている。はりきゅうに関しても，昭和63年の法律改正に合わせ，平成２年度から新カリキュラムが施行され，国民の保健医療福祉の向上のためにより一層貢献できる，より資質の高いはりきゅう師の誕生が期待されている。それは，専門家として，一定レベルの知識・技能とふさわしい態度をもち，それらを常に自主的に高める意欲をもった者といえるであろう。具体的には，学んだ現代医学並びに伝統医学の知識を，診断・治療という技能を発揮する中で統合し，人間学の実践として臨床にあたりうる専門家が望まれているということである。そして，これからはさらに，はりきゅう師がぜひとも備えるべき態度として，「科学的」にものを考えることが重要になると思われる。

　東洋的といわれる直感的思考形態によって組み立てられた伝統医学の真髄を学ぶためには，自分の直感を養うことが大変に重要であるが，そのことにのみとらわれてしまうと，いつまでたっても臨床ができないという落とし穴に落ち込んでしまう恐れもある。その直感をしっかり養うためにも，科学的思考つまり論理的思考をもつ必要がある。

　ともすると，伝統医学を学ぶとき，科学技術へのアンチテーゼから，科学的思考形態をも捨て去ってしまうことがある。悪しき科学アレルギーといわざるをえない。

　一方，伝統医学が使う言葉（記号），あるいは表現しているもの（例えば気血等）が，現代科学的言葉（記号）ではないか，または，現代医学的に実証されていないということだけで，その認識論をも非科学的と片づけてしまう考え方もある。現象論レベルの科学をわきまえない悪しき科学教条主義といわざるをえない。

　この２つの科学への悪しき態度が，臨床現場に時として混乱を与え，迷いをもたらすことがある。はりきゅうの専門家として「科学的」態度を養わなければならない所以である。

　例えば，簡単なことで言えば，ある症状，ある脈状の変化が現れているときに，それが身体の中のどういう変化によって起こっているのかについて，常に考えられること，また，自分の行なう治療行為がそのことに対してどのように働くのかについて，推論できることが重要なことではないだろうか。そして，それが，我田引水でなく一定の「科学的」理論性をもつ必要があるということである。

　現代中医学における弁証論治はまさしく，そうした試みの１つであると思われる。本書は，そのことをさらに深めるために，中国天津中医学院と後藤学園との共同作業によって

新たに制作したものであり，いわゆる翻訳本とは趣を異にしている。いかにして適切に病態を把握し，いかに有効な臨床を行なうかという立場から書かれた本書が，自分で観察し，自分で考え，自分で臨床に取り組む多くのはりきゅう臨床家のために役立つことを願うものである。

天津中医薬大学副院長　　高　金　亮
学校法人後藤学園学園長　　後藤 修司

本書を学ぶにあたって

1．本教材の位置づけ

　ここに日中共同執筆という形で，初めて針灸のための中医学基礎テキストが完成した。本書は針灸のための東洋医学テキスト・シリーズの第1部であり，第2部として『針灸学』臨床篇，第3部として『針灸学』経穴篇，第4部として『針灸学』手技篇を制作した。このシリーズはより正確な病態把握，より有効な臨床応用を目指すものであり，また自分の頭で考えられる針灸臨床家を育成することを目的として企画されたものである。したがってこの4部作の制作にあたっては，各巻に密接な関連性をもたせる構成を心がけた。

　本書の制作にあたっては，日本での新しい東洋医学教育の普及という課題と目標を充分に踏まえながら作業が進められた。東洋医学系教材は，主として『東洋医学概論』『東洋医学臨床論』『経絡経穴学』『針灸実技』で構成されているが，本書では針灸学を学び実践していくために必要な東洋医学の考え方，知識を豊富に盛り込み，それらを系統的に紹介している。これを習得することにより，『東洋医学臨床論』であつかう種々の病証の発生メカニズムならびにその治療についての理解が容易になる。

2．本書の組み立て，内容

　東洋医学は古代中国医学家の観察力と洞察力を基本にして誕生し，長期にわたる臨床検証を経て発展してきたものである。長い歴史の中で育まれたエッセンスが，この教科書には凝縮して紹介されている。本書の組み立てとしては，まず東洋医学独自の考え方について紹介し，次いで東洋医学の生理観，疾病観（病因論，病理論，病証論），診断論，治療論を紹介している。何をどのように学習し，またどれとどれがどのような関連性をもっているのかを踏まえた上で学習ができるように，必要に応じて「学習のポイント」と「復習のポイント」を紹介している。知識，概念の習得にとどまらず，たえずこれらのポイントを意識しながら学習ができるように組み立てられている。

3．学習の方法

　学習にあたっては，"臨床に応用する"という学習意識をたえずもつ必要がある。自分で考え，自分で対処できる，つまり自分で問題を解決できる臨床針灸師になるためには，学習時にもたえず自分で考えながら学習するという習慣と態度を養う必要がある。したがって本書を学習する場合には，まず「学習のポイント」と「復習のポイント」に目を通し，各章，各節ごとに何をどのように学習するのかをおさえた上で，自分で考え，頭を整理し

ながら学習を進めていただきたい。さらに本書は系統的に東洋医学の基礎知識を紹介しているので，その系統性と関連性をたえず意識し，考えながら学習していただきたい。

天津中医薬大学教授　　　　劉　公　望
学校法人後藤学園中医学研究部長　兵　頭　明

凡　例

1. 本書は1991年初版の『針灸学』［基礎篇］の改訂版である。

    改訂にあたっては，次のような経緯をたどった。『針灸学』［基礎篇］が発行以来読者から大変好評を受けたため，これを底本として1995年に中医全般の基礎理論教材として『中医学の基礎』を発行した。『中医学の基礎』は，平馬直樹・兵頭明・路京華の3人の監修者が『針灸学』［基礎篇］を土台としながら，内容的にも文体的にも不適当な箇所を全面的に修正を行ない，また新たに内容を補足した。今回の改訂版『針灸学』［基礎篇］は，『中医学の基礎』を再度底本として，基本的内容と文体を踏襲しながら，針灸関係の記述を復活させたものである。

2. 本書は，もともと日本での新しい東洋医学教育の課題と目標を踏まえながら，中国の協力を得て，日中共同で編集したものである。日中双方がまず基本方針を作成したのち，中国側が執筆し，翻訳段階で日本の必要にもとづいて，また日本人の立場から大幅に修正を行なった。そして，今回，さらに日本側の専門家と中国の専門家が加わって，大幅に改訂したわけで，今日求めうる最新・最高のテキストといえよう。

    内容的には，厚生労働省・文部科学省の定めた新「教育内容」にもとづいて構成されており，まさに日本の新しい針灸教育のための教材である。

3. 本書の特徴は，主として『素問』や『霊枢』『難経』など古典に依拠しながら，今日の針灸教育と針灸臨床にスムーズに適応できるよう，体系化し，要領よくまた論理的に整理してあり，いわば「伝統医学の精髄」を最も概括的に集大成したものといえる。針灸を業とするものにとって，最低限必要な知識が集約されているのである。

    本書では特別に，伝統医学の基礎概念の古典的根拠を理解するために，できるかぎりその概念の依ってきたる出典を示した。文中の①②は出典の番号を示す。

4. 難解な用語，文字は，日本側が〔　〕で囲んで説明を補足した。長い説明の必要なものは，文中に＊のマークを付し，近い場所にそれぞれの解説を付した。巻末の用語索引は，今後の針灸学の必修知識として覚えていただきたい。

5. 本書**第三版**においては，第二版である『針灸学』［基礎篇］（改訂版）に，文章表現上の修正，補足を大幅に加えてあるが，内容的な修正はほとんどない。

針灸学［基礎篇］●目次

目次

改訂版のための序文 …………………………………………………… 後藤修司　i
初版の序文 …………………………………………………………… 高金亮・後藤修司　ii
本書を学ぶにあたって ………………………………………………… 劉公望・兵頭　明　iv
凡例 …………………………………………………………………………………………… vi

第1章　緒論

1　中医針灸学の沿革 …………………… 2
　1．『黄帝内経』と『傷寒論』 …………… 2
　2．漢代以降の針灸学の成果 …………… 2
　3．針灸学の国際化 ……………………… 4
2　中医針灸学基礎の内容 ……………… 4
3　中医針灸学基礎の学習方法 ………… 4

第2章　中医学の基本的な特色

第1節　中医学の人体の見方 …… 9

1　人と自然の統一性 …………………… 9
　1．季節や気候が人体におよぼす影響 … 9
　2．昼夜・朝夕が人体におよぼす影響 … 10
2　有機的な統一体としての人体 ……… 10

第2節　陰陽五行学説 ……………… 12

① ── 陰陽学説 ……………… 12

1　陰陽学説の基本内容 ………………… 14
　1．陰陽の依存関係 ……………………… 14
　2．陰陽の対立・制約関係 ……………… 14
　3．陰陽の消長・転化関係 ……………… 14
2　中医学における陰陽学説の運用 …… 15
　1．組織構造の説明 ……………………… 16
　2．生理機能の説明 ……………………… 16
　3．病理変化の説明 ……………………… 16
　4．診断への運用 ………………………… 16
　5．治療への応用 ………………………… 17
　6．薬物の性味と作用における陰陽 …… 17

② ───── 五行学説 ……………… 18

1　五行学説の基本内容 ……………… 18
　　1．事物の属性に対する五行分類 …… 18
　　2．五行の相生・相克 ……………… 19
　　3．五行の相乗・相侮 ……………… 20
2　中医学における五行学説の運用 … 20
　　1．五臓系統の生理機能と相互関係 … 20
　　2．五臓の相互資生の関係 ………… 21
　　3．五臓の相互克制の関係 ………… 21
　　4．臓腑間の病理的影響についての説明 … 22
　　5．診断と治療への運用 …………… 22

第3節　運動する人体 ……………… 24
　　1．臓腑生理の協調関係 …………… 24
　　2．昇降出入 …………………………… 25
　　3．治療原則の決定 ………………… 25

第4節　独特の診断・治療システム
　　　　［弁証論治］ ……………… 26
1　弁証 …………………………………… 26
2　論治 …………………………………… 26

第3章　中医学の生理観

第1節　気血津液 ……………………… 30

① ───── 気 ……………………… 30

1　気の種類とその生成過程 ………… 30
　　1．元気 ………………………………… 30
　　2．宗気 ………………………………… 31
　　3．営気 ………………………………… 31
　　4．衛気 ………………………………… 31
2　気の作用 ……………………………… 32
　　1．推動作用 …………………………… 32
　　2．温煦作用 …………………………… 32
　　3．防御作用 …………………………… 32
　　4．固摂作用 …………………………… 32
　　5．気化作用 …………………………… 32
3　気の運動 ……………………………… 32

② ───── 血 ……………………… 34

1　血の生成 ……………………………… 34
2　血の作用 ……………………………… 34
3　血の循行 ……………………………… 35

③ ───── 津液 …………………… 35

1　津液の生成・輸布および排泄 …… 35
2　津液の作用 …………………………… 36
3　津液の分類 …………………………… 36

④ ───── 気・血・津液の相互関係 … 38

1　気と血の関係 ………………………… 38
　　1．気は血を生ずる …………………… 38
　　2．気は血をめぐらせる ……………… 38
　　3．気は血を摂す ……………………… 38
　　4．血は気の母 ………………………… 39
　　5．気は陽に属し，血は陰に属す …… 39
2　気と津液の関係 ……………………… 39
　　1．気旺生津，気随液脱 ……………… 39
　　2．気能化水，水停気阻 ……………… 39
3　津液と血の関係 ……………………… 40

第2節　蔵　象 …… 41

蔵象概説　41

1. 臓・腑・奇恒の腑のそれぞれの生理的特徴 …… 41
2. 蔵象学説の形成 …… 41
3. 臓腑の統一体観 …… 42
4. 精神・情緒と五臓との関係 …… 42
5. 五臓を中心とする身体の生理機能の平衡と協調 …… 43
6. 蔵象学説における臓腑の位置づけ … 43

五臓　44

① ── 心 …… 44

1. 心の主な生理機能 …… 44
   1. 血脈を主る …… 44
   2. 神志を主る …… 44
2. 心と五行の照応関係 …… 45
   1. 喜は心の志 …… 45
   2. 汗は心の液 …… 45
   3. 体は脈に合し，華は顔にある …… 45
   4. 舌に開竅する …… 46

付 ── 心包 …… 46

② ── 肺 …… 48

1. 肺の主な生理機能 …… 48
   1. 気を主り，呼吸を主る …… 48
   2. 宣発と粛降を主る …… 48
   3. 通調水道の作用 …… 49
   4. 百脈を朝め，治節を主る …… 49
2. 肺と五行の照応関係 …… 50
   1. 憂は肺の志 …… 50
   2. 涕は肺の液 …… 50
   3. 体は皮に合し，華は毛にある …… 50
   4. 鼻に開竅する …… 51

③ ── 脾 …… 52

1. 脾の主な生理機能 …… 52
   1. 運化を主る …… 52
   2. 昇清を主る …… 53
   3. 統血を主る …… 53
2. 脾と五行の照応関係 …… 53
   1. 思は脾の志 …… 53
   2. 涎は脾の液 …… 53
   3. 体は肌肉に合し四肢を主る …… 54
   4. 口に開竅，華は唇にある …… 54

④ ── 肝 …… 55

1. 肝の主な生理機能 …… 55
   1. 疏泄を主る …… 55
   2. 蔵血を主る …… 56
2. 肝と五行の照応関係 …… 57
   1. 怒は肝の志 …… 57
   2. 涙は肝の液 …… 57
   3. 体は筋に合し，華は爪にある …… 57
   4. 目に開竅する …… 58

⑤ ── 腎 …… 59

1. 腎の主な生理機能 …… 59
   1. 蔵精を主り，生長・発育・生殖を主る …… 59
   2. 水を主る …… 60
   3. 納気を主る …… 60
2. 腎と五行の照応関係 …… 60
   1. 恐は腎の志 …… 60
   2. 唾は腎の液 …… 61
   3. 体は骨に合し，骨を主り髄を生じ，華は髪にある …… 61
   4. 耳および前後二陰に開竅する …… 61

六腑　63

① ── 胆　63
1. 胆汁の貯蔵と排泄　63
2. 決断を主る　63
3. 奇恒の腑に属する　64

② ── 胃　64
1. 水穀の受納・腐熟を主る　64
2. 胃は通降を主る，降をもって和とする　64

③ ── 小腸　65
1. 小腸の受盛・化物機能・泌別清濁の機能　65
2. 清濁を泌別する機能　65

④ ── 大腸　65
糟粕の伝化を主る　65

⑤ ── 膀胱　66
貯尿と排尿作用　66

⑥ ── 三焦　66
1 三焦の主な生理機能　66
　1．諸気を主宰し，全身の気機と気化機能を統轄する　66
　2．水液運行の通路である　67
2 三焦の区分と各部の機能特性　67
　1．上焦　67
　2．中焦　67
　3．下焦　67

奇恒の腑　68

① ── 脳　68
1. 脳は生命活動・精神思惟・感覚運動を主る　68

② ── 女子胞　69
1. 月経を主る　69
2. 妊娠を主る　69

臓腑間の関係　71

① ── 臓と臓の関係　71

1 心と肝　71
　1．心は血を主り，肝は血を蔵する　71
　2．心は神志を主り，肝は疏泄を主る　71

2 心と脾　71
　心は血を主り，脾は生血・統血を主る　71

3 心と肺　72
　心は血を主り，肺は気を主る　72

4 心と腎　72
　1．心は陽に属し，上焦にあり，その性質は火に属す。腎は陰に属し，下焦にあり，その性質は水に属す　73
　2．心は血を主り，腎は精を蔵する　73

5 肝と肺　73
　肺は粛降を主り，肝は昇発を主る　73

6 脾と肺　74
　肺は気を主り，脾は気血生化の源である　74

7 肺と腎　74
　1．気の方面について：肺は呼吸を主り，腎は納気を主る　75
　2．水液方面について：肺は水の上源であり，腎は水を主る臓である　75
　3．その他　75

8 脾と腎　75
　脾は後天の本であり，腎は先天の本である　76

9 肝と脾　76

肝は血を蔵し，疏泄を主る。脾は統血・運化を主り，気血生化の源である ……… 76
10 肝と腎 …………………………… 77
肝は血を蔵し，腎は精を蔵す ……… 77

② ── 臓と腑の関係 ………………… 77
1 心と小腸 ………………………… 77
2 肺と大腸 ………………………… 78
3 脾と胃 …………………………… 78
4 肝と胆 …………………………… 78
5 腎と膀胱 ………………………… 78

③ ── 腑と腑の関係 ………………… 79

第3節　経絡 …………………………… 80

① ── 経絡の概念と経絡系統 …… 80

② ── 経絡の作用 ………………… 81
1 気血の運行，陰陽の調和 ……… 81
2 外邪の侵入に対する防御作用 … 81
3 病邪の伝送，病状を反映 ……… 82
4 針灸の刺激を伝導，臓腑の虚実を調整 82

③ ── 経絡の臨床運用 ……………… 83
1 経穴による診察 ………………… 83
2 依経弁証 ………………………… 83
3 依経論治 ………………………… 84

④ ── 十二経脈 …………………… 85
1 十二経脈の循行 ………………… 86
　1．手太陰肺経 ………………… 86
　2．手陽明大腸経 ……………… 87
　3．足陽明胃経 ………………… 88
　4．足太陰脾経 ………………… 90
　5．手少陰心経 ………………… 91
　6．手太陽小腸経 ……………… 92

　7．足太陽膀胱経 ……………… 93
　8．足少陰腎経 ………………… 95
　9．手厥陰心包経 ……………… 96
　10．手少陽三焦経 ……………… 97
　11．足少陽胆経 ………………… 98
　12．足厥陰肝経 ………………… 100
2 十二経脈の走行および連接の規則性 101
3 十二経脈の流注順序 …………… 101
4 十二経脈の気血の量 …………… 101
5 十二経脈の標本，根結，気街 … 102
　1．標本 ………………………… 102
　2．根結 ………………………… 103
　3．気街 ………………………… 103

⑤ ── 奇経八脈 …………………… 104
1 奇経八脈の循行と作用 ………… 105
　1．督脈 ………………………… 105
　2．任脈 ………………………… 106
　3．衝脈 ………………………… 107
　4．帯脈 ………………………… 108
　5．陰蹻脈，陽蹻脈 …………… 109
　6．陰維脈，陽維脈 …………… 110
2 奇経八脈の総合作用 …………… 111
　1．疏通，連絡作用 …………… 111
　2．統率，コントロール作用 … 111
　3．灌漑，調節作用 …………… 112

⑥ ── 十二経別 …………………… 112
1 十二経別の循行・分布状況 …… 112
2 十二経別の作用 ………………… 112

⑦ ── 十二経筋 …………………… 113
1 十二経筋の循行・分布状況 …… 114
2 十二経筋の作用 ………………… 115

⑧ ── 十二皮部 …………………… 115

⑨ ── 十五絡脈とその他の絡脈　116

第4章　中医学の病因病機

第1節　病因 ……… 121

① ── 六淫 ……… 121

1. 風 ……… 122
2. 寒 ……… 123
3. 暑 ……… 124
4. 湿 ……… 124
5. 燥 ……… 125
6. 火(熱) ……… 126

② ── 七情 ……… 127

1. 怒 ── 気上る ……… 128
2. 喜 ── 気緩む ……… 128
3. 悲(憂) ── 気消える ……… 128
4. 恐 ── 気下る ……… 129
5. 驚 ── 気乱れる ……… 129
6. 思 ── 気結す ……… 129

③ ── 飲食と労逸 ……… 129

1. 飲食失節 ……… 129
2. 労逸 ……… 130

④ ── 外傷 ……… 131

⑤ ── 痰飲と瘀血 ……… 131

1. 痰飲 ……… 131
2. 瘀血 ……… 131

第2節　病機 ……… 133

1　邪正盛衰　134

2　陰陽失調　135

1. 陰陽の偏盛によって生じる寒熱証 ……… 135
2. 陰陽の偏衰によって生じる寒熱証 ……… 135
3. 仮性寒熱証 ……… 135

3　気血津液の失調　137

① ── 気病の病機 ……… 137

1　気の機能の減退 ……… 137
1. 気虚 ……… 137
2. 気陥 ……… 137

2　気の運行の失調 ……… 138
1. 気滞 ……… 138
2. 気逆 ……… 138
3. 気閉と気脱 ……… 139

② ── 血病の病機 ……… 139

1. 血虚 ……… 139
2. 血熱 ……… 140
3. 血瘀 ……… 140

③ ── 津液の病機 ……… 141

1. 津液の不足 ……… 141
2. 津液の代謝障害 ……… 141

4　経絡病機　143

1　経絡気血の盛衰 ……… 143
1. 経絡気血の偏盛 ……… 143
2. 経絡気血の偏衰 ……… 143
3. 経絡気血の衰竭 ……… 143

2　経絡気血の運行失調 ……… 144

1．経絡気血の運行障害……………144
2．経絡気血の運行の逆乱……………144

5　臓腑病機　146

五臓の病機……………146

① 心病の病機……………146

1 心陽，心気の失調……………146
 1．心陽衰弱……………146
 2．心火亢進……………147
2 心陰，心血の失調……………148
 1．心陰虚損……………148
 2．心血不足……………148
 3．心血瘀滞……………149

② 肺病の病機……………149

1 肺気の失調……………149
 1．肺失宣降……………149
 2．肺気虚損……………150
2 肺陰の失調……………150

③ 脾病の病機……………151

1 脾陽，脾気の失調……………151
 1．脾気虚損……………151
 2．脾陽虚損……………152
 3．水湿中阻……………152
2 脾陰の失調……………153

④ 肝病の病機……………153

1 肝陽，肝気の失調……………153
 1．肝気鬱結……………153
 2．肝火上炎……………154
2 肝陰，肝血の失調……………154
 1．肝血虚……………154
 2．肝陰虚……………155

⑤ 腎病の病機……………155

1 腎の精気不足……………155
 1．腎精不足……………156
 2．腎気不固……………156
2 腎の陰陽失調……………156
 1．腎陰虚……………156
 2．腎陽虚……………157

六腑の病機……………158

① 胆病の病機……………158

② 胃病の病機……………158

1．胃気虚損……………158
2．胃寒内盛……………158
3．胃火上炎……………159
4．胃陰不足……………159
5．胃絡瘀滞と損傷……………159

③ 小腸病の病機……………159

1．小腸虚寒……………160
2．小腸実熱……………160

④ 大腸病の病機……………160

⑤ 膀胱病の病機……………160

⑥ 三焦病の病機……………160

内生の風・寒・湿・燥・火の病機　162

1 内風……………162
 1．肝陽化風……………162
 2．熱極生風……………162
 3．陰虚風動……………162
 4．血虚生風……………162
 5．血燥生風……………163

| 2 | 内寒 ……………………………… 163
| 3 | 内湿 ……………………………… 163
| 4 | 内燥 ……………………………… 164
| 5 | 内熱，内火 ……………………… 164

1．陽盛化火 ……………………… 164
2．邪鬱化火 ……………………… 164
3．五志化火 ……………………… 165
4．陰虚火旺 ……………………… 165

第5章　中医学の診察法［四診］

第1節　望　診 ……………… 169

① ── 全身の状況 ……………… 169

| 1 | 望神 ……………………………… 169
 1．得神 …………………………… 169
 2．失神 …………………………… 169
 3．仮神 …………………………… 170
| 2 | 顔色の望診 ……………………… 170
 1．顔色の診断原理とその臨床意義 …… 170
 2．顔面部と臓腑の相関部位 ……… 170
 3．常色と病色 …………………… 171
| 3 | 形体の望診 ……………………… 172
| 4 | 姿勢，体位の望診 ……………… 172

② ── 局部の状況 ……………… 173

| 1 | 頭と髪 …………………………… 173
 1．頭 ……………………………… 173
 2．髪 ……………………………… 173
| 2 | 目 ………………………………… 174
| 3 | 耳 ………………………………… 174
| 4 | 鼻 ………………………………… 174

③ ── 排泄物 ………………… 175

④ ── 小児の指紋 ……………… 175

| 1 | 観察方法 ………………………… 175
| 2 | 観察内容 ………………………… 175
 1．色つや ………………………… 175

 2．長短 …………………………… 176
 3．浮沈 …………………………… 176

⑤ ── 舌 ……………………… 176

| 1 | 舌と臓腑との関係 ……………… 176
| 2 | 舌診の臨床意義 ………………… 177
 1．正気盛衰の判断 ……………… 177
 2．病位の深さを見分ける ……… 177
 3．病邪の性質の区別 …………… 177
 4．病勢の進退の判断 …………… 177
| 3 | 舌診の方法 ……………………… 178
| 4 | 舌診の所見 ……………………… 178
 1．舌質 …………………………… 178
 2．舌態 …………………………… 179
 3．舌苔 …………………………… 180
| 5 | 舌質と舌苔の関係 ……………… 182

第2節　聞　診 ……………… 183

① ── 声調 ……………………… 183

| 1 | 病的な声調 ……………………… 183
 1．発声 …………………………… 183
 2．言動 …………………………… 183
 3．呼吸 …………………………… 183

② ── 気味 ……………………… 184

第3節　問　診 …… 186

① ── 寒熱 …… 186

- [1] 悪寒・発熱 …… 187
- [2] 但寒不熱 …… 187
- [3] 但熱不寒 …… 187
  1. 壮熱 …… 187
  2. 潮熱 …… 187
  3. 長期微熱 …… 188
- [4] 寒熱往来 …… 188

② ── 汗 …… 188

1. 表証の汗 …… 189
2. 自汗 …… 189
3. 盗汗 …… 189
4. 大汗 …… 189
5. 頭汗 …… 189
6. 半身の汗 …… 189
7. 手足の汗 …… 190

③ ── 疼痛 …… 190

- [1] 疼痛の部位 …… 190
  1. 頭痛 …… 190
  2. 胸痛 …… 191
  3. 脇痛 …… 191
  4. 脘痛 …… 191
  5. 腹痛 …… 191
  6. 腰痛 …… 191
  7. 四肢痛 …… 191
- [2] 疼痛の性質 …… 192
  1. 脹痛 …… 192
  2. 重痛 …… 192
  3. 刺痛 …… 192
  4. 絞痛 …… 192
  5. 灼痛 …… 192
  6. 冷痛 …… 192
  7. 隠痛 …… 193
  8. 掣痛 …… 193

④ ── 睡眠 …… 193

1. 不眠 …… 193
2. 嗜睡 …… 193

⑤ ── 飲食と味覚 …… 193

1. 口渇と飲水 …… 194
2. 食欲と食べる量 …… 194
3. 味覚 …… 194

⑥ ── 二便 …… 195

- [1] 大便 …… 195
  1. 便秘 …… 195
  2. 溏泄 …… 195
- [2] 小便 …… 196

⑦ ── 月経と帯下 …… 196

- [1] 月経 …… 196
  1. 経期 …… 196
  2. 経量 …… 196
  3. 経色・経質 …… 197
  4. 月経痛（痛経） …… 197
- [2] 帯下 …… 197

⑧ ── 小児への問診 …… 197

第4節　切　診 …… 198

① ── 脈診 …… 198

- [1] 部位 …… 198
- [2] 方法 …… 199
- [3] 正常な脈象 …… 199
- [4] 病脈と主病 …… 200
  1. 各種の脈象と主病 …… 200
  2. 類似脈の鑑別 …… 206

| 5 | 相兼（複合）する脈象と主病 ………… 208
| 6 | 脈証の順逆と従捨 ………………… 209

② ───── 按診 ………………… 216

| 1 | 肌表を按じる ………………… 216
| 2 | 手足を按じる ………………… 216
| 3 | 脘腹を按じる ………………… 216
　1．脘腹を按じる ………………… 217
　2．腹部を按ずる ………………… 217

付　経絡診断法 ………………… 218

① ───── 経絡現象診断 ………………… 218

| 1 | 背部兪穴の異常現象による診断 …… 218
| 2 | 胸腹部募穴の異常現象による診断 … 218
| 3 | 下合穴の異常現象による診断 ……… 219
| 4 | 耳穴の異常現象による診断 ……… 219
| 5 | 阿是穴の異常現象による診断 ……… 220
| 6 | 経絡循行上の異常現象による診断 … 220

② ───── 経絡経穴測定による診断　221

| 1 | 点圧による経穴測定診断 ………… 221
　1．測定部位 ………………… 221
　2．操作方法 ………………… 221
　3．経穴反応 ………………… 221
　4．診断方法 ………………… 222

　5．臨床例：手掌の経穴の点圧測定診断法 ………………… 222
| 2 | 点圧診断反応の病理的意義 ……… 224
| 3 | 臨床応用 ………………… 224

③ ───── 経絡触診 ………………… 224

| 1 | 常用の触診法 ………………… 225
　1．兪募循摸法 ………………… 225
　2．郄穴の触診 ………………… 226
　3．その他 ………………… 226
| 2 | 陽性反応 ………………… 226
　1．陽性反応物 ………………… 227
　2．経穴の形態変化 ………………… 227
　3．経穴の過敏度 ………………… 227
| 3 | 触診の順序 ………………… 228
　1．背部第1行線 ………………… 228
　2．腰背部第2行線 ………………… 228
　3．背部第3行線 ………………… 228
　4．胸部と腹部 ………………… 229
　5．四肢の部分 ………………… 229
　6．兪穴とある特定穴について ……… 229
| 4 | 治療穴を探るポイント ………… 229
| 5 | 循摸選穴の範囲 ………………… 230
　1．陽性反応穴 ………………… 230
　2．各系病症の診断 ………………… 230
| 6 | 診断方法 ………………… 230

第6章　中医学の診断法［弁証］

第1節　八綱弁証 ………… 233

① ───── 表裏 ………… 233

| 1 | 表証 ………………… 233
| 2 | 裏証 ………………… 234

② ───── 寒熱 ………… 234

| 1 | 寒証 ………………… 235
| 2 | 熱証 ………………… 235
| 3 | 寒熱と表裏との関係 ………… 236
　1．表寒証 ………………… 236
　2．表熱証 ………………… 236

3．裏寒証 237
4．裏熱証 237

③ ── 虚実 238

1 虚証 238
2 実証 239
3 虚実と表裏寒熱との関係 239
1．表虚証 239
2．表実証 240
3．裏虚証 241
4．裏実証 241
5．虚寒証 241
6．虚熱証 241
7．実寒証 242
8．実熱証 242

④ ── 陰陽 242

1 陰証 242
2 陽証 243
3 亡陰と亡陽 243

第2節 六淫弁証 244

1．風淫証候 244
2．寒淫証候 244
3．暑淫証候 245
4．湿淫証候 246
5．燥淫証候 246
6．火淫証候 247

第3節 気血弁証 248

① ── 気病弁証 248

1．気虚証 248
2．気陥証 249
3．気滞証 249
4．気逆証 249

② ── 血病弁証 250

1．血虚証 250
2．血瘀証 250
3．血熱証 251
4．血寒証 252

③ ── 気血同病弁証 252

1．気滞血瘀証 253
2．気虚血瘀証 253
3．気血両虚証 254
4．気不摂血証 254

付　衛気営血弁証 255

1．衛分証 255
2．気分証 256
3．営分証 257
4．血分証 258

第4節 臓腑弁証 260

① ── 心・小腸病弁証 261

1．心気虚証 261
2．心陽虚証 261
3．心陽暴脱証 262
4．心血虚証 262
5．心陰虚証 263
6．心火亢盛証 263
7．心血瘀阻証 264
8．痰迷心竅証 264
9．痰火擾心証 265
10．小腸実熱証 265
11．小腸虚寒証 266

② ── 肺・大腸病弁証 267

1．肺気虚証……………………………… 267
2．肺陰虚証……………………………… 267
3．風寒束肺証…………………………… 268
4．痰湿阻肺証…………………………… 269
5．風熱犯肺証…………………………… 269
6．熱邪壅肺証…………………………… 270
7．大腸湿熱証…………………………… 271
8．大腸津虚証…………………………… 271
9．腸虚滑泄証…………………………… 272

③ ── 脾・胃病弁証………………… 273

1．脾気虚証……………………………… 273
2．脾陽虚証……………………………… 273
3．中気下陥証…………………………… 274
4．脾不統血証…………………………… 274
5．寒湿困脾証…………………………… 275
6．脾胃湿熱証…………………………… 275
7．胃陰虚証……………………………… 276
8．食滞胃脘証…………………………… 277
9．胃寒証………………………………… 277
10．胃熱証………………………………… 278

④ ── 肝・胆病弁証………………… 279

1．肝気鬱結証…………………………… 279
2．肝火上炎証…………………………… 279
3．肝陽上亢証…………………………… 280
4．肝血虚証……………………………… 281
5．肝陰虚証……………………………… 282
6．肝風内動証…………………………… 282
7．寒滞肝脈証…………………………… 284
8．胆鬱痰擾証…………………………… 284

⑤ ── 腎・膀胱病弁証……………… 285

1．腎陽虚証……………………………… 285
2．腎陰虚証……………………………… 285
3．腎精不足証…………………………… 286
4．腎気不固証…………………………… 287

5．腎不納気証…………………………… 287
6．膀胱湿熱証…………………………… 288

⑥ ── 臓腑相関弁証………………… 289

1．心腎不交証…………………………… 289
2．心脾両虚証…………………………… 289
3．心腎陽虚証…………………………… 290
4．心肺気虚証…………………………… 290
5．脾腎陽虚証…………………………… 291
6．肝腎陰虚証…………………………… 292
7．肺腎気虚証…………………………… 292
8．肝脾不和証…………………………… 293
9．肝胃不和証…………………………… 293
10．肝火犯肺証…………………………… 294

第5節　経絡弁証 ……………………… 295

① ── 十二経脈病証………………… 295

1．手太陰肺経の病証…………………… 295
2．手陽明大腸経の病証………………… 296
3．足陽明胃経の病証…………………… 297
4．足太陰脾経の病証…………………… 297
5．手少陰心経の病証…………………… 298
6．手太陽小腸経の病証………………… 299
7．足太陽膀胱経の病証………………… 299
8．足少陰腎経の病証…………………… 300
9．手厥陰心包絡経の病証……………… 301
10．手少陽三焦経の病証………………… 301
11．足少陽胆経の病証…………………… 302
12．足厥陰肝経の病証…………………… 303

② ── 奇経八脈病証………………… 304

1．督脈の病証…………………………… 304
2．任脈の病証…………………………… 304
3．衝脈の病証…………………………… 304
4．帯脈の病証…………………………… 305

5．陽維脈，陰維脈の病証……………… 305
6．陰蹻脈，陽蹻脈の病証……………… 306

付　六経弁証……………………………… 307
1．太陽経病証…………………………… 307
2．陽明経病証…………………………… 307
3．少陽経病証…………………………… 308
4．太陰経病証…………………………… 309
5．少陰経病証…………………………… 309
6．厥陰経病証…………………………… 310

第7章　治則と治法

第1節　治則……………… 312

1 治病求本 …………………… 312
2 補虚瀉実 …………………… 313
3 陰陽調整 …………………… 314
4 随機制宜 …………………… 315
　1．因時制宜 ………………… 315
　2．因地制宜 ………………… 316
　3．因人制宜 ………………… 316

第2節　治法……………… 317

1 汗法 ………………………… 317
2 吐法 ………………………… 317
3 下法 ………………………… 318
4 和法 ………………………… 318
5 温法 ………………………… 319
6 清法 ………………………… 319
7 補法 ………………………… 320
8 消法 ………………………… 321

針灸文献紹介……………………………………………………………………………… 323

索引………………………………………………………………………………………… 330

【第1章】
緒　論

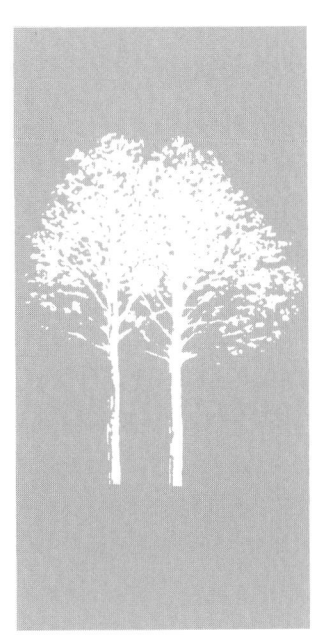

第1章　緒論

針灸学を含む中国伝統医学は，文書による記録から見ても4000年の歴史がある。これは中国人が長期にわたる疾病との闘いの経験を総括することによって生み出したものであり，中国人の重大発明の1つということができる。

本書では中医学のなかでもとりわけ針灸学と関係のある基礎的内容を中心に紹介する。

1　中医針灸学の沿革

1.『黄帝内経』と『傷寒論』

古代中国医学は広大な領域において発展をとげ，異なる風土・環境のなかで各分野の特色がめばえた。推測ではあるが，針灸を主とする物理療法は黄河流域に，また薬物を主とする化学療法は長江流域にその起源を発し，その後これらはしだいに統合されていったと思われる。中医学文献のなかでも，2大古典体系とされている『黄帝内経』と『傷寒論』は，それぞれ物理療法と薬物療法の代表である。

『黄帝内経』は戦国時代の書とされており，またこれは複数の者によって書かれたものであるとされている。同書は『素問』『霊枢』という2部で構成されており，人体の生理・病理などの基礎医学の内容，さらに針灸療法の具体的な内容が詳細に述べられている。そして隋・唐の時代からこの『黄帝内経』にたいして注解，改編，添削が行われ，1つの医学体系を構成するようになった。針灸学に最も大きな影響を与えたのは，晋代の皇甫謐の著『針灸甲乙経』であるが，この『甲乙経』は『内経』の内容を吸収しながら，さらに針灸治療に関する幅広い内容を網羅し，針灸の専門書として新たに編纂されたものである。

またおよそ後漢の時代の書とされている『難経』は，『内経』の難しい内容にたいして解説を加える形で書かれているが，現存する『難経』で述べられている内容と『内経』とでは，多くの点で異なる。とりわけ針灸に関する方法では，いっそうの充実が図られている。これらのことから『内経』『難経』『針灸甲乙経』により，針灸学基礎の体系は基本的に確立されたということができる。後世においても数多くの書が書かれているが，その基本理論については根本的な変化は認められない。

後漢時代の張仲景は，「勤求古訓，博採衆方」という精神にもとづき『傷寒雑病論』を著した。これは「医方の祖」と称されており，またこれにより張仲景は医聖と称されている。『傷寒雑病論』の処方学は，後世の薬物治療の発展にたいして決定的な影響を与えた。またその六経弁証という方法は，『内経』を基礎としながらそれを飛躍的に発展させたものである。その他の多くの弁証は，すべてこの六経弁証を基礎として生まれたものである。

2. 漢代以降の針灸学の成果

晋代における針灸学の発展には，めざましいものがあるが，それらを集大成したのは著名な医家皇甫謐である。皇甫謐は『素問』『黄帝針経』『明堂孔穴針灸治要』という3部書の針灸にかんする内容を整理し，『針灸甲乙経』を編纂した。これは体系的にまとまった最も古い針灸専門書である。

隋・唐時代には医学の分科に伴い，針灸も独立した1科として成立した。唐太医署は針

灸を専門医学として設置し,「針師」「灸師」などの専門医師が生まれた。しかしこの時期は針薬併用が非常に強調された時代でもある①。

孫思邈は『備急千金要方』『千金翼方』を編纂し,そのなかに針灸専門の篇を設け,前代の各家の針灸治療経験を広く収集している。

王燾は『外台秘要』を編纂し,そのなかでは灸法をとくに強調したため,唐代の中期以降は灸を重んじる傾向が現れた。

晋代を針灸学発展の最初のピークとするならば,宋・元時代は2回目のピークということができる。これは製紙印刷技術の発展により,この時代に大量の文献が整理されたこと,王惟一により針灸銅人が製造されたこと,運気学説の影響により子午流注針法が提唱されたことによる。

針灸経穴を明確にわかりやすく知るために,晋代には『偃側図』『明堂図』などの針灸図譜が世にでた。また唐代には甄権らにより明堂図に校訂が行なわれ,孫思邈はさらに彩色画を加え千金方に収録して『明堂三人図』とした②。宋代の王惟一は,『黄帝明堂』を基礎として『銅人腧穴針灸図経』を著し,さらに針灸教育と当時の資格試験のために銅人模型を2体鋳造した。これらにより明堂針灸体系は,そのピークを迎えることとなる。

この時代には多くの針灸名医を輩出し,多くの著書が執筆された。そのなかでも非常に大きな影響を与えたものとしては,臨床実践・経験を重んじた王執中の『針灸資生経』,任督脈を十二正経と同格にあつかい,経典にもとづき穴位の校訂を行なった滑寿の『十四経発揮』,灸法を唱導した竇材の『扁鵲心書』などがある。また金元時代の竇漢卿は,針灸取穴と十二支を結合して,時間にもとづく取穴法である子午流注針法を提唱した。これもこの時代の針灸学術の特徴であり,その成果の1つということができる。

明代は針灸学発展の3回めのピークであり,この時代には針刺手法が重視され,また灸法の改革が行なわれた。前者は楊継洲の針刺十二法をその代表とし,後者は棒灸の発明と普及を指している。

清代から新中国誕生までの期間は,針灸学はあまり大きな発展はとげられなかった。清代前期は主として明代の学風を継承しており,その整理と注釈が行なわれた。また清代後期から民国時代は,腐敗した封建文化と半封建半植民地文化の影響を受けて,針灸学はしだいに衰退していった。この時代の針灸は有効な治療法として民間の間に広く定着し,ゆるやかな発展をとげた。

新中国誕生後,政府は針灸学を重視し,臨床応用および古代文献の整理が行なわれ,さらに現代医学と現代科学を運用し,さまざまな角度から経絡,腧穴,針感などの原理について大量の研究が行なわれた。とりわけ近年の針による鎮痛原理の研究および針麻酔の応用は,世界の医学領域に非常に大きな影響を与えた。

【出典】
① 『千金要方』巻三十:「若針而不灸,灸而不針,皆非良医也。針灸而薬,薬不針灸,尤非良医……知針知薬,固是良医」
② 『千金要方』:「其中十二経脈五色作之,奇経八脈以緑色為之,三人孔穴供六百五十六」

3．針灸学の国際化

　文献によると，中国針灸術はおよそ紀元6世紀には朝鮮や日本に伝わりはじめ，明代には多くの日本人留学生が中国に派遣され，中国医学を学んだ。現在でも日本および朝鮮においては，針灸は伝統医学の重要な一部分となっている。また東南アジア諸国およびインドにおいても，相互交流や文化交流によって相当早い時期から針灸学が受け入れられている。ヨーロッパは布教師を中国に派遣していたが，針灸学は彼らを通じてヨーロッパ各国に紹介された。

　また新中国誕生後は，ソ連，東欧諸国が医師を中国に派遣し，針灸学を学んでいる。とりわけ1970年代に入ると，針灸はWHOにより伝統医学の重要な構成要素と位置づけられ，毎年中国で国際針灸訓練班，学習班が開催されるようになり，世界中に普及するようになった。1987年11月には北京で世界針灸学会連合大会が開催されているが，その資料によるとアメリカ，日本，フランス，ドイツ，ソ連などの60数カ国に針灸学会組織があり，針灸治療および研究が行なわれていることが明らかにされている。伝統針灸学の普及と教育および針刺原理の現代的研究は，今まさに世界医学の1つの構成要素になろうとしている。

2 中医針灸学基礎の内容

　中医針灸学基礎には，大別すると次のような内容がある。
　1）哲学思想基礎…………陰陽五行学説
　2）形態機能学基礎………臓腑経絡学説および気・血・津液
　3）病因病理学基礎………六淫，七情，病機学説
　4）診断学基礎……………四診法および弁証施治学説
　5）治療学基礎……………針法および灸法総則

　その大部分は中医学基礎と共通した内容であるが，針灸療法と薬物療法にはそれぞれの特色があるため，それぞれに対応した基礎知識がある。例えば針灸療法では穴位を明確にする必要があるが，薬物療法では薬性や方剤などに熟知する必要がある。また針灸治療では経絡弁証が重視されているが，薬物治療では傷寒六経弁証や衛気営血弁証などが重視されている。

　古代から中医学と古代哲学とは密接な関係があり，「医は易に通じる」といわれている。したがって古代哲学の概念を学習すれば，中医学基礎を理解しやすいということになる。この点はとりわけ中医学をこれから学ぼうとする初学者にとって重要なことである。

3 中医針灸学基礎の学習方法

　前節でも述べたように中医学を理解するためのキー・ポイントは中国古代哲学思想にある。臓腑間の相互関係から経絡の命名，気血の概念，疾病の寒熱虚実の属性，さらに補瀉治法から具体的な取穴原則まで，これら中医学の根幹をなす概念のすべてが陰陽五行の基本観点と深く結びついている。したがって学習の過程にあっては，陰陽五行を核心とする

古代哲学思想にたいして理解を深めていく必要がある。陰陽五行は医学に属するものではないが，中医学はこの哲学観から離れることはできない。

統一体観，恒動観および中国文化特有のパターン認識〔弁証施治〕思想は，すべての医療保健思想に貫かれている。中医学の思想方法は，分析に基礎をおく現代医学と根本的に異なる。したがって初学者は最初の段階では，中医学の方法論を十分に理解するよう努力し，その後それを診療実践に結びつけていく必要がある。

こうした学習姿勢とともに，特に強調しておきたいのは中医学を身をもって実践してみることである。古人は「多診識脈，博渉知病」と述べているが，できるだけ早く多くの患者に接し臨床観察を行うことによって，中医学の基礎理論に対する理解を大いに深めることができる。このことにより初学時に非常に抽象的だと思われた概念が具体化してくる。

【第2章】
中医学の基本的な特色

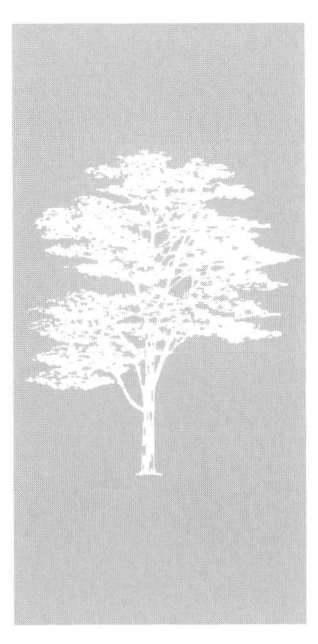

［学習のポイント］
❶──中医学基礎としての独特の理論と，ものの見方を理解する。
❷──中医学独自の生理観・病理観・疾病観があることを理解する。
❸──陰陽五行については，教条に陥らないように注意し，その精神の本質を掌握し，正しく継承・運用する態度と習慣を養う。
またその医学上への運用について理解する。
❹──中医学には弁証論治という独特のシステムがあることを理解する。

中医学は古代に始まり，封建社会の初期に形成され，また中国の長い封建社会のなかでたえず発展を続けてきた。この間には外来文化の影響も受けている。仏教思想の導入などがその好例である。また16世紀の末期には，西側文化の影響も受け入れたが，外来文化の影響を受けつつも，中医学は1つの独立した医学体系として，その独自の特色を損なうことはなかった。

　中医学の形成過程をたどってみると，古く戦国時代にまでさかのぼり，中国古代哲学思想が根幹となっている。

　この思想の独自性は，世界のあらゆる事物はマクロ的であり，たえず運動し相互に関連しあっている（制約または促進）と考える点にある。この基本観点は，現代科学の相対性理論・サイバネティクス・系統論・情報理論などに類似している。当時，実験医学の土壌がなかったため，中国医学はこのような思惟方法を運用することによって疾病を鑑別し，それを医療実践のなかで検証していった。そして実践のなかで検証された真理を再び哲学的思惟にもとづいて解釈し直して，その正当性を明らかにしていったのである。このようにして医学の哲学に対する依存関係が生まれ，同時に医学も古代哲学の発展を促したのである。そのような状況のなかから生まれたのが「医易同源」という言葉である。

　本章では中医学の特色を，系統立てて紹介していくが，以下4節の内容は中医学を学ぶにあたって非常に重要である。とりわけ中医学に広範に応用されている「模式識別知識」〔パターン認識〕，すなわち弁証論治〔診断から治療にいたるまでを決定する方法〕については，中医学の特色を総合した方法論として重点的に学ぶ必要がある。

第1節 ● 中医学の人体の見方

　中医学では，人と自然界とのあいだの密接な関係を重視している。人間は自然界のなかで生活しており，たえず自然環境の変化の影響を受けている。また人体は外部環境の変化にあわせてその都度，自身の生命リズムを調整し，外界の変化に適応させている。また人体を構成するそれぞれの組成部分は，互いに密接に連絡している。生理的には互いに作用し協調しあい，病理的にも互いに影響しあっている。中医学における身体論の基本的内容を以下に紹介していく。

1 人と自然の統一性

　自然界は人類が生存するための第一に必要な条件であり，自然の変化は直接的，あるいは間接的に人体に影響し，人体はこれに対応して生理的・病理的な反応を現す。

【1】季節や気候が人体におよぼす影響

　自然界の季節や気候の変化は，人体に対して最も直接的に大きな影響をあたえる。季節や気候の一般的な変化をみると，春は温暖，夏は炎熱，長夏〔旧暦6月ころ〕は湿気が多くて暑く，秋はすがすがしく乾燥しており，冬は寒いという法則性がある。人体は生理上，このような変化の法則に適応しなければならない。中医学では，五臓の気の盛衰と五季の変化を次のように対応させている。

　　肝気：春に旺盛
　　心気：夏に旺盛
　　脾気：長夏に旺盛
　　肺気：秋に旺盛
　　腎気：冬に旺盛

　また気候の変化により，人体内の気血も次のように変化する。

　春夏：温暖な気候ゆえに血液の運行はなめらかであり，気血が体表に向かうために皮膚はゆるむ。そのために汗は多くかくが，尿は少ない。

　秋冬：寒冷な気候ゆえに血液の運行は滞り，気血が体内に深く沈むために皮膚は緻密となる。そのために汗は少なく，尿が多くなる。

　気血の変化は，脈象にも変化をもたらす。例えば春夏は浮大，秋冬は沈小となる。疾病の多くも季節や気候の変化と関係がある。例えば風湿〔リウマチ〕，咳喘などをわずらっている人は，気候が温暖で晴れた日が続く季節には，軽快に感じられ症状も軽減する。しかし寒くうす暗い季節には重く感じられ，症状も増悪しやすい。さらに季節や気候が人体

第2章　中医学の基本的な特色

におよぼす影響としては，季節による多発病がある。これには例えば春季には温熱病〔温病と熱病の総称，熱性の病〕が発生しやすく，長夏には下痢が，冬季には痹証〔風・寒・湿の邪気が原因となっておこる痛みを主とする病〕が発生しやすいなどがある。

【2】昼夜・朝夕が人体におよぼす影響

1日のなかでも白昼と暗夜，夜明けと日暮れ時には，陰陽の変化があり，人体もこれに相応している。夜明けから白昼にかけては陽気は次第に旺盛となり，人体の陽気の運行は外へと向かい，精神状態は充実している。一方，夕方になると陽気は衰えて減少し，精神状態もやや衰えてくる。夜になると陽気は内に潜伏し，睡眠の状態となる。

病気になると，この昼夜・朝夕の変化による人体の反応はさらにはっきりとしてくる。例えば発熱している場合，一般的には明け方の体温は正常あるいは正常に近くなるが，正午を過ぎるころから次第に上昇に傾き，夜にはピークに達する。そして次の日の明け方，体温はまた正常に向かう。このような変化は，体内の正邪〔正気と邪気〕の闘いが昼夜・朝夕の陰陽の変化により，互いに消長・進退する結果である。

2 有機的な統一体としての人体

人体とは臓腑・組織そして器官といった構成要素が互いに連絡し合う有機的な統一体である。個々の構成要素のもつ機能は異なるが，生理的には互いに連絡しあい，病理的には互いに影響しあっている。このような生理的な相互関係は五臓を中心とし，経絡が個々の構成要素を連絡することによって実現している。経絡は全身にゆきわたっており，気血を運行させ，臓腑・四肢を連絡し，上下内外をつなぎ，体内の各部分を調節する作用をもっている。経絡が一定の法則性にもとづいて循環することにより，人体の五臓六腑・四肢百骸*1・五官九竅*2・皮・肉・筋・脈・骨などの組織器官が連結され，有機的な統一体が形成される。また精・気・血・津液の作用によって，統一的な機能活動が完成されるのである。このような協調的な機能状態が生理的に正常な状態であり，これに相反するものが病態である。

人体に病変がおこると，臓腑の機能が失調し，経絡を通じて体表・組織あるいは器官に反応が現れる。また体表・組織・器官が病んだ場合も，経絡を通じて関係ある臓腑に影響をあたえる。したがって病証を分析するときは，まず統一体観から出発し，局所の病変が引き起こした全体的な病理的反応に着目し，局所と全体とを緊密に関連させて考察する必要がある。各臓腑・組織・器官は生理的・病理的に相互に連絡し影響しあっているので，疾病の予防と治療においても，総合的な角度から治療処置を決定する必要がある。臨床上，口や舌がびらんしている病証には，心熱を清し，小腸の火を瀉する方法がよく用いられるが，これは心は舌に開竅(かいきょう)し，心と小腸とは表裏関係にあることにより用いられる治法である。また脱毛，耳聾(じろう)〔難聴〕などの病証には，補腎という治法でよく治療が行なわれる。これは腎は精を蔵し，その華は頭髪に現れ，耳に開竅するという理論にもとづいたものである。このように中医学における人体の生理機能・病理変化および診断・治療には，終始

一貫して「人体は有機的な統一体である」という基本的な観点が貫かれている。

* 1 百骸(ひゃくがい)——人体のすべての大小の骨格をさす。
* 2 五官九竅(ごかんきゅうきょう)——五官とは鼻・眼・口唇・舌・耳のこと。五臓と関連する感覚器官のこと。九竅とは眼2つ,耳2つ,鼻孔2つ,口,前陰後陰の計9孔をいう。

第2節 ● 陰陽五行学説

　　陰陽五行学説は，中国古代の素朴な唯物弁証法の思想であり，古代哲学の範疇に入るものである。同学説は，古代中国人が生活のなかで自然現象を長期にわたって観察し，そこから導きだしたものであり，宇宙間のすべての変化を説き明かす独特な思考システムととらえることができる。

　　陰陽学説では，自然界のさまざまな事物の発生・発展・変化は，その事物の内部に相互対立する陰と陽が存在しているために生じるのであり，陰と陽の相互作用は，事物の運動・変化・発展の内在的な原動力であると考えている。

　　また五行学説では，宇宙間のすべての事物はすべて木・火・土・金・水という5種類の基本物質により構成されていると考えている。同学説では事物の運動，発展の過程における相互関係を五行の生克制化＊という理論を用いて説き明かしており，さらに各種の異なる事物の発展過程における動態的バランスをも明らかにしている。

　　陰陽五行学説は，もともと哲学から生まれたものであるが，医学領域にも深く浸透し，中医学の理論体系の形成に大きく寄与した。同学説は人体の生理機能や病理変化を分析・論証し，臨床において，疾病の診断と治療を導くものとして，中医学理論の根幹をなす思想とされている。

　　＊　制　　化──「制」とは抑制，「化」とは化生のこと。

① ─── 陰陽学説

　　陰陽は2つの相互に対立した事物を代表するだけでなく，同一の事物に内在する相互の対立をも代表している。陰陽学説では，世界は物質によって構成された統一体であり，世界の存在そのものが陰陽という2つの気の対立・統一の結果であると考えている。宇宙間のあらゆる事物は，すべて陰と陽の相互に対立する2つの面を含んでいる。陰陽は抽象的な概念であるが，実際の応用においては一定の具体的な内容を有している。

　　この表のように，活動的なもの・外在するもの・上昇するもの・温熱的なもの・明るい

陰陽対立表

陽	上	天	日	昼	晴れ	火	熱	動	昇	外	明るい	気	……
陰	下	地	月	夜	曇り	水	寒	静	降	内	暗い	形	……

もの・機能的なもの・機能の亢進しているものは，すべて陽に属する。反対に，落ち着いていて静かなもの・内在的なもの・下降するもの・寒冷なもの・暗いもの・物質的なもの・機能が減退しているものは，すべて陰に属する。

　陰陽両者の特徴を把握すれば，森羅万象を陰と陽というカテゴリーに分類して規定することができる。中医学では，人体に対して推動，温煦作用をもつ気を「陽」と称しており，また人体に対して栄養・滋潤作用をもつ気を「陰」と称している。また人体の活動状態や病変の趨勢についても，次の表のようにこの陰陽で区別することができる。

	陽　　証	陰　　証
1	熱産生，発汗，循環器，消化管，内分泌などの代謝・生理的機能の亢進傾向	熱産生，発汗，循環器，消化管，内分泌などの代謝・生理的機能の低下傾向
2	基礎代謝がやや高い	基礎代謝が低い
3	体温が高い傾向	体温が低い傾向
4	発汗が多い	発汗が少ない
5	収縮期血圧が高い傾向	収縮期血圧が低い傾向
6	拡張期血圧が高い傾向	拡張期血圧が低い傾向
7	胃の蠕動が活発である	胃の蠕動不活発，アトニー傾向
8	交感神経緊張型	迷走神経緊張型
9	あつがりである	冷えやすい
10	顔面紅潮	顔面蒼白
11	冷たい水や冷たい食事を好む	白湯や温かい食事を好む
12	舌は乾燥して，口渇がある	舌は湿潤して，口渇がない
13	小便は黄色	小便は清澄である
14	唾は普通量である	唾は多い
15	便秘傾向である	下痢しやすい

　事物の陰陽の属性は絶対的なものではなく相対的なものであり，ある一定の条件において陰は陽に転化することができ，陽も陰に転化することができる。また陰陽には事物を無限に分けることができるという特徴がある。例えば，昼は陽，夜は陰であるが，午前は陽の中の陽であり，午後は陽の中の陰と区分される。日没から真夜中までは陰の中の陰であり，真夜中から夜明けまでは陰の中の陽と区分される。このように陰陽の中にさらに陰陽の区分がある。

　このように宇宙間のあらゆる事物は，すべて陰と陽に分類することができ，あらゆる事物の内部もまた陰と陽に分けることができる。さらに1つひとつの事物の陰あるいは陽も，また陰と陽に分けることができる。

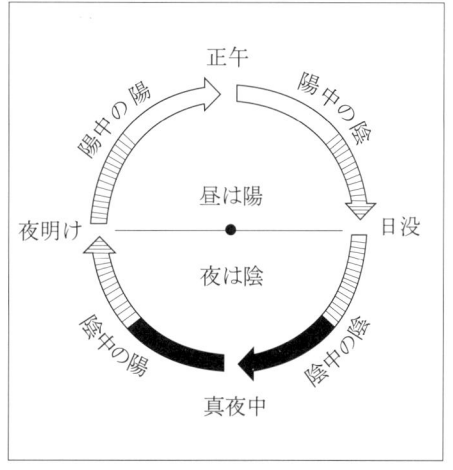

1 陰陽学説の基本内容

【1】陰陽の依存関係

　陰と陽は，それぞれ単独で存在することはできず，相手の存在を自身の存在のよりどころとしている。例えば，上は陽で下は陰であるが，上がなければ下は存在せず，同様に下がなければ上を論じることもできない。また熱は陽で寒は陰であるが，熱がなければ寒もなく，寒がなければ熱を論じることができない。

　このような陰陽の依存関係は，人体においてもさまざまな方面に現れる。臓腑組織の構造と機能との関係を例にとると，臓腑組織の構造は陰に属しており，その生理機能は陽に属している。この両者には構造（物質）と機能との関係があり，互いに依存しあう関係にある。物質がなければ機能を生じることはできず，また機能がなければ物質を生成することができない。この双方が互いに依存する条件を失うと，いわゆる「孤陰」とか「独陽」の状態となり，生命活動を維持していくことが難しくなる。

　またある一定の条件のもとでの陰陽の転化も，この双方の依存関係を基礎としている。対立する陰陽の間に相互の連絡と相互の依存関係がなければ，それぞれが他方に転化することはできない。

【2】陰陽の対立・制約関係

　陰と陽は互いに依存しあっているだけでなく，互いに対立してもいる。しかしこのような対立関係は，固定的・図式的にとらえられるものではなく，相互制約・相互対立の関係として現れる。

　制約とは，陰陽のどちらも他の一方を牽制し制約する作用と力をもち，相手と自身とを常に動態的バランスのとれた状態にしているということである。このような関係により陰は陽の亢進を制約し，陽は陰の行き過ぎを制約し，陰陽の偏った盛衰を矯正している。

　また，制約関係から一歩進み，陰陽双方が"闘争"の状態に入ることもある。闘争という形式によって，互いが他を制御しようとするのである。闘争があるからにはそこには勝ち負けが生じ，陰陽の動態的なバランス状態を失調させることもある。この場合は，「陰が勝れば陽が病み，陽が勝れば陰が病む」という病理変化が現れる。陰陽の勝敗とそれによって生じる失調は，疾病発生の主要な原因・機序と位置づけられている。陰陽が闘争することにより，互いの行き過ぎが制約された，動態的なバランスのとれた状態，これがすなわち健康状態なのである。

【3】陰陽の消長・転化関係

　陰陽の消長とは，陰陽の双方がたえず「陰消陽長」あるいは「陽消陰長」という運動変化の状態にあるということである。例えば気候の変化を例にとると，夏は暑さが極度に達し，夏至になると陰気が生じはじめ，寒の生気を帯びはじめる。秋分に至ると熱気がしだいに衰え，冬の寒さに変わってくる。この寒さが極度に達し冬至になると，陽気が生じは

じめ，熱の生気を帯び，春分になると寒気はしだいに衰え，再び夏の暑さにもどる。この夏から秋・冬までは「陽消陰長」の過程であり，冬から春・夏までは「陰消陽長」の過程である。この過程は右の図のとおりである。

四季の気候における陰陽消長の変化は，主として寒熱温涼の差異として現れるが，このような差異と疾病とは，密接な関係がある。例えば多くの疾病において，二至（夏至と冬至）と二分（春分と秋分）の両時期の間には，発病率や死亡率の大きな差異が現れる。二至は陰陽が交替・転化するときであり，このために発病しやすく死亡率も高いが，二分は陰陽のバランスがとれているときであるので，発病率・死亡率はともに低い。

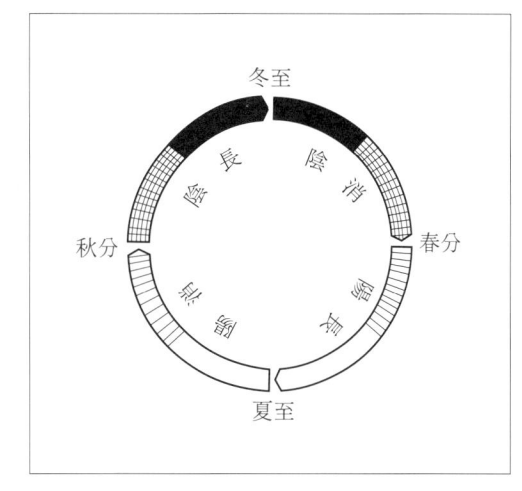

生命活動の過程において，各種の機能活動（陽）の営みのなかで，必ず一定の栄養物質（陰）が消耗される。これがすなわち「陽長陰消」の過程である。また各種の栄養物質（陰）の新陳代謝には，必ず一定のエネルギー（陽）が消耗される。これが「陰長陽消」の過程である。このような陰陽の絶え間ない消長の変化により，自然界と人類は発展し，バランスを保っている。

すべての事物の陰陽は，一定の程度または一定の段階に達すると，それぞれ相反する方向へと転化することがある。これを陰陽の転化という。すなわち陰は陽に転化し，陽は陰に転化することができる。事物の運動変化において，「陰陽消長」が量的変化の過程とするなら，この「陰陽転化」は質的変化の過程ということができる。

陰陽の転化には，一定の条件が必要である。一般的には，陰陽の一方の状態が最高度に達したときに，他方に転化する可能性が生じる。陽が極まると陰となり，陰が極まると陽となり，寒が極まると熱を生じ，熱が極まると寒が生じる。疾病の発展過程においては，陽から陰へ，陰から陽への変化がよくみられる。ただし陰陽の転化は自由におこるものではなく，法則性があり，条件の制限を受けている。必要な条件がそろうと，陰陽の転化は加速あるいは促進する。

以上が陰陽学説の基本的内容である。このように陰と陽は互いに孤立しているものではなく，互いに連絡しあい影響しあっており，相反相成の関係にある。このような内容を把握していれば，中医学における陰陽学説の運用を理解することが容易になる。

2 中医学における陰陽学説の運用

陰陽学説は中医学の哲学観として，中医学術理論体系のさまざまな方面に貫かれており，その応用は非常に広範囲にわたっている。

【1】組織構造の説明

人体は1つの有機的な統一体である。その具体的な組織構造は有機的に連絡しているだけでなく，陰陽学説ではそれを互いに対立する陰と陽の2方面に区分している。

このように人体の上下，内外の各組織構造，1つ1つの組織構造は，その関係は複雑ではあるが，すべて陰陽により概括して説明することができる。

人体の組織構造の陰陽区分表

組織構造		陽	陰
部 位		上　部 体　表 背　部 外　側	下　部 体　内 腹　部 内　側
臓腑	臓と腑	六　腑	五　臓
	臓と臓	心　肺	肝脾腎
	臓内部	心　陽 腎　陽	心　陰 腎　陰

【2】生理機能の説明

陰陽学説では，陰陽双方が対立・統一による協調関係をもつことにより，人体の正常な生命活動が行われると考えている。例えば，陽に属する機能と陰に属する物質との関係は，この対立・統一による協調関係の典型である。人体の生理活動は物質を基礎としており，陰精（物質）がなければ陽気（機能）を生じることはできない。また人体の生理活動の結果，つまり陽気（機能）の作用により，体内に陰精（物質）が生じるのである。陰と陽がこのような相互関係を保てなくなって分離すると，生理活動も停止してしまう。

【3】病理変化の説明

陰陽学説では，疾病は陰陽の相対的バランスが失調し，そのために偏盛あるいは偏衰がおこり，その結果として発生するものであると考えている。

疾病の発生と発展には，正気と邪気が関係している。正気とは，人体の構造と機能を指しており，疾病に対する抵抗力もこれに含まれる。邪気とは，各種の疾病を引き起こす因子のことである。この正気と邪気との相互作用・相互闘争の状況は，すべて陰陽という観点からとらえることができる。正気には陽気と陰精の2つがあり，病邪も陽邪と陰邪に区別される。陽邪が作用すると，陽が盛んになり陰を損傷して熱証が現れる。また陰邪が作用すると，陰が盛んになり陽を損傷して寒証が現れる。陽気が虚して陰を制することができなくなると，陽虚陰盛による虚寒証が現れる。また陰液が虚して陽を制することができなくなると，陰虚陽亢による虚熱証が現れる。疾病の病理変化がいかに複雑で変化に富んでいても，結局その実質は陰陽のバランス失調によるものなのである。

【4】診断への運用

疾病の発生と発展の根本原因は，陰陽のバランス失調であり，したがって診断を行うときには，まずその陰陽の属性を識別する。例えば「八綱弁証」では陰陽を総綱領としており，表・実・熱は陽に属し，裏・虚・寒は陰に属するとしている。また証候と疾病の属性との関係は，四診を例にとると表のようになる。

診法	陽 証	陰 証
望	色つや鮮やか	色つや暗い
聞	話声は高くよく響く 口数が多い 手足をよく動かす	話声は低く弱々しい 口数が少ない 沈んでおり静かである
問	熱はあるが寒がらない 冷たい物を飲みたがる	寒がるが熱はない 口渇はない
切	浮, 数, 大, 滑, 実脈	沈, 遅, 小, 渋, 虚脈

【5】治療への応用

　治療のポイントは, 陰陽の偏向の調整により, いかにして陰陽の相対的なバランスを回復させるかにある。

　陽熱が盛んであるために陰液を損傷しているものには, 過剰な陽を抑制する目的で,「熱なればこれを寒す」という方法を用いる。これとは反対に, 陰液が不足しているために陽を制することができず陽亢となっているもの, あるいは陽気不足のために陰を制することができず陰盛となっているものには, その不足している陰あるいは陽を補う必要がある。これは「陽病は陰を治し, 陰病は陽を治す」といわれているものである。

【6】薬物の性味と作用における陰陽

　陰陽学説の治療への運用は, 治療原則の決定にとどまらず, さらに薬物の性味と作用を包括するもので, 臨床における薬物利用の根拠ともされている。

　薬を用いるときには, まず病状の陰陽の偏向（偏盛・偏衰）にもとづいて治療原則の決定を行う。次に薬物の四気五味・昇降浮沈・陰陽の属性を考えて, 必要な薬物を選択し治療を行うということになる。

性味・機能の陰陽区分表

	陰	陽
薬　性	寒涼（滋潤）	温熱（燥烈）
薬　味	酸, 苦, 鹹	辛, 甘, 淡
作　用	沈降, 収斂	昇浮, 発散

② 五行学説

五行学説では，宇宙間のすべての事物はすべて木・火・土・金・水という5種類の物質の運動と変化によって生成すると考えている。同学説では五行（木・火・土・金・水）の間の「相互に生みだし，相互に制約する」という関係によって，すべての物質世界の運動と変化を説明している。同学説は中医学においては，人体の生理，病理およびこれらと環境との相互関係などについての理論的根拠として用いられている。また診断と治療面においても重要な役割を担っている。

五行の性質と特徴

五行	性質と特徴
木	曲直……昇発，条達，伸びやか
火	炎上……温熱，上昇
土	稼穡……生化，受納
金	従革……粛清，変革，収斂
水	潤下……寒涼，滋潤，下行

1 五行学説の基本内容

【1】事物の属性に対する五行分類

五行学説では，事物の異なる性質，作用，形態をそれぞれ木・火・土・金・水という五行に区別し帰属させている。五行を分類する木・火・土・金・水という言葉は，事物の性質・特徴を象徴的に表わしたものである。中医学では，この五行というシンボリックな分

五行分類表

五行		木	火	土	金	水
自然界	五季	春	夏	長夏	秋	冬
	五方	東	南	中	西	北
	五気	風	暑	湿	燥	寒
	五色	青	赤	黄	白	黒
	五味	酸	苦	甘	辛	鹹
	五化	生	長	化	収	蔵
	五音	角	徴	宮	商	羽
	五臭	臊	焦	香	腥	腐
	五象数	八	七	五	九	六
人体	五臓	肝	心	脾	肺	腎
	五腑	胆	小腸	胃	大腸	膀胱
	五体	筋	脈	肉	皮	骨
	五官	目	舌	口	鼻	耳
	五液	涙	汗	涎	涕	唾
	五華	爪	面	唇	毛	髪
	五声	呼	笑	歌	泣	呻
	五志	怒	喜	思	悲	恐
	五動	握	憂	噦	咳	慄
	五兪	井	榮	兪	経	合

類法を用いて，独特の医学理論を構築している。五行学説にもとづき，自然界と人体の臓腑組織などの代表的なものを分類すると，前頁の表のようになる。

　五行学説の核心は，主として五行の相生相克の法則によって事物の統一的な相互関係を探索し解釈することにある。また同時に五行間の相乗相侮の関係により，事物の協調関係が失調したのちの相互影響を探索し解釈することにある。

【2】五行の相生・相克

　五行学説では，主として五行の相生相克により事物の相互関係を説明している。相生とは相互産生・相互助長のことであり，相克とは相互制約・相互抑制のことである。この相生と相克は，自然界のすべての事物の運動変化の正常な法則である。事物のあいだには相生相克の関係が存在しているが，これによって自然界の生態バランスと人体の生理的バランスは維持されている。

　五行の相生の順序は，木生火・火生土・土生金・金生水・水生木であり，これが無限に循環する。また相克の順序は，木克土・土克水・水克火・火克金・金克木であり，これが無限に循環する。五行の生克関係においては，「我を生じる」「我が生じる」「我を克す」「我が克す」という4つの関係がある。我を生じたものは我の「母」であり，我が生じたものは我の「子」である。木を例にとってこれを説明すると，木を生じた水は木の母であり，木が生じた火は木の子である。このため相生関係を母子関係ともいう。また「我が克す」ものは我が「勝てる」ものであり，「我を克す」ものは我が「勝て

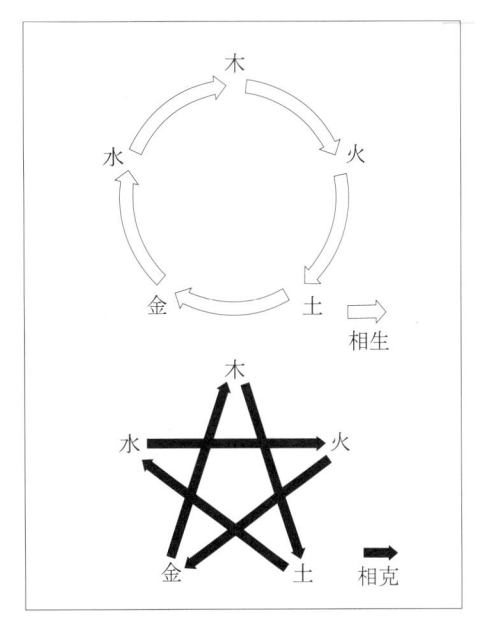

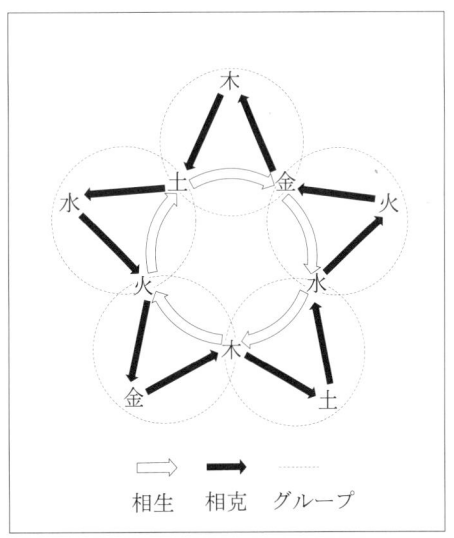

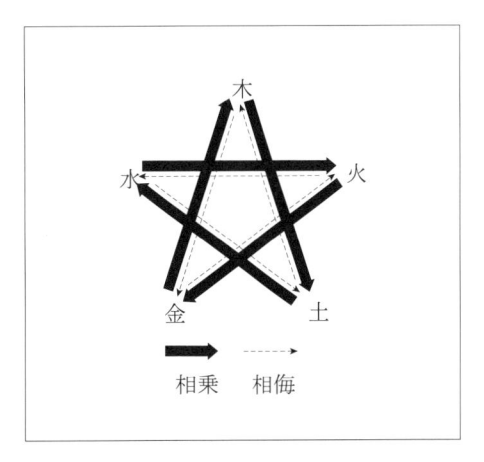

ない」ものである。再び木を例にとって説明すると，木は土を克すので，これは木が勝てるものであり，また木は金に克されるので，これは木が勝てないものということになる。

事物には必ず相生と相克がある。また相生のなかには相克があり，相克のなかにも相生がある。相生だけがあり相克がなければ「太過〔亢進〕」をまねき，この場合は正常な協調関係のもとでの変化と発展を維持することはできなくなる。また相克だけがあり相生がなければ，事物の発生と成長はおこらない。「生」（資生）のなかに「制」（制約）があり，「制」のなかに「生」がある。それによって事物相互の協調関係は維持され，そのたえまない生化〔発生と変化〕を保証することができる。このような相互資生，相互制約には，相生と相克という協調関係が必要である。五行学説では，このことを指して制化法則という。制化法則は先述したとおり，木は土を克し，土は金を生じ，金は木を克する。火は金を克し，金は水を生じ，水は火を克する。土は水を克し，水は木を生じ，木は土を克する。金は木を克し，木は火を生じ，火は金を克する。水は火を克し，火は土を生じ，土は水を克するという順序で循環する。

【3】五行の相乗・相侮

五行の相乗相侮は，五行の相克関係のなかで現れる異常現象のことである。

相乗：乗とは，虚に乗じて侵襲するということであり，強者が弱者を凌駕することである。相乗とは，相克が過剰となり，正常な制約の限度を越えたものである。相乗と相克の順序は同じであるが，その程度が異なる。相乗を形成する原因には，次の2つがある。1つは我が「勝てない」ものが偏亢することにあり，1つは我が「勝てる」ものが偏衰することにある。この2つは，ともに相克の過剰すなわち相乗を生じる。

相侮：侮とは，侮ることである。相侮とは，相克の関係が逆になることであり，これは反克ともいう。この相侮を形成する原因には，次の2つがある。1つは我が「勝てる」ものが逆に偏亢することにあり，1つは我が「勝てない」ものが偏衰することにある。この2つは反克の局面を形成する。

ところで，この相乗と相侮とは異なった成り立ちをもつ現象であるが，ある面では共通している部分もある。相乗では五行の相克の順序に過剰な抑制がおこるのに対し，相侮では五行の相克とは逆の順序に反克現象がおこることにある。しかし相乗がおこると同時に相侮がおこることがあり，相侮がおこると同時に相乗がおこることもある。例えば木気が亢進すると，土に乗じるし，また金を侮ることもある。金気が虚すと，木の反侮を受けることがあるし，さらに火に乗じられることもある。相乗と相侮とには，このような密接な関係がある。

② 中医学における五行学説の運用

【1】五臓系統の生理機能と相互関係

中医学では五行の属性にもとづき，五臓系統の生理機能の特徴を次のように説明している。
肝は条達を喜び，抑鬱をきらい，疏泄という機能があり，昇発という木の特性があることから，肝臓系統は木に属するとしている。

```
            五臓系統の構造
    肝臓系統：肝 ─→ 胆 ─→ 筋 ─→ 目 ─→ 爪
    心臓系統：心 ─→ 小腸 ─→ 血脈 ─→ 舌 ─→ 面
    脾臓系統：脾 ─→ 胃 ─→ 肉 ─→ 口 ─→ 唇
    肺臓系統：肺 ─→ 大腸 ─→ 皮 ─→ 鼻 ─→ 毛
    腎臓系統：腎 ─→ 膀胱 ─→ 骨髄 ─→ 耳 ─→ 髪
                        ↓
                脳，女子胞（奇恒の腑）
```

　心陽の温煦作用には，陽熱という火の特性があることから，心臓系統は火に属するとしている。

　脾は生化の源であり，万物を生化するという土の特性をもつことから，脾臓系統は土に属するとしている。

　肺気は粛降を主っているが，これが清粛・収斂という金の特性であることから，肺臓系統は金に属するとしている。

　腎には水を主り，精を蔵するという機能があるが，これが低いところに流れるという水の特性であることから，腎臓系統は水に属するとしている。

　このように五臓系統を五行の属性に分けると，五臓系統間相互の調節・制御関係を五行の生克・制化理論を運用して，説明することができる。

【2】五臓の相互資生の関係

　腎（水）の精は肝を養い，肝（木）の蔵している血は心を助け，心（火）の熱は脾を温め，脾（土）が化生する水穀の精微は肺を満たし，肺（金）の粛降作用により水は下行して腎水を助けている。このような五行の相生関係に一致する相互資生の循環がたえず行なわれている。

【3】五臓の相互克制の関係

　肺（金）気は粛降すなわち下降することにより，肝陽の上亢を抑制し，肝（木）はその条達という作用により，脾気が滞らないように疏泄を行っている。また脾（土）はその運化機能により，腎水が氾濫しないように制御し，腎（水）はその潤す作用により，心火が亢進しないように防止している。そして心（火）はその陽熱という特性により，肺金の粛降が過剰にならないように制約し，この肺の粛降作用がまた肝を抑制するというように，五行の相克関係に一致する相互克制の循環がたえず行なわれている。

　中医学では五行学説を運用して，五臓系統の生理機能およびその相互関係を解釈してい

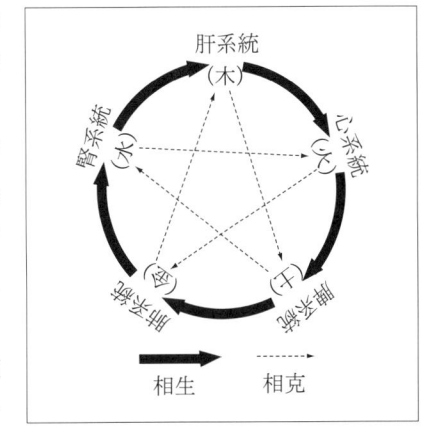

る。その目的は主として人体とその内外環境との相互連絡・相互制約という全体性と統一性を説明することにある。

【4】臓腑間の病理的影響についての説明

　五行学説は臓腑間の生理的な相互関係の説明だけでなく、さらに臓腑間の病理的な相互影響の説明にも用いられる。臓腑間の病理的影響とは、本臓の病が他の臓へ伝わり、他の臓の病が本臓に伝わることを指す。これは「伝変」ともいわれている。一般的には次の2つの状況がある。

1．相生関係による伝変

　肝と心の関係を例にとると、肝が心を生じるのは、正常な相生関係であるが、肝に病変がおこると心に影響することがある。肝は心を生じる母臓であり、心は肝が生じる子臓であるので、このような伝変は「母病及子」〔母の病が子におよぶ〕といわれている。これとは逆に、心の病が肝に影響することがあるが、これは「子病犯母」〔子の病が母を犯す〕、あるいは「子盗母気」〔子が母の気を盗む〕といわれている。他の臓の病も、これに準じて類推することができる。

2．相克関係による伝変

　肝と脾の関係を例にとると、肝が脾を克するのは正常な相克関係であるが、肝に病変がおこると脾に影響することがある。これは「木乗土」〔木が土に乗じる〕といわれている。反対に脾の病が肝に影響することもあり、これは「土侮木」〔土が木を侮る〕といわれている。さらに脾が極度に虚弱なために肝に乗じられるものを「土虚木乗」といい、肝が極度に虚しているために脾に侮られるものを「木虚土侮」という。

　この2種類の伝変を比較すると、相生関係により伝変した場合、「母病及子」は軽症であるが、「子病犯母」は重症となることが多い。また相克関係により伝変した場合、相乗によるものは重症であり、相侮によるものは軽症であることが多い。

【5】診断と治療への運用

　内臓の機能およびその相互関係の異常な変化は、顔色、音声、形態、脈象などの各方面に反映する。したがって診断を行うときには、望・聞・問・切という四診により得られた情報を通じ、当該の臓が帰属する五行と、その相生相克・相乗相侮の変化法則にもとづいて病状を推察することができる。

　例えば顔に青色が現れているものは、肝木の病変であることが多く、赤色のものは心火の病変であることが多い。また黄色のものは脾土の病変であることが多く、白色のものは肺寒の病変であることが多い。黒色のものは、腎虚の病変であることが多い。

　臨床上、脾虚の患者の顔が青みがかっている場合は、「土虚木乗」の病変と診断することができる。また心病の患者の顔が黒ずんでいる場合は、「水乗火」〔水が火に乗じる〕の病変と診断することができる。

　また肝病の脈は弦であるが、弦ではなく沈脈が現れることがある。この沈脈は腎の脈で

あり，相生の脈〔水は木を生じる〕である。これは制化法則の順序どおりなので病は治癒しやすい。しかし弦ではなく浮脈が現れることもある。この浮は肺脈であり，相乗の脈（金乗木）であるので，この場合は順序が逆であるため難治である。

ところで，疾病の発生・発展には五臓間の相生相克・相乗相侮の変化が大きな影響をおよぼす。したがって治療にあたっては，病んでいる臓腑を適時に治療するだけでなく，さらに五行学説の原理にもとづいて各臓腑間の相互関係を調整し，疾病の伝変や趨勢を予測し，疾病の伝変を予防あるいは制御することも重要である。予防と治療という目的を達成するには，このような全体的な判断が必要である。

例えば肝病には乗土，侮金という状況が現れることがある。したがって肝病を治療するときには，脾や肺の機能の調整に注意をはらい，肝気の乗侮を防止する必要がある。

古代の医家は五行の相生相克，相乗相侮の法則を運用して，数多くの有効な治療法を制定している。以下に紹介するものは，その代表例である。

　滋水涵木法：腎陰を補うことにより，肝陰を養う方法
　培土生金法：脾気を補うことにより，肺気を補う方法
　金水相生法：肺腎の陰精を同時に補う方法
　抑木扶土法：肝気を抑制することにより，脾土を助ける方法
　培土制水法：脾陽を温補することにより，消腫利水をはかる方法
　佐金平木法：肺気を清粛することにより，肝気を抑制する方法
　瀉火補水法：心火を瀉すことにより，腎陰を滋養する方法

また針灸の臨床においては，補母瀉子法がよく応用されている。補母は主として母子関係の虚証に用いられ，このような虚証にはその母経または母穴を補うとよい。例えば肝虚証を治療する場合は，水は木の母であることから腎経の合穴（水穴）である陰谷を取ったり，または肝経の合穴（水穴）である曲泉を取って治療するとよい。これは「虚すればその母を補う」という原則によるものである。一方，瀉子は主として母子関係の実証に用いられ，このような実証にはその子経または子穴を瀉すとよい。例えば肝実証を治療する場合は，火は木の子であることから心経の滎穴（火穴）である少府を取ったり，または肝経の滎穴（火穴）である行間を取って治療するとよい。これは「実すればその子を瀉す」という原則によるものである。

中医学では，陰陽学説と五行学説とを相互に関連させ，総合的に運用することが多い。すなわち陰陽を論じるときには，よく五行と関連させるし，五行を論じるときには，陰陽から離れることはできない。例えば臓腑の機能を検討する場合，臓腑を陰陽に分けるが，それぞれの臓腑のなかにまた陰陽がある。同時に各臓腑の生理機能のあいだには，さらに相互資生・相互制約の関係が存在している。

五行の生克・制化により五臓の相互関係を検討する場合も，五臓陰陽の協調した平衡関係を離れることはできない。したがって臓腑の生理機能・病理変化を研究する場合は，陰陽と五行学説を総合的に運用すべきである。

第3節 ● 運動する人体

　中医学では，自然界と生命現象を含むすべての物質は，永遠不変（恒久）の運動状態にあると考えている。この永遠不変の運動が，広大無辺な世界を創造している。ある事物あるいは生命がこの運動を失うということは，その事物あるいは生命の消滅を意味する。
　中医学は観察と実践を通じてこのような観点を確立した。この観点（恒動観）を中医理論とその実践の研究に運用し，人体の生理機能における協調関係と，病理変化における相互影響などの問題を説明している。

【1】臓腑生理の協調関係

　臓腑生理の協調は，主として気の運動に依拠している。体内における気の運動形式（気機）には，昇・降・出・入の4つがある。臓腑の気の昇降出入運動は，体内外の各部で生じている。例えば心肺は上焦に位置しており，上にあるものは「降下」のベクトルに作用する。肝腎は下焦に位置しており，下にあるものは「上昇」のベクトルに作用する。そして脾胃は中焦にあり，この昇降の枢軸的役割をはたしている。
　肺は粛降を主っており，肝は昇発を主っているが，これにより昇降が保たれ，気機は調和する。また心火は下の腎陽（火）を助け，腎陰を温煦しており，腎水は上の心陰を助け，心陽（火）が亢進しないように抑制している。このように水と火は助けあい，心と腎は互いに交通している。一方，脾と胃は表裏の関係にあり，脾気は昇を主り，胃気は降を主っている。これにより昇清降濁が行なわれ，消化・吸収・輸送が達成される。
　新鮮な空気の吸入，廃気の呼出，飲食物の摂取，糞便や尿の排泄などの人体のさまざまな新陳代謝は，この臓腑の気機による出入運動として行なわれている。
　気の昇降出入の運動は，臓腑組織の総合的な作用によって行なわれているが，そのなかではとりわけ脾胃の昇降バランスが重要な役割をはたしている。脾胃の枢軸的作用が，全

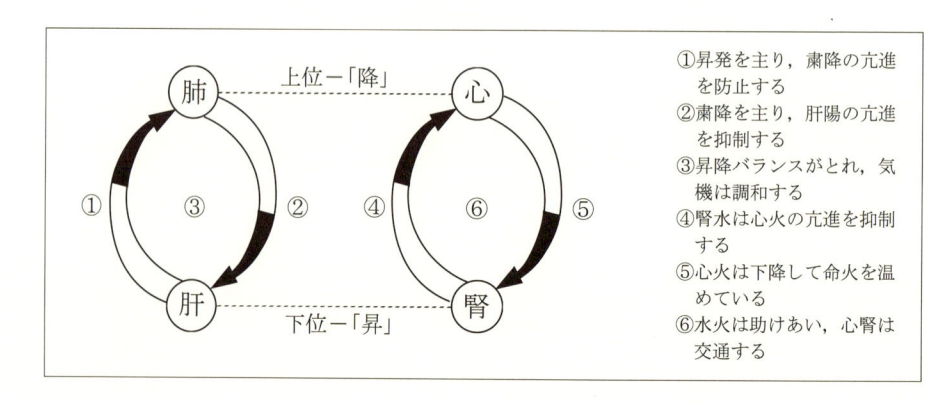

①昇発を主り，粛降の亢進を防止する
②粛降を主り，肝陽の亢進を抑制する
③昇降バランスがとれ，気機は調和する
④腎水は心火の亢進を抑制する
⑤心火は下降して命火を温めている
⑥水火は助けあい，心腎は交通する

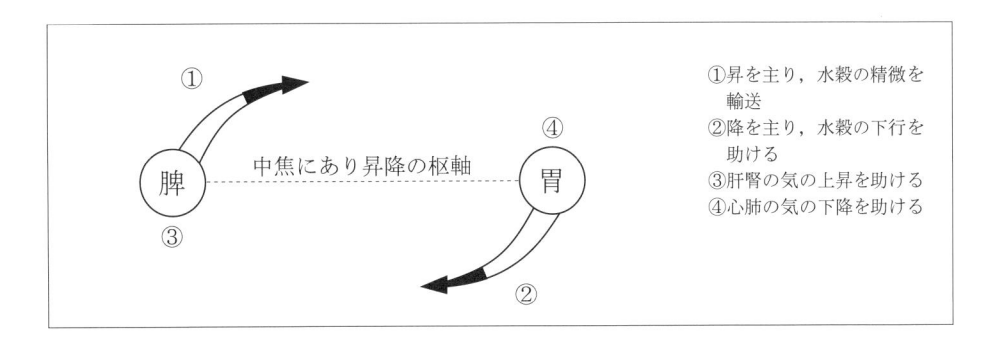

```
         ①                          ①昇を主り，水穀の精微を
     ↗                      ④        輸送
   脾  - - - 中焦にあり昇降の枢軸 - - - 胃   ②降を主り，水穀の下行を
     ③                                助ける
                ↙                    ③肝腎の気の上昇を助ける
                ②                    ④心肺の気の下降を助ける
```

身の気機運動に大きく影響しているのである。したがって脾胃の機能が失調すると，直接そのほかの臓腑の気機運動にも影響し，そのためにさまざまな疾病がおこる。

【2】昇降出入

　体内における気の昇降出入は，臓腑・経絡・気血・陰陽などの各方面の機能に関係している。したがって気機の異常は，五臓六腑・表裏内外・四肢九竅（ししきゅうきょう）など各部および，さまざまな病理変化を引き起こす。臓腑の気機失調の例としては，次のようなものがある。

　肺の宣発と粛降機能が失調して，津液や気血をうまく輸送できなくなると，津液の停滞，気血の鬱滞がおこり，胸悶・咳喘・痰が多いなどの症状が現れる。

　心火が腎水を温めることができなくなると，陰寒が下において盛んになり，寒がり・四肢の冷えなどが現れる。

　腎水が心火を抑制できず心陽が亢進すると，心煩（しんぱん）・不眠などの症状が現れる。

　肝気の昇発作用が失調し，鬱して化火し，経脈に沿って炎上して肺の津液を損傷すると，脇肋部の疼痛・咳嗽・喀血などの症状が現れる。

　脾の昇清機能が失調し，清陽が下陥すると，腹瀉〔下痢〕・食欲不振・内臓下垂などの症状が現れる。

　胃の降濁機能が失調し，濁陰が中焦に停滞すると，噯気〔ゲップ〕・呑酸（どんさん）・悪心・嘔吐などの症状が現れる。

　臓腑の気機が逆乱して気血が上衝し，脳に血が瘀滞（おたい）すると，突然昏倒して人事不省となり，半身不随，顔面麻痺などの症状が現れる。

病　証	治療原則
脾胃虚弱による中気下陥	昇提中気法
肝陽上亢	潜降肝陽法
肺気不宣，粛降失調	宣通肺気法
心腎不交	交通心腎法
食積停滞	消導瀉下法
痰濁上擾による清竅失調	逐痰開竅法

【3】治療原則の決定

　中医学では気機の調節による臓腑機能の増強を重視しており，これによって多くの有効な治療原則が確立されている。上の表にその例をいくつか紹介しておく。

　これらの治療原則は，昇降出入理論にもとづいたものである。

第4節 ● 独特の診断・治療システム［弁証論治］

弁証論治は中医学独特の治療体系であり、「証」にもとづく治療システムを形成している。これは証候の鑑別、治療法則の検討を通じて、特定の条件下における証候と治法、方薬または治療穴との対応関係を検討、研究するという一面も備えている。

1　弁証

医師は自身の感覚器官により、患者の反応から各種の病理的信号を収集する。それには望・聞・問・切という4つの診察法（四診）を用いる。四診により得られた疾病の信号に対して、分析、総合という情報処理を行い、「証候」を判断することを弁証という。

「証」は中医学特有の概念である。疾病の過程には、それぞれいろいろな段階があるが、証とはその段階ごとの病態を概括したものである。証は病変の部位、原因、性質、邪気と正気との関係などを包括しており、疾病の各段階における病理の本質を反映している。「証」と「症」とでは概念が異なる。「症」とは、頭痛や咳嗽、嘔吐のように疾病に現れる具体的な症状や兆候のことである。一方、「証」とは疾病のある段階ごとの病態を概括したものであるから、「症」よりもさらに疾病の本質を全面的に、深く、正確に反映している。

2　論治

「論治」とは、弁証により得られた結果にもとづき、それに相応する治療方法を検討して決定し、施行することである。したがってこれは「施治」ともいわれている。ここでは最もよい治療方針を確定するための検討が行なわれる。

弁証と論治は、相互に密接な関係をもつ。弁証は治療決定の前提であり、そのよりどころとなる。一方、論治は治療の方法であり手段である。論治による実際の効果を通じて、さらに弁証の結論が正確であったかどうかが検証される。このように弁証論治は、理論と実際の臨床により体系化されたものである。

ところで弁証論治では患者の個体差を重視しており、具体的な個々の問題に対し具体的に分析するという方法をとっている。すなわち「証」にもとづき、具体的な治法を決定し、適切な方薬または治療穴を選択している。現代医学では、一般的には同じ疾病には同じ治療が行なわれており、異なる疾病には異なる治療が行なわれている。このような治療の進め方は弁病にもとづく「同病同治」「異病異治」といわれている。一方、中医学では弁病によるだけではなく、証の識別がいっそう重要とされている。すなわち1つの病にはいくつかの異なる証が含まれているし、また異なる病であってもその進行過程にあっては同じ証として現れることも少なくない。したがって中医学では、「同病異治」や「異病同治」

という方法が多く用いられている。

　発病季節，発病地区および患者の反応の違い，あるいは疾病の段階の差異によって，同一の疾病であっても証は異なるものとして現れる。したがって同一の疾病に対して治法も同一というわけにはいかない。その場合は「同病異治」の観点で治療を進める。感冒を例にとると，夏季におこるものは暑邪や湿邪が関係しやすく，したがって治療を行うときには芳香化濁の薬物をよく用いる。これにより暑湿の除去をはかるのだが，他の季節の感冒はこれとは異なる方法で対処する。また麻疹を例にすると，初期でまだ発疹がでていないときには発表透疹（はっぴょうとうしん）という治法が用いられるが，中期になって肺熱が著明になっているものには，清熱利肺という治法が用いられる。後期になり余熱がまだ残っていて肺胃の陰分を損傷しているものには，養陰清熱という治法が用いられる。

　異なる疾病であっても，それぞれの進行過程で同一の病機が現れることがあるが，この場合には同じ治法が採用される。これが「異病同治」といわれる方法である。例えば子宮脱や胃，腎などの内臓下垂，脱肛はそれぞれ病名は異なるが，それが中気下陥証（げかん）の現れである場合には，すべて昇提中気法を用いて治療することができる。

　弁証論治の過程を図表で示すと，次の図のようになる。

　この図からもわかるように，証の決定は中医学による治療のキーポイントであり，四診は弁証にその根拠を提供する手段である。そして治法の決定，処方薬物や治療穴の選択は，すべて弁証を基礎にして行なわれる。このことから「証」は弁証論治のなかで決定的に重要な地位を占めることがわかる。

　理・法・方・穴（薬）という流れが，弁証論治のシステムであり，「証が同じであれば治もまた同じであり，証が異なれば治もまた異なる」というのが，弁証論治の精神の本質である。

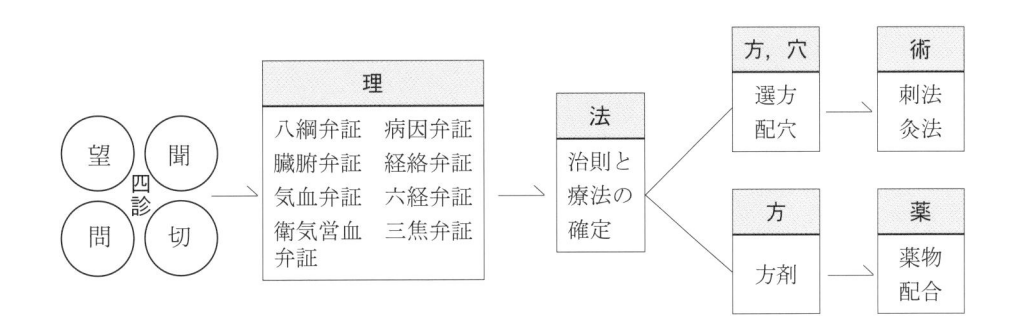

四診（望聞問切） → 理（八綱弁証　病因弁証　臓腑弁証　経絡弁証　気血弁証　六経弁証　衛気営血弁証　三焦弁証） → 法（治則と療法の確定） → 方,穴（選方配穴）→ 術（刺法　灸法）／ 方（方剤）→ 薬（薬物配合）

［復習のポイント］

1）中医学の基本的な特色について例をあげて説明できる。
2）陰陽の基本概念について説明できる。
3）陰陽の依存性・対立性・闘争性・変化性の観点で事物を観察する重要性がわかる。
4）陰陽の相対性と無限性について，例をあげて説明できる。
5）人体の組織構造・生理機能・病理変化を陰陽の観点で説明できる。
6）診断・治療における陰陽学説の役割を説明できる。
7）五行の基本概念について説明できる。
8）五行論による臓腑の生理・病理のとらえかたを説明できる。
9）診断・治療における五行論の役割を説明できる。
10）中医弁証のステップについて説明できる。

【第3章】中医学の生理観

[学習のポイント]

❶──気・血・津液の基本概念と機能を知り、その相互関係を理解する。
❷──臓腑と気・血・津液を関連させて理解する。
❸──各臓腑の生理機能を知り、それが疾病観を理解する基礎であることを認識する。
❹──臓腑間の生理的な協調関係を理解し、それと病理、病証との関連性に注意する。
❺──各臓腑と特定の関係にある組織器官を把握する。
❻──経絡学説の特徴とその内容を理解する。
❼──臓腑と経絡との関係については、とりわけ針灸臨床の基礎知識としての角度から、その重要性と関連性を理解する。

第3章　中医学の生理観

　中医学は，臓腑・組織器官の解剖形態学の面においては，いくぶん具体性を欠いている。一方，各臓腑・組織器官の生理機能の理論面においては，独自の体系をもっており，独特な機能理論を展開している。それらの理論は臨床面で有効に生かされている。その主な内容には，気・血・津液，蔵象，経絡などの学説がある。

第1節 ● 気血津液

　気・血・津・液はともに人体の生命活動を維持するための重要な物質である。これらは水穀の精気から作られる。気・血・津・液はそれぞれ別の物質であるが，4者は互いに化生〔形を変えて生まれること〕しあい，協調しあっている。これらは臓腑・経絡を機能させるための基礎物質であり，また一方臓腑・経絡の生理機能によって生産されるものでもある。
　気・血・津液学説は，中医基礎理論の中でも重要な位置を占めている。

① ── 気

　中国古代哲学の根幹をなすのは「気の思想」であり，気は中医学においても重要な用語として用いられている。気については，古来さまざまな解釈があり，これを一元的に定義することは難しい。しかし現在，中医学では気を物質としてとらえるのが趨勢となっている。この物質は，世界を構成するもっとも基本的な単位であり，宇宙に存在するすべての事物を自らの運動・変化によって創出する基礎的な要素である。
　人体もまた，天地の気を受けることによって生成される。また人の生命活動においては，気という物質は重要な機能を担う。人体中の気は，その担う機能，運行経路などの違いによっていくつかの種類に分類されている。以下に紹介する。

1 気の種類とその生成過程

　人体における気は，分布部位の違いとその来源や機能の違いにより，元気・宗気・営気・衛気などの名称がつけられている。

【1】元気

　元気は「原気」「真気」ともいわれる。これは最も重要で基本的な気である。元気は主

として先天の精から化生したものであるが，出生後は水穀の精微によって継続的に滋養，補充されている。

元気は三焦を通じて全身に分布しており，内は臓腑から外は腠理・肌肉・皮膚にいたるまで，いたるところに行きわたっている①。人体の各臓腑・組織は元気の作用を受けて，各々独自に機能している。この意味から，元気は生命活動の原動力であると考えられる。元気が充足すればするほど，臓腑・組織のはたらきは活発になり，身体の健康は保たれて，病を受けつけにくくなる。逆に先天の元気が不足していたり，慢性病によって身体を消耗すると，元気の作用は衰え，種々の疾病を生じる原因となる。

【2】宗気

宗気は，肺に吸入された清気と，脾の運化機能によって生成された水穀の気とが結合することによって生産されるもので，胸中に集められる。宗気には肺の呼吸機能と心血の運行を推動する機能がある②。さらに視る・聴く・言う・動くといった各種の身体機能とも関係があり，このため「宗気」を「動気」と呼ぶこともある。宗気が不足すると，呼吸が浅く短くなり同時に声音も低く力感がなくなる。さらにひどくなると血脈の凝滞③〔流れが滞ること〕や身体の動作に力が入らないといった症状が現れる。

【3】営気

営気は脾胃で作られた水穀の精微から化生した水穀の気であり，水穀の気の中でも比較的豊かな栄養分をもった物質である。営気は血脈中に分布しており，血液の一部として循環することによって，全身に栄養を供給している④。営気と血は一緒に脈内を走行しており，密接な関係があることから，「営血」と呼ばれることが多い。

【4】衛気

衛気は脾胃で作られた水穀の精微から化生した水穀の気であり，水穀の気の中でも活動性が高く，動きが速いという性質がある⑤。人体の陽気の1つであることから，「衛陽」ともいわれる。衛気は脈管に拘束されず，経脈外をめぐっており，外は皮膚・肌肉から内は胸腹部内の臓腑にいたるまで全身にくまなく分布している。

衛気には，肌表を保護して外邪の侵入に抵抗する，汗腺を開閉することにより体温調節をはかる，臓腑を温煦する，皮毛を潤沢にするなどの機能がある⑥。

このように気は人体のさまざまな部位に分布している。その生成の由来を総括すると腎中の精気，水穀の気，および自然界から吸入する清気の3つにまとめることができる。

腎中の精気は，父母からさずかり腎中に蔵される先天の精気である。水穀の気は，脾胃で消化吸収される飲食物から得られる後天的な水穀の精気である。清気は自然界に存在し，肺を経て体内に吸入されるものを指す。

したがって気が体内で充分に生成されるか否かは，先天の精気の充足度，飲食物の栄養の多少，肺・脾・腎の三臓の機能が正常か否かにかかっているといえる。なかでも脾胃の

第3章　中医学の生理観

受納と運化機能が最も重要である⑦。

2　気の作用

気は人体に対してきわめて重要な作用をおよぼしており⑧，さまざまな部位に分布している。また気は，その種類によってそれぞれ独自のはたらきをもっているが，それらの主な作用を概括すると，次の5つにまとめることができる。

【1】推動作用

人体の生長・発育，各臓腑・経絡の生理活動，血の循行，津液の輸布〔輸送・分布〕は，すべて気によって推動されている。気虚となり推動作用が減退すると，生長・発育の遅れ，臓腑・経脈の機能減退，血行の停滞，水液の停留など各種の病変が現れる。

【2】温煦作用

全身や各組織を温める気の作用である。人体が正常な体温を維持することができるのは，気の温煦作用の調節を受けているからである⑨。気の温煦作用が減退すると，寒がり・四肢の冷えなどが現れる。

【3】防御作用

気には肌表を保護し，外邪の侵入を防ぐ作用がある⑩。また外邪がすでに人体に侵入してしまった場合，気はこの病邪と闘って外へ追い出し，健康を回復させるようにはたらく。

【4】固摂作用

気の固摂作用とは体液が漏出するのを防ぐ作用で，血液が脈管の外に溢れないよう制御するはたらき，汗や尿の排出をコントロールするはたらき，あるいは精液を漏出させないようにするはたらき，などを指している。

【5】気化作用

気化という言葉には2つの意味がある。1つは精・気・津・血のあいだの化生を指す。例えば精は気に化し⑪，気は血に化す。この作用を気化と呼んでいる。もう1つは臓腑のもつある種の機能を指す。例えば膀胱のはたらきである排尿機能は「膀胱の気化」⑫と呼ばれており，三焦のもつ水液代謝機能は「三焦の気化」と呼ばれている。尿・汗などの物質の産生と代謝に関与する作用である。

以上，5つの作用はおのおの異なった性質をもちながら，互いに密接に関わりあい，相互に助けあって作用している。

3　気の運動

人体の気は，高い活動性をもった精微な物質であり，絶えず動いて全身をめぐっている。

その運動形式は気の種類によって異なる。気の運動の基本形式は「昇・降・出・入」の4種であるが、これは人体の生命活動をシンボリックに表現したものである[13]。気の昇降出入の停止は、生命活動の停止を意味している。

『素問』六微旨大論にあるように、「出入がなければ、人体の成長・発育・老衰もありえない。昇降がなければ、生成されたものを体に収蔵することができない」のである。

昇・降・出・入という表現は、臓腑おのおのの機能、さらに臓腑間の協調関係を具体的に説明する言葉でもある。例えば肺は呼吸を主っており、宣〔宣発機能。全身に散布するはたらきをいう〕と降〔粛降機能。静かに降ろすはたらきをいう〕の作用があり、吐故納新〔古い気を吐き、新しい気を納める〕を行っている。また臓腑間の関係としては、肺は呼気を主り、腎は納気を主っている。心火が下降するのに対し、腎水は昇り、脾気に昇の作用があるのに対し、胃気には降の作用がある。

このように臓腑おのおのの機能が協調的に作用しあっていれば、すなわち臓腑の気の昇降出入が相対的にバランスよく行われていれば、正常な生理作用を維持することができる。

ところが気の運行に滞りが生じたり、乱れて逆行したり、昇降出入がうまく行われなくなったりすると、五臓六腑や身体の上下・内外の協調関係と統一性に影響がおよんで種々の病変を引き起こす。例えば、肝気鬱結・肝気横逆・胃気上逆・脾気下陥・肺失宣降・腎不納気・心腎不交などは、気機の失調によっておこる病証である。

【出典】

① 『霊枢』刺節真邪篇：「真気者，所受於天，与穀気併而充身者也。」
② 『霊枢』邪客論篇：「宗気積於胸中，出於喉嚨，以貫心脈，而行呼吸焉。」
③ 『霊枢』邪客篇：「宗気不下，脈中之血，凝而留止。」
④ 『素問』痺論篇：「営者，水穀之精気也，和調於五蔵，灑陳於六府，乃能入於脈也，故循脈上下，貫五蔵，絡六府也。」
⑤ 『素問』痺論篇：「衛者，水穀之悍気也。」
⑥ 『霊枢』本蔵篇：「衛気者，所以温分肉，充皮膚，肥腠理，司開闔者也。」
⑦ 『霊枢』五味篇：「故穀不入半日則気衰，一日則気少矣。」
⑧ 『難経』八難：「気者，人之根本也。」
⑨ 『難経』二十八難：「気主煦之。」
⑩ 『素問』評熱病論篇：「邪之所湊，其気必虚。」
⑪ 『素問』陰陽応象大論篇：「精化為気。」
⑫ 『素問』霊蘭秘典論篇：「膀胱者，州都之官，津液蔵焉，気化則能出矣。」
⑬ 『素問』六微旨大論篇：「昇降出入，無器不有。」

② ── 血

　血は脈管中の赤い液体であり，主として水穀の精微から化生されてできる[①]。血脈には，血液が外に漏れないようにするはたらきがあることから，「血府（けっぷ）」と呼ばれることもある。血は心が主り，肝に蔵され，脾がこれを統摂（とうせつ）することによって脈管中を循行している。血は人体の各臓腑・組織・器官を濡養（じゅよう）〔栄養〕しており，人体にとって不可欠な栄養物質である。

1　血の生成

　血液は，中焦の脾胃により生成される。飲食物は胃に入り，脾で消化・吸収されることによって水穀の精微に変化する。そのなかの精気と津液（しんえき）が脈管内にしみこみ，変化して赤色の血液になる[②]。このほか，営気は津液を分泌して，脈中に注ぎ血に変化する[③]。さらに精と血とのあいだには互いに転化しあう関係があり，精は血に変化する。このように血は水穀の精微・営気・精を基礎物質とし，これらから脾胃・肺・心（脈）・腎・肝などの臓器の機能により生成されている。

2　血の作用

　血は全身を循行し，内は五臓六腑から，外は皮肉筋骨にいたるまで，全身の組織・器官に栄養分を供給し，滋潤（じじゅん）するようにはたらいている[④]。この作用の人体におよぼす影響は，眼の機能と四肢の運動能力に最も顕著にみることができる。血によって眼が滋養されれば物をよく見ることができ，足が滋養されれば正常に歩くことができ，掌が滋養されれば物をしっかりと握ることができ，指が滋養されれば，しっかりとつまむことができる[⑤]，という具合である。

　また血の滋養を得ることで，筋骨は強くたくましくなり，関節はスムーズに動く[⑥]。血が不足して充分に栄養が供給されなくなると，眼は乾いて動かしにくくなり，視力は減退し，さらに関節の動きが悪くなり，四肢のしびれ・皮膚の乾燥やかゆみなどの症状が現れる。

　また血は精神意識活動の基礎物質であることから，「神は気血の性となす」といわれている。気血が充足していれば，意識は明晰で，精神活動も充実しているが[⑦]，不足すると精神・神志の病変が現れる。そのため心血虚や肝血虚になると，驚悸（きょうき）・不眠・多夢などの神志不安による症状が現れやすい。

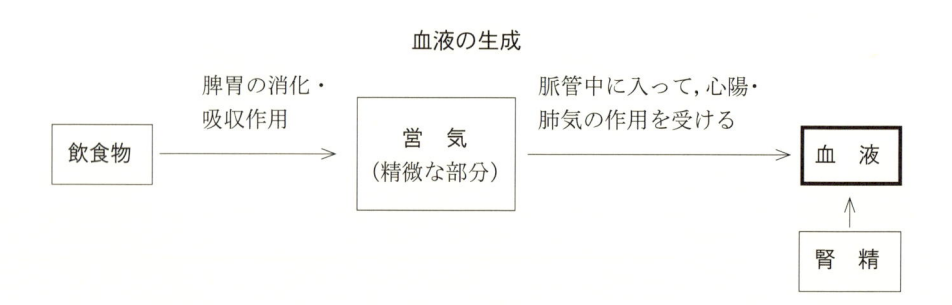

血液の生成

飲食物 →（脾胃の消化・吸収作用）→ 営気（精微な部分） →（脈管中に入って，心陽・肺気の作用を受ける）→ 血液 ← 腎精

3　血の循行

血は脈管の中を循行して全身を休みなく循環し，各臓腑・組織・器官の需要にこたえている。

血液の循行は，内臓の共同作用によって正常に保たれている。「心は血脈を主る」といわれているが，これは心気の推動作用が血液を循環させる原動力となっているためである。全身を循行している血脈は，すべて肺に集まり，肺気の作用を受けた後，また全身に散布される。血液の循行は肺のほかに，脾気の統摂と，肝の蔵血機能および疏泄機能によっても調節されている。このように血液の運行は心・肺・肝・脾などの内臓の機能と関連して行われているため，その内のどれかの臓器に機能失調がおこると，血行に異常が生じやすくなる。例えば心気虚になると，血行の推動力低下の現れとして「心血瘀阻」が生じる。また脾気虚のために統血機能が弱まると，血便・崩漏・皮下出血などの症状が現れる。

【出典】
① 『霊枢』決気篇：「中焦受気取汁，変化而赤，是謂血。」
② 『霊枢』営衛生会篇：「中焦亦並胃中，出上焦之後，此所受気者，泌糟粕，蒸津液，化其精微，上注於肺脈，乃化而為血。」
③ 『霊枢』邪客篇：「営気者，泌其津液，注之於脈，化以為血。」
④ 『難経』二十二難：「血主濡之。」
⑤ 『素問』五蔵生成篇：「肝受血而能視，足受血而能歩，掌受血而能握，指受血而能摂。」
⑥ 『霊枢』本蔵篇：「血和則……筋骨勁強，関節清利矣。」
⑦ 『素問』八正神明論篇：「血気者，人之神。」

③── 津液（しんえき）

津液とは体内における各種の正常な水液の総称であり，また唾液・涙・涕（はなみず）・汗・尿などもこれに含まれる。

1　津液の生成・輸布および排泄

津液は水穀の精微から化生したものの1つである。水穀は胃に入った後，脾によって消化吸収されて一部が津液となる。津液の輸布および排泄は，三焦を通路とし①，脾の転輸機能，肺の宣発・粛降機能による通調水道〔水道を通し，調節すること〕，腎の気化機能などを通じて行われている②。

胃を経て，小腸から大腸に下る水液は，小腸と大腸で絶えず吸収され，脾・肺・三焦を経て皮毛にいたる。皮毛から排泄される水液が汗であり，三焦の水道を通って膀胱に下輸した水液が腎と膀胱の気化作用を受け，外に排泄されると尿となる。以上のような関連する臓腑の作用を通じて，津液は体表では皮毛に達し，体内では臓腑に注ぎ，全身のあらゆる組織・器官を潅漑し，滋養している。

さらに肝の疏泄機能も，津液の輸布を助けている。また津液は血液の重要な組成部分で

もある。したがって血の循行を推動している心もまた，同時に津液の輸布と密接な関係があるといえる。

以上から分かるように，津液の生成・輸布・排泄という一連の過程は，複雑であり，多くの臓腑の協同作用により行われている。なかでも特に重要なのは肺・脾・腎の3臓である。

臓腑に病変が生じると，津液の生成・輸布・排泄に影響を与える。また津液の生成が足りなかったり，喪失過多になると，傷津・脱液の病証が現れる。輸布が障害されて水液が停滞すると，痰飲や水腫が出現する。こうした津液の病変は，逆に多くの臓腑の機能に影響をおよぼすことになる。

　例：水飲が心に影響すると，心悸がおこる
　　　水飲が肺に影響すると，喘咳がおこる
　　　津液が損傷して肺が乾燥すると，咳がおこる
　　　津液が損傷して胃が乾燥すると，口渇がおこる
　　　津液が損傷して腸が乾燥すると，便秘がおこる

2 津液の作用

津液には，滋潤〔潤すこと〕・滋養作用がある。体表に散布された津液は，皮毛や肌膚を滋潤し，体内にある津液は臓腑を滋養している。また孔竅に入る津液〔涙・涕・唾液など〕は眼・鼻・口などの孔竅を滋潤し，関節に入る津液は，関節の動きを滑らかにしている。さらに骨髄に入る津液は，骨髄と脳髄を滋潤している[3]。また津液は血の成分でもあるので，血の濃度を調節する作用もある。

3 津液の分類

津液をその性状によって区別すると，澄んでさらさらしたものを「津」といい，濁ってねっとりしているものを「液」という。津は全身を循環し，各組織を滋潤する。また，体外には涙・唾・汗などとして現れる。

液は骨節・筋膜・頭蓋腔のなかにあって，そこで関節の動きを滑らかにしたり，脳髄を滋養している。

ただ津と液は水穀の精微から化生される点では共通しており，また生理・病理的には，この2つを明確に区別できないことも多い。津が不足すると液もその影響で少なくなるし，液に問題があれば津にも波及する。したがって後世の医家は両者を合わせて，津液と総称している。

津液はまたその所在部位および臓腑との関連性により，五液としてとらえられている[4]。

　五液：汗……心の液
　　　　涕……肺の液
　　　　涙……肝の液
　　　　涎……脾の液
　　　　唾……腎の液

この五液は，それぞれ対応する五臓で生成されると考えられている。

洟（はなみず）は鼻孔を潤している。鼻は肺の「竅（きょう）」であることから，洟は肺の液とされている。肺熱，肺燥という病証では，洟が少なくなり，鼻が乾燥する。肺気不宣になると，鼻づまり・流洟（りゅうてい）〔鼻水〕が現れる。

涙は目を流れる。目は肝の「竅」であることから，涙は肝の液とされている。涙の量が少なくて目が乾き動かしづらいという症状は，肝陰・肝血の不足によって生じる。また風にあたると涙が出る症状は，肝経の風火，あるいは肝腎両虚に見られる。

汗は津液から化生したものである。津液は血の重要な組成部分であり，血は心が主っていることから，汗は心の液とされている。心陽虚になると多汗となり，心陰虚では盗汗が現れる。

涎（よだれ）は口中に溢（あふ）れでるが，口は脾の「竅」であることから，涎は脾の液とされている。脾胃の消化によって生成された津液がうまく口に運ばれないと，涎は減り，口が渇くようになる。また脾気虚になり統摂機能が弱まると，涎の量が増えることがある。

腎の経脈は，舌本（ぜっぽん）を挟んだあと舌の下を通ることから，そこに分泌される唾は腎の液とされている。腎陰が充実していれば口舌は潤って滑らかであるが，腎陰が不足すると，口舌は乾燥しやすくなる。唾と涎は，両方とも唾液のことであり，口水と呼ばれることもある。ただ涎は口中に溢れ，口角から流れ出るが，唾は舌下に分泌し，口中から吐き出されるものを指すという点で，両者を区別している。臨床においても，口角から涎が流れる症状は，脾の側から治療を行い，唾をよく吐くものには，腎を補益する方法をとる。

五液と五臓の対応関係はおおむね以上のとおりであるが，これは必ずしも絶対的なものではない。たとえば汗は心と関係があるだけでなく，さらに肺・胃・腎などの臓とも関係している。また涙は肝と関係があるだけでなく，心・肺とも関係がある。

【出典】
　①『素問』霊蘭秘典論篇：「三焦者，決瀆之官，水道出焉。」
　②『素問』逆調論篇：「腎者水蔵，主津液。」
　③『霊枢』決気篇：「腠理発泄，汗出湊湊，是謂津。穀入気満，淖沢注於骨，骨属屈伸，泄沢，補益脳髄，皮膚潤沢，是謂液。」
　④『素問』宣明五気篇：「心為汗，肺為洟，肝為涙，脾為涎，腎為唾，是為五液。」

④ 気・血・津液の相互関係

　気・血・津液は，どれも水穀の精微からつくられ，人体を構成すると同時にその生命活動を維持する基本物質である。これらは性状および作用の面で，それぞれに固有の特徴があるが，同時に生理的には互いに依存し，制約し，相互扶助（ふじょ）しあう関係にある。したがって，病理的にも相互に影響をおよぼしやすい。

1　気と血の関係

　気と血が生成されるのに必要なものは，腎中の精気と水穀の精微である。これら人体の生命活動に欠くことのできない基本物質は，肺・脾・腎などのはたらきを通じて作られる。気と血の異なるところは，気には主として推動作用，温煦（おんく）作用があり，血には主として栄養作用，滋潤作用があるといった機能面での相違である。こうした性質をまとめると，気は陽に属し，血は陰に属すと考えられる。両者の関係は次の5つにまとめることができる。

【1】気は血を生ずる

　血の基礎となる物質は精であり，精が血に転化するための原動力は気である。気が盛んであると，血を化生する力は強まり，気が虚すと，血を化生する力は弱まる。そのために気虚が進行すると血虚を引き起こしやすく，息切れ・無力感・面色不華〔顔色が悪い〕・頭昏〔頭がふらふらする・めまい〕・目花（もっか）〔目がくらむ〕・心悸といった気血両虚による症状が現れてくる。
　臨床上このような病証を治療するには，補血ばかりではなく，補気をも行なう。これは「気は血を生ずる」という原則にもとづく方法である。

【2】気は血をめぐらせる

　血の循行は，心気と肺気の推動作用・肝気の疏泄（そせつ）機能に助けられている。そのため，「気めぐれば血めぐる」という表現にみられるように，血の循行は気の循行と深い関係をもっている。病理的にも気の機能が失調して気虚あるいは気滞といった病理変化がおこると，しばしば血行不良となり，血瘀（けつお）へと進行することがある。
　そこで臨床上，血瘀を治療する場合には，治療方針として活血化瘀（かっけつかお）を主とするが，行気（こうき）を加え，気の滞りの改善をはかることにより，良い効果をあげることができる。

【3】気は血を摂（せつ）す

　血を摂すとは，気の作用により，血が正常に脈管中を流れ，外に漏れることがない状態に保たれていることをいう。
　気が虚してこの作用が減退すると，各種の出血症が出現しやすくなる。この病証を「気不摂血」という。その治療には補気をはかって，気の摂血機能〔血を固摂する機能〕を回復させる。これにより，止血の効果を得ることができる。

以上【1】【2】【3】にあげた気の血に対する3つの優位的作用（生血・行血・摂血の作用）から，「気は血の帥(すい)」といわれている。

【4】血は気の母

　気は血を運行させる動力であり，気が血中に存在しなければ，正常な血行を保てなくなる。しかし，逆に血は血中に存在する気に依存していると同時に，たえず栄養を気に与えることで，気の機能を持続させてもいる。また気は血や津液と別れて存在することはできない。大出血すると，気もこれにともなって喪失し，汗を大量にかくと気もかなり消耗する。これは血と津液に載気〔気を載せる〕作用があるからである。これらのことから「血は気の母」といわれる。

【5】気は陽に属し，血は陰に属す

　正常な生理状態下では，気血が調和し陰陽は相対的にバランスのとれた状態にある。気血不和となり陰陽のバランスが崩れると疾病が生じる[①]。そうした疾病に対しては，まず気血の関係を調整し，両者の協調関係を取り戻すことが図られる。これによって，多くの病気は治癒すると中医学では考えられている[②]。

2　気と津液の関係

　気と津液は，ともに水穀の精微からつくられ，全身を運行しているという共通点がある。性質や機能には違いがあり，気は陽に属し，津液は陰に属している。両者の関係は，次の2つにまとめることができる。

【1】気旺生津，気随液脱　［気が盛んなれば津を生じる，気は液にしたがって脱す］

　津液は脾胃の働きによって水穀から生成される。したがって脾胃の気が盛んであれば津液の生産性は充足するが，脾胃虚弱になると津液は不足することになる。また気には固摂作用があり，津液の排泄をコントロールするように働いている。気が虚して固摂作用が低下すると，多汗・漏汗・多尿・遺尿といった津液の流出現象が現れる。

　しかし一方で，気は津液に従属してもいる。津液には載気作用があるので津液を過度に損失すると，それに伴って必然的に気を損傷することになる。例えば不適切な発汗や一時に大量に発汗したときは，「気随液脱」といわれる気の損失状態が引き起こされる。大量の嘔吐や泄瀉(せっしゃ)〔下痢〕も，津液を損傷するだけでなく，気に波及して気を損傷する。

【2】気能化水，水停気阻　［気は水を化す，水が停れば気も阻滞する］

　津液の生成・輸布・排泄は，気の昇降出入という運動にもとづいて行われており，肺・脾・腎・三焦・膀胱などの臓腑の気化機能と関係している。すなわち気の気化作用，推動作用に依拠している。

　病理的には，気の作用が低下すると，津液の輸布に影響をおよぼす。例えば気化作用が

失調すると水液の停留がおこり，これが痰飲となったり，水腫となったりする。一方で水液の停留や，痰飲の生成は，逆に気機の流通を妨げる原因ともなる。これは「水停気阻」と呼ばれている。このように気化の失調と水液の停留とは，因果関係としてしばしば相互に影響しあっている。

3 津液と血の関係

津液も血も液体であり，ともに栄養・滋潤が主な作用であり，両者とも陰に属するとされている。生理的には，津液は血の重要な一成分である[3]。

病理的にみると，繰り返し出血すると津液も損失し，「耗血傷津」という病証が現れる。また傷津脱液がひどい場合は血に影響し，津枯血燥の状態が現れる。このことから，出血性の患者を治療するときに発汗剤を用いるのは不適当であり，多汗で津液が不足している患者に瀉血法を用いてはならない[4][5]。

【出典】
[1]『素問』調経論篇：「血気不和，百病乃変化而生。」
[2]『素問』至真要大論篇：「疏其血気，令其条達，而致和平。」
[3]『霊枢』癰疽篇：「中焦出気如露，上注谿谷而滲孫脈，津液和調，変化而赤為血。」
[4]『霊枢』営衛生会篇：「奪血者無汗，奪汗者無血。」
[5]『傷寒論』：「衄家不可発汗。」「亡血家不可発汗。」

[復習のポイント]

1) 気・血・津液がどのように生成されるのかを，臓腑と関連させて説明できる。
2) 気の各種機能が臓腑の機能のなかにどのように反映されているかを説明できる。
3) 血の一般的機能と，臓腑における役割を説明できる。
4) 血の循行はどのような臓腑のどのような機能により維持されているかを説明できる。
5) 津液と五液との関係を説明できる。
6) 気・血・津液間の相互関係を，その生成，機能，病理において説明できる。

第2節 ● 蔵　象

蔵象概説

　蔵とは体内におさまっている内臓のことであり，象とは外に現れる生理，病理現象のことである。蔵象学説とは，人体の生理・病理現象の観察を通じて，各臓腑の生理機能や病理変化，さらにその相互関係を解き明かす理論のことである。

　ここでいう臓腑とは内臓の総称である。これらはそれぞれのもつ生理的機能的な特徴により，臓・腑・奇恒の腑の3つに分類することができる。臓は五臓のことであり，これには心・肺・脾・肝・腎がある。腑は六腑のことであり，これには胆・胃・小腸・大腸・膀胱・三焦がある。また奇恒の腑には，脳・髄・骨・脈・胆・女子胞がある。

1　臓・腑・奇恒の腑のそれぞれの生理的特徴

　①五臓に共通する生理的特徴……精気の化生と貯蔵
　②六腑に共通する生理的特徴……水穀の受盛と伝化[①]
　③奇恒の腑……奇恒の腑の形態および生理機能は，六腑とは異なっている。奇恒の腑は水穀と直接に接触することはなく，密閉した組織器官であると考えられている。また精気を蔵するという臓の作用に類似した機能ももっている。こうした生理的特徴により，六腑とは区別されて奇恒の腑と称されている[②]。

　病気の初期の段階では，病は腑にあることが多く，長期化すると臓に移行する場合が多い。また臓の病には虚証のものが多く，腑の病には実証のものが多いという特徴がある。腑実証の場合には該当する腑を瀉し，臓虚の場合には該当する臓を補えばよい。

2　蔵象学説の形成

　蔵象学説の形成にあたっては，古代における解剖知識，生理・病理現象の観察および医療実践の3大要素が大きな影響をおよぼした。

1．古代の解剖知識

　例えば，『霊枢』経水篇には，屍体を解剖して臓腑の大小，脈の長短，血の清濁などを観察したという記載がある[③]。解剖の経験が蔵象学説にとって形態学上の基礎となったと考えられている。

2．長期にわたる人体の生理・病理現象の観察

　例えば，皮膚が寒冷刺激を受けて感冒を患った場合には，鼻づまり・鼻水・咳嗽などの

症状が現れる。このようなことから皮毛・鼻・肺のあいだに密接な関係があることが認識されるようになった。こうした各器官の相互関連が追求されることにより，蔵象学説が導き出されたのである。

3．医療実践

多くの医療実践を通じて，病理現象とそれに対する治療の効果が経験として蓄積され，それが分析されていくなかで，人体の多くの生理機能が認識されてきた。例えば，多くの眼疾患に対し，肝を病位として治療すると良い効果が得られ，これが繰り返し検証されて，「肝は目に開竅する」という考えがもたれるようになったのである。また，補腎により，骨の癒合が促進される。このことから腎の精気に骨格を生長させる作用があることが知られるようになり，「腎は骨を主る」という認識が生まれたのである。

3 臓腑の統一体観

五臓を中心とする臓腑の統一体観が，蔵象学説の主な特徴となっている。その統一体観の基礎をなすのは，主として次の2点である。

①臓と腑は1つの統一体である。
②五臓と身体の所定の部位，それぞれの竅とはたがいに連絡しあっており，1つの統一体を形成している。

臓は陰の性質を，腑は陽の性質をもっているが，臓腑のあいだには表裏関係がある。心と小腸，肺と大腸，脾と胃，肝と胆，腎と膀胱および心包と三焦はそれぞれたがいに表裏関係となっている。

また五臓にはそれぞれ外候〔外への現れ〕があり，身体の所定の部位や諸竅〔穴〕とのあいだには特定の関係がある。ここではその概略を紹介し，詳細については各臓腑の紹介のところで述べることにする。

心：その華は顔にあり，血脈を充たし，舌に開竅する。
肺：その華は毛にあり，皮毛を充たし，鼻に開竅する。
脾：その華は唇にあり，肌を充たし，口に開竅する。
肝：その華は爪にあり，筋を充たし，目に開竅する。
腎：その華は髪にあり，骨を充たし，耳と二陰に開竅する。

4 精神・情緒と五臓との関係

意識・思惟・精神・情緒は脳の機能であるが，これについては『内経』などの文献にもその記載がある。蔵象学説では，意識・思惟・精神・情緒などは，五臓の生理活動と密接な関係があると考えている。例えば，心は神に，肺は魄に，肝は魂に，脾は意に，腎は志にそれぞれ対応しているとされている[4]。

五臓の生理機能が正常であってこそ，脳の機能も正常に機能する。五臓の機能に異常が生じると，脳の意識，思惟や精神，情緒方面における機能に影響をあたえる。また逆に精神や意識面での変化が，五臓の生理機能に影響することもある。

5 五臓を中心とする身体の生理機能の平衡と協調

五臓それぞれの生理機能のあいだには，一定の平衡，協調関係があり，そうした協調関係は体内の内部環境を相対的に安定させるために，重要な役割をはたしている。この関係は五行説にもとづいて整理されている。また五臓と身体の一部・諸竅との連絡，あるいは五臓と精神・情緒活動との関係を通じて，体内と体外とは連絡しあっており，これにより体内環境と体外環境とは，相対的なバランス，協調を維持している。

6 蔵象学説における臓腑の位置づけ

蔵象学説の形成にあたっては，古代の解剖知識がその基礎となっているが，この学説の発展過程には「体内の状態は，必ず体外に反映する」という考えにもとづく観察，研究の蓄積があった。したがってその内容は，人体解剖学の臓腑の範囲をはるかに超越しており，独特な生理・病理の理論体系を形成している。

心・肺・脾・肝・腎などの臓腑の名称は，現代解剖学の臓器の名称と同じであるが，生理・病理上の内容は，必ずしも同じというわけではない。確かに中医学における1つの臓腑の生理機能は，現代解剖生理学のいくつかの臓器の生理機能を含んでいると考えられる。また現代医学の認識する1つの臓器の生理機能は，蔵象学説ではいくつかの臓腑の生理機能のなかに分散している。しかし蔵象学説中の臓腑を，強いて現代解剖学的概念に対応させる必要はない。より重要なのは，蔵象学説中の臓腑が系統性をもった生理・病理の概念を包括していることにある。

【出典】
① 『素問』：五蔵別論篇：「所謂五蔵者，蔵精気而不瀉也，故満而不能実。六府者，伝化物而不蔵，故実而不能満也。」
② 『素問』五蔵別論篇：「脳，髄，骨，脈，胆，女子胞，此六者，地気之所生也，皆蔵於陰而象於地，故蔵而不瀉，名曰奇恒之府。」
③ 『霊枢』経水篇：「若夫八尺之士，皮肉在此，外可度量切循而得之，其死可解剖而視之，其蔵之堅脆，府之大小，穀之多少，脈之長短，血之清濁……皆有大数。」
④ 『素問』宣明五気篇：「心蔵神，肺蔵魄，肝蔵魂，脾蔵意，腎蔵志。」

五臓

　心・肺・脾・肝・腎を総称して五臓という。五臓間の各種の生理機能は，相互依存・相互制約の関係により，協調しあいバランスを保っている。これらは陰陽五行学説の理論を用いて説明することができる。以下で各臓腑の特徴について紹介する。

① ─── 心

心の概略

主な生理機能	血脈を主る 神志を主る
五行との照応関係	五志：喜 五液：汗 五主：脈 五華：顔面 表裏：小腸 五竅：舌

1　心の主な生理機能

【1】血脈を主(つかさど)る

　血脈は，血液が運行する通路である。「心は血脈を主る」とは，血液を推動して脈中に運行させ，身体各部を滋養するという心の機能を説明したものである[②③④]。

　血脈を主るという心の機能は，心気の作用により行われている。心気が旺盛であれば，血液はたえまなく脈管中を運行し，血中の栄養物質は臓腑・組織器官および四肢百骸(ひゃくがい)にうまく輸送される。逆に，心気が不足したために血液の推動が弱くなると，顔色がすぐれなかったり[⑤]，脈が細弱となる。またこのために血行に障害が生じると，顔や唇が青紫〔チアノーゼ状〕になり，脈が細濇(じょく)となることもある。

　これらの考えにもとづくと，吐血・衄血・胸痺・心悸などの心・血・脈系統の疾患に対しては，心を病位として治療すればよいことがわかる。

【2】神志(しんし)を主る

　「心は神志を主る」といわれているが，また「心は神(しん)を蔵す」とか，「心は神明(しんめい)を主る」ともいわれる。これは心に精神・意識・思惟活動を主宰する機能があることを説明したも

のである。「神」には次のような広義と狭義の二通りの意味がある。

広義の「神」とは，人体の生命活動の外的な現れを指している。例えば，人体の形象および顔色・眼光・言語の応答・身体の動きの状態などは，すべてこの広義の「神」の範囲にはいる。また狭義の「神」とは，精神・意識・思惟活動を指している[6][7]。

心の機能が正常であれば，精神は充実し，意識や思惟もしっかりしている。精神や意識・思惟活動の異常は，心の機能失調と考えられるが，この場合，不眠・多夢・気持ちが落ち着かないなどの状態になり，うわごとをいったり，狂躁(きょうそう)の状態になることもある。あるいは反応が鈍くなったり，健忘・精神萎靡(いび)となったり，昏睡・人事不省になることもある。

さらにいえば「心は神志を主る」という機能と，「心は血脈を主る」という機能を分けて考えることはできない。血液は神志活動を担う基礎物質であり，心に血脈を主るという機能があるからこそ，心は神志を主ることができるのである[8][9]。心の「血脈を主る」という機能に異常が生じると，神志面での変化がおこりやすい。したがって臨床上，ある種の神志異常に対しては，血の側面から治療することが多い。

2　心と五行の照応関係

【1】喜は心の志[10]

「喜は心の志」とは，心の生理機能と精神情緒の「喜」との関係をいったものである。蔵象学説では，喜・怒・憂・思・恐を五志と称しており，これらはそれぞれ特定の臓と関係が深い。五志は，外界の事物事象から受ける印象よりおこる情緒の変化であるが，中医学では情緒の変化は五臓の生理機能により生じると考えられている[11]。

一般的にいうと，「喜」は人体に対して良性の刺激を与える情緒であり，心の「血脈を主る」などの生理機能に対してプラスに作用する[12]。しかしこれが過度になると，かえって心神を損傷することがある[13]。

【2】汗は心の液

津液が陽気の作用を受けて玄府(げんぷ)〔汗孔〕から流れ出たとき，その液体は汗となる[14]。汗の排泄は，また衛気(えき)の腠理(そうり)を開閉する機能とも関係がある。例えば，腠理が開くと汗は排泄され，腠理が閉じていると無汗となる。汗は津液から化生したものであり，血と津液とは源を同じくしている。発汗は心の機能を反映することがあるため「汗は心の液」といわれているのである。心気虚となると自汗がおこり，心陽虚となると汗がしたたるように出る。したがって臨床上，汗の異常を治療するときには，心の機能を調節することが多い。

【3】体は脈に合し，華は顔にある

脈とは血脈のことである。心は「脈に合す」とは，全身の血脈の機能が心に帰属していることをいったものである。華とは色彩，光沢のことであり，「華は顔にある」とは，心の生理機能の状態が，顔面部の色彩，光沢の変化から判ることを説明している。頭顔面部には血脈が集中しており[15]，心気が旺盛であれば，血脈が充足するため，顔面部の血色は

よい。逆に，心気が不足すると顔色は皖白となり，血虚の場合は顔色が青白くつやがなくなる。また血瘀の場合には，顔色は青紫色になることが多い⑯。

【4】舌に開竅する

舌は心の状態を反映するため，「心は舌に開竅する」といわれている。また舌は「心の苗」であるともいわれている。舌には味覚の識別と言語を発するという二種の機能があるが⑰，これらの舌の機能は，心の「血脈を主る」機能と，「神志を主る」機能と関係がある。したがって心の生理機能に異常が生じると，味覚の変化や舌強〔舌のこわばり，言語障害〕などが現れやすい⑱。

一方，舌質の色彩，光沢からは気血の運行状況と，心の「血脈を主る」という生理機能の状況を知ることができる。この「心は舌に開竅する」という考えは，古代の医家が長期にわたる生理・病理現象の観察を通じて得た理論である⑲⑳。以下に心の病理変化と舌との関係をいくつか紹介しておく。

①心の陽気不足……………舌質淡白・胖・嫩
②心の陰血不足……………舌質紅絳・痩
③心火上炎…………………舌質紅，あるいは瘡ができる
④心血瘀阻…………………舌質暗紫，あるいは瘀斑がある
⑤神志を主る機能の異常……舌巻・舌強・言語障害・失語など

心と六腑との関係は，臓腑関係の章で述べることにする。

付 ─── 心包

心包は，心包絡あるいは膻中ともいわれている。これは心臓の外面を包んでいる膜であり，心臓を保護する作用がある。心は心包絡のなかにあり，膻中は心の外にあるので，『内経』では，これを「心の宮城」と称している㉑。経絡学説によると，手厥陰経は心包絡に属しており，手少陽三焦経と表裏の関係にある。蔵象学説では，心包絡は心の外囲にあたり，心臓を保護する作用があると考えており，したがって外邪が心に侵入する場合には，まず心包絡が病むことになる㉒。温病学説では，外感熱病に現れる昏睡や譫語などの症状を，「熱入心包」や「蒙蔽心包」などによるものとしている。

【出典】

① 『素問』六節臓象論篇：「心者，生之本，神之変也。其華在面，其充在血脈。」
② 『素問』五蔵生成篇：「諸血者，皆属於心。」
③ 『素問』痿論篇：「心主身之血脈。」
④ 『素問』六節臓象論篇：「心者……其充在血脈。」
⑤ 『霊枢』決気篇：「血脱者，色白，夭然不沢。」
⑥ 『素問』霊蘭秘典論篇：「心者，君主之官，神明出焉。」
⑦ 『霊枢』邪客篇：「心者，五蔵六府之大主也，精神之所舎也。」
⑧ 『霊枢』本神篇：「心蔵脈，脈舎神。」

⑨『霊枢』営衛生会篇:「血者，神気也。」
⑩『素問』陰陽応象大論篇:「在蔵為心……在志為喜。」
⑪『素問』天元紀大論篇:「人有五蔵化五気，以生喜，怒，思，憂，恐。」
⑫『素問』挙痛論篇:「喜則気和志達，営衛通利。」
⑬『霊枢』本神篇:「喜楽者，神憚散而不蔵。」
⑭『素問』陰陽別論篇:「陽加於陰謂之汗。」
⑮『霊枢』邪気蔵府病形篇:「十二経脈，三百六十五絡，其血気皆上於面而走空竅。」
⑯『素問』五蔵生成篇:「心之合脈也，其栄色也。」
⑰『霊枢』憂恚無言篇:「舌者，音声之機也。」
⑱『霊枢』脈度篇:「心気通於舌，心和則舌能知五味矣。」
⑲『霊枢』経脈篇:「手少陰之別……循経入心中，系舌本。」
⑳『素問』陰陽応象大論篇:「心主舌」「在竅為舌。」
㉑『霊枢』脹論篇:「膻中者，心之宮城也。」
㉒『霊枢』邪客篇:「心者，五蔵六府之大主，精神之所舎也，其蔵堅固，邪弗能容也。容之則心傷，心傷則神去，神去則死矣。故諸邪之在於心者，皆在於心之包絡。」

② ──── 肺

肺の概略		
	主な生理機能	気を主り，呼吸を主る 宣発と粛降を主る 通調水道 百脈を朝（あつ）め，治節を主る
	五行との照応関係	五志：憂 五液：涕 五主：皮 五華：毛 表裏：大腸 五竅：鼻

1 肺の主な生理機能

【1】気を主り，呼吸を主る

　肺には「一身の気」を主る作用[①]と，「呼吸の気」を主る作用がある。肺の「一身の気を主る」という作用は，第一に気の生成，とりわけ宗気の生成に関して現れる。宗気は肺から吸入される清気と，脾の運化機能によって生成される水穀の気とが結合することによって生成される。したがって肺の生理機能は，宗気の生成に直接影響するし，全身の気の生成にも影響する。

　また肺の「一身の気を主る」作用は，全身の気機に対して調節を行っている。肺のリズミカルな「呼」と「吸」は，全身の気の昇降出入に対して重要な調節作用を行っているのである。

　また「肺は呼吸の気を主っている」とされているが，これは肺が体内外の気体交換を行う場所であり，肺の呼吸を通じて，自然界の清気を吸入し，体内の濁気を呼出しているからである。これにより気の生成は促進され，気の昇降出入は調節されて，人体の正常な新陳代謝が行われる[②]。

【2】宣発と粛降を主る

　「宣発」とは，広く発散し，行きわたらせることである。また「粛降」には，清粛・清潔・下降の意味があり，肺気が下に通降し，呼吸道の清潔を保持する作用のことをいう。

1．宣発機能

①肺の気化作用を通じて，体内の濁気を排出する。
②脾により転輸される津液と一部の水穀の精微を全身に布散〔輸送〕し，皮毛に到達さ

せる③。
　③衛気を宣発し、腠理の開閉により発汗を調節する。
　したがって肺気の宣発がうまくいかなくなると、呼気不利・胸悶・咳喘および鼻づまり・くしゃみ・無汗などの症状がおこる。

2. 粛降機能
　①自然界の清気を吸入する。
　②肺は臓器のなかでは最も高い部位にあり、華蓋の臓といわれている。肺には自らが吸入した清気と、脾から肺に転輸された津液、水穀の精微を下に輸送する作用がある。
　③異物をとりのぞき、肺の清潔な状態を保持する。
　したがって肺の粛降がうまくいかなくなると、呼吸が急迫したり浅くなったりする。また咳痰・喀血などの症状がおこる。

3. 肺の宣発と粛降
　宣発と粛降の機能は生理的には、相互に依存しあっており、また相互に制御しあっている。病理的状況下でも、これらは相互に影響しあう。例えば、宣発機能が正常にはたらかなければ、粛降機能もその影響を受けるし、粛降機能が正常にはたらかなければ、宣発機能もその影響をうける。
　宣発と粛降が正常であれば、気道は通利し、正常な呼吸が行われる。しかしこの2つの機能が失調すると、「肺気失宣」や「肺失粛降」という病変がおこり、喘息や咳嗽などの症状を伴う肺気の失調の証が現れる④⑤。

【3】通調水道の作用
　通とは疏通のことであり、調とは調節のことである。また水道とは、水液を運行・排泄する通路である。肺の宣発・粛降機能は、協調して体内における水液の輸送・排泄を疏通・調節している。その作用には、主として次の2つがある。
　①脾が上に輸送してくる水液は、肺気の宣発機能により全身に輸送され、その一部は汗となって体外に排泄される。
　②一方、不必要な水液は肺の粛降機能により膀胱に輸送され、腎と膀胱の気化機能により尿液となり体外に排泄される。
　このように肺は水液代謝の調節に参与しているので、「肺は水の上源」「肺は水のめぐりを主る」といわれている。
　肺気の宣発機能が失調して腠理が閉じると、無汗や浮腫などの症状が現れる。また肺気の粛降機能が失調すると、浮腫や小便不利などの症状が現れる。これらは肺の通調水道の作用が失調しておこる病理変化である。

【4】百脈を朝め、治節を主る
　「朝」には、集合という意味がある。全身の経脈は肺に集まる。そのため、肺は「百脈を朝める」といわれている。

また全身の血と脈は，心が統括しているが，血の運行は気の推動機能に依存しており，血は気の昇降運動により全身に運行している。そして肺には「一身の気を主る」機能があり，また呼吸を主っている。全身の気機は，この肺の機能によって調節される。したがって人体における血液の運行もまた，この肺気の輸送と調節に依存していると考えられるのである。

「治節」[6]には，管理・調節の意味があり，この肺の治節作用には，次の4つの内容がある。

①呼吸を調節……肺は呼吸を主っており，これにより規則正しい呼気と吸気が行われる。
②気の昇降出入を調節……肺の呼吸により，全身の気機は管理・調節されている。
③血液運行の推動・調節……肺は気の昇降出入運動を調節しているが，これにより心臓を助けて血液の運行を推動・調節している。
④肺の宣発・粛降機能によって，津液の輸布，運行と排泄を管理・調節している。

「治節を主る」とは，上記①〜④のような肺の主要な生理機能を端的に表現した言葉である。

2 肺と五行の照応関係

【1】憂(ゆう)は肺の志

五志はそれぞれ五臓と関係があるが，「憂は肺の志」といわれている[7]。また悲は憂と異なる情志〔感情〕であるが，人体の生理活動にあたえる影響は似ている。したがって憂と悲は，ともに肺志とされている。

憂愁と悲傷は，ともに人体に悪い刺激をあたえる情緒であり，これにより人体の気はしだいに消耗される[8]。肺は気を主っているので，憂と悲は肺を損傷しやすいという特徴がある。また肺が虚している場合には，憂や悲という情緒変化がおこりやすい。

【2】涕(てい)は肺の液[9]

涕には鼻竅(びきょう)を潤す作用がある。正常な場合，鼻涕は鼻竅を潤し，外には流れない。肺寒の場合には水様の鼻汁が流れ，肺熱の場合には粘くて黄色い鼻汁が流れる。また肺燥の場合には鼻が乾く特徴がある。

【3】体は皮に合し，華は毛にある

皮毛は「一身の表」であり，衛気と津液により温養され潤されており，外邪の侵入を防ぐ作用をもっている。肺は気を主り，衛に属し，衛気を宣発し精〔津液と一部の水穀の精微〕を皮毛に輸送する生理機能をもっている[10]。

肺の生理機能が正常であれば，皮膚はしっかりしていて光沢をもっており，外邪の侵入に対しても抵抗力がある。しかし肺気が虚して衛気の宣発と精の輸送機能が弱くなると，衛表不固となり外邪の侵入をうけやすくなる。この場合には汗をかきやすくなり，感冒を患いやすくなったり，皮膚があれてカサカサになりやすい。

また肺は皮毛に合しているので，皮毛が外邪の影響を受けると，腠理が閉じて衛気が

鬱滞するだけでなく，さらに肺にも影響して肺気不宣となりやすい。一方，外邪が肺に侵入して肺気不宣となると，同様に腠理が閉じて衛気が鬱滞するという病理変化がおこりやすい。

【4】鼻に開竅する

肺は鼻に開竅している。鼻と喉は互いに通じており，肺に連絡している。また鼻と喉は，呼吸の門戸といわれている。嗅覚や喉による発声は，肺気の作用によるものである[11]。したがって肺気が調和していると，呼吸，嗅覚，発声はともに正常に行われる。

肺は鼻に開竅しており喉に通じているため，外邪が肺に侵入する場合には，鼻や喉から侵入することが多い。したがって肺の病変には，鼻づまり・鼻汁・くしゃみ・喉の痒み・嗄声(しわがれごえ)・失音などの鼻や喉の証候が現れやすい。

【出典】

① 『素問』五蔵生成篇：「諸気者，皆属於肺。」
② 『素問』陰陽応象大論篇：「天気通於肺。」
③ 『霊枢』決気篇：「上焦開発，宣五穀味，熏膚，充身，沢毛，若霧露之漑，是謂気。」
④ 『素問』蔵気法時論篇：「肺苦気上逆。」
⑤ 『素問』至真要大論篇：「諸気膹鬱，皆属於肺。」
⑥ 『素問』霊蘭秘典論篇：「肺者，相傅之官，治節出焉。」
⑦ 『素問』陰陽応象大論篇：「在蔵為肺……在志為憂。」
⑧ 『素問』挙痛論篇：「悲則気消……悲則心系急，肺布葉挙，而上焦不通，営衛不散，熱気在中，故気消矣。」
⑨ 『素問』宣明五気篇：「五蔵化液，肺為涕。」
⑩ 『素問』五蔵生成篇：「肺之合皮也，其栄毛也。」
⑪ 『霊枢』脈度篇：「肺気通於鼻，肺和則鼻能知香臭矣。」

③ ─── 脾

脾の概略		
	主な生理機能	運化を主る 昇清を主る 統血を主る
	五行との照応関係	五志：思 五液：涎 五主：肌肉（四肢を主る） 五華：唇 表裏：胃 五竅：口

1 脾の主な生理機能

【1】運化を主る

　運化とは水穀〔飲食物〕を精微と化し，全身に輸布する生理機能のことである。脾の運化機能は，水穀の運化と水液の運化の2つからなる。

1．水穀の運化

　水穀の運化とは，飲食物の消化・吸収作用のことである。飲食物の消化吸収は胃と小腸との共同作業によって行われる。しかし胃と小腸による消化吸収は，脾の運化機能に依存しており，それにより飲食物を水穀の精微に変化させることができるのである。また脾の輸布と散精の機能により，水穀の精微は全身に送られる[①②]。

　脾の運化機能が正常であれば，臓腑・経絡・四肢百骸などに必要な栄養がとどき，正常な生理活動を営むことができる。しかし脾の運化機能が失調し，脾失健運になると，便溏〔大便が稀薄になること〕，食欲不振となり，また倦怠感，消痩〔やせやつれる〕や気血生化不足などの病変がおこる。これらのことから「脾胃は後天の本，気血生化の源」といわれている。

2．水液の運化

　水液の運化とは，水液の吸収・輸布の作用を指している。これは脾の運化機能の1つであり，水湿の運化ともいわれている。吸収された水穀の精微に含まれる余った水分はこの作用により肺と腎へ送られ，肺と腎の気化作用により汗・尿となり体外に排泄される。すなわち，このはたらきが正常であれば，水液は体内に異常に停滞することはなく，湿・痰・飲などの病理産物も生じない。しかし脾の水液運化の機能が失調すると，水液が体内に停滞し，湿・痰・飲などの病理産物が生じ，また水腫となることもある[③]。これは脾虚生湿という証であり，このために脾は生痰の源ともいわれている。またこれは脾虚による水

腫の発生機序でもある。

【2】昇清を主る

昇とは脾気が上昇する性質をもつことをいい，清とは水穀の精微などの栄養物資のことである。すなわち昇清とは水穀の精微，栄養物質を吸収し，心・肺・頭・顔面部へ上らせ，心肺で気血を化生し，栄養を全身に送ることをいう。このことから「脾は昇をもって健とする」といういい方がされている。脾気の昇清機能は，実際上は運化機能の表現形態の1つである。

昇と降は，臓腑の気機の相対立する運動である。脾の昇清は胃の降濁と対をなしている。臓腑間の昇降相因は，内臓が安定した平衡状態にあるための大切な要素である。脾気は「昇」を主っており，脾気の上昇が内臓の下垂を防止しているのである。

脾気の昇清が失調すると，水穀は正常に運化されず，気血生化の源が不足するので，精神疲労・無力感・眩暈・腹脹・泄瀉などの症状がおこりやすくなる[4]。

脾気〔中気〕が昇清せずに下陥すると，久泄〔慢性下痢〕・脱肛がおこり，ひどくなると内臓下垂がおこる。

【3】統血を主る

統血とは血が脈中を循行するように導き，血が脈外に溢れでるのを防ぐ脾の機能のことを指している[5]。

脾の統血機能は，脾気の血に対する固摂作用によるものである。脾気が旺盛であれば，気の血に対する固摂作用も健全であり，血が脈外へ溢れることはない。これに反し，脾の統血機能が減退すると，気の固摂作用が衰えて出血がおこるようになる。血便・血尿・崩漏〔不正性器出血〕などの多くは脾の統血機能の失調のためにおこるので，これを脾不統血と称している。

2 脾と五行の照応関係

【1】思は脾の志

思とは思考・思慮のことであり，精神・意識・思惟活動の1つである[6]。

「思は脾の志」とされている。正常に思考する場合には，生理活動に対し悪い影響をあたえないが，思慮が行き過ぎた場合，あるいは思念が現実化しないと生理活動に影響をおよぼすことが多い。最も影響を受けやすいのが気の運動であり，気滞と気結を引き起こしやすい[7]。

また脾の運化機能の失調は，思に悪影響をあたえ，ひいては生理活動にまで影響をおよぼす。例えば気結があるために，脾の昇清・胃の降濁がうまく行えなくなると，思慮過度となり食欲不振・脘腹の脹悶感・眩暈などの症状が現れやすくなる。

【2】涎は脾の液[8]

涎とは唾液中の清い液のことである。これには口腔粘膜を保護し，口腔を潤す作用があ

る。食をとると涎の分泌が増え，嚥下と消化を助ける。正常であれば涎液は口に上行するが，口外には溢れない。しかし脾胃不和になると，涎液の分泌が急激に増え，涎が口から溢れでるようになる。このことから涎は脾の液といわれている。

【3】体は肌肉に合し⁹四肢を主る

脾胃は気血生化の源である。全身の肌肉は脾の運化により生成された水穀の精微と津液により滋養され豊満・壮健となる。すなわち体の肌肉が壮健であるか否かは，脾の運化機能と関係があり，それに障害があると肌肉が痩せ，軟弱で無力となり，萎縮することもある⑩。

四肢はまた「四末(しまつ)」ともいわれている。四肢も脾の運化により生成された水穀の精微と津液の栄養を必要としており，それによって正常な生理活動を維持している。脾気が旺盛であれば，四肢には充分に栄養が供給され，運動も正常に行える。しかし脾の運化機能が失調したために，四肢の栄養が不足すると，倦怠感，無力感が生じ，四肢の萎縮を引き起こすこともある⑪。

【4】口に開竅，華は唇にある

「脾は口に開竅する」とは，味覚と脾の密接な関係をいったものである。味覚は脾の運化機能と関係がある。また，脾の昇清と胃の降濁とも関係がある。脾の運化が正常であれば，味覚は正常で食欲は増進する⑫。しかし脾が正常な運化ができなくなると，口淡で無味，口が甘い，口がねっとりする，口が苦いなどの口味の異常が現れ，これらは食欲に影響する。

口唇の色や光沢は，全身の気血の充実度と関係がある。脾は気血を生化する源であり，口唇の色沢が赤く潤っているかどうかにより全身の状況がわかる。また口唇は脾の運化機能の状態も反映している⑬。

【出典】
①『素問』経脈別論篇：「食気入胃，散精於肝……濁気帰心，淫精於脈。」
　「飲入於胃，遊溢精気，上輸於脾，脾気散精，上帰於肺。」
②『素問』厥論篇：「脾主為胃行其津液者也。」
③『素問』至真要大論篇：「諸湿腫満，皆属於脾。」
④『素問』陰陽応象大論篇：「清気在下，則生飱泄。」
⑤『難経』四十二難：「脾裏血，温五蔵。」
⑥『霊枢』本神篇：「因志而存変謂之思。」
⑦『素問』挙痛論篇：「思則心有所存，神有所帰，正気留而不行，故気結矣。」
⑧『素問』宣明五気篇：「脾為涎。」
⑨『素問』痿論篇：「脾主身之肌肉。」
⑩『素問』痿論篇：「治痿独取陽明。」
⑪『素問』太陰陽明論篇：「四肢皆稟気於胃，而不得至経，必因於脾，乃得稟也。今脾病不能為胃行其津液，四肢不得稟水穀気，気日以衰，脈道不利，筋骨肌肉，皆無気以生，故不用焉。」
⑫『霊枢』脈度篇：「脾気通於口，脾和則口能知五穀矣。」
⑬『素問』五蔵生成篇：「脾之合肉也，其栄唇也。」

④──── 肝

肝の概略	主な生理機能	疏泄を主る 蔵血を主る
	五行との照応関係	五志：怒 五液：涙 五主：筋 五華：爪 表裏：胆 五竅：目

1 肝の主な生理機能

【1】疏泄を主る

「肝は疏泄を主る」とは，肝気が全身の気機を調節し，それによって精血津液の運行や脾胃の運化を促進し，胆汁の分泌や排泄，情志を調節するといった作用を指したものである。疏とは疏通，泄とは発散・昇発のことである。

気機とは気の昇降出入の運動のことであり，臓腑・経絡・器官などの活動はすべて気の昇降出入の運動に依拠している。また気の昇降出入は肝の疏泄・条達をよりどころとしているので，肝は気の昇降出入に対し調節作用をもっているといえる。肝の疏泄機能が正常であれば気機はスムーズにゆき，気血は調和し，経絡は通利し，臓腑・器官も正常に活動する。

肝の疏泄機能が異常になると，次のような病理的変化が現れる。

1つは，肝気の疏泄不及によって気機の疏通〔流れ〕が悪くなると現れる気機鬱結という病理的変化。これは「肝気鬱結」と呼ばれているが，この場合は胸脇部，両乳房部あるいは少腹部などの肝経の循行部位に脹痛・不快感が現れる。2つめとしては肝気の疏泄太過によって肝の昇発が盛んになり過ぎて現れる「肝気上逆」という病理的変化。「気めぐれば血めぐる」という関係があるが，気が昇りすぎると血も気とともに上逆し，吐血・喀血などの症状が現れる。とつぜん昏睡状態になるものもある[①]。

肝の疏泄機能は肝が剛臓であって昇を主り，主動性をもっているという生理的特徴を反映している。これには次の5つの内容がある。

1．血と津液の運行促進

血の運行と津液の輸送・代謝もまた気機に依存している。肝気が鬱結すると血行も障害を受けやすい。血行障害により血瘀を生じると，癥痂，痞塊などを形成する。女性では生理不順・月経痛・閉経などが現れやすい。肝の条達機能の失調や肝気鬱滞は，また津液の輸送にも影響をあたえ，痰飲などの病理産物を形成する。

2．脾の運化機能の促進

　脾は昇清を主り，胃は降濁を主っている。脾胃の昇降が正常であれば，食物を順調に吸収し輸送することができる。そして脾胃の昇降と肝の疏泄機能とは，密接な関係がある。肝の疏泄機能は，脾胃が正常な昇降運動を行うための重要な条件となっている。肝の疏泄機能が失調すると，脾の昇清機能だけでなく，胃の降濁機能にも影響がおよぶ。前者を「肝気犯脾」，後者を「肝気犯胃」といい，これを総称して「木鬱克土（そせつ）」という。同病には嘔逆・ゲップ・脘腹部の脹満・疼痛・下痢などの脾胃昇降機能の失調による症状が現れる。

3．胆汁の分泌，排泄調節

　胆は肝と連絡しており，胆汁〔精汁といわれている〕は肝の余気（よき）が集って生成される。そのため，肝の疏泄機能は直接胆汁の分泌と排泄に影響する。肝の疏泄機能が正常であれば，胆汁も正常に分泌・排泄され，脾胃の運化機能を助ける。しかし肝気が鬱すると胆汁の分泌と排泄に影響をおよぼし，口が苦い・消化不良，ひどいときには黄疸などの症状が現れる。

4．情志の調節

　中医学では人の情志活動はすべて心と関係があると考えているが，また肝の疏泄機能とも密接な関係があるとしている。肝の疏泄機能が正常であれば，気機は正常に活動し，気血は調和し気持ちも明るくなる。しかし肝の疏泄機能が失調すると，情志に変化が現れやすくなる。この変化は抑鬱と興奮の2つに分けられる。肝気が鬱結すると抑鬱状態になりやすく，わずかな刺激を受けただけでも，強い抑鬱状態に陥りやすい。また肝気が興奮しすぎると，いらいらしやすくなり，わずかな刺激でも怒りやすくなる。これらは肝の疏泄機能が情志にあたえる影響である。また，外界からの刺激を受けておこる情志の変動，とくに「怒（ど）」は肝の疏泄機能に影響をおよぼしやすく，これにより肝気の昇泄過多という病理変化が生じることもある。

5．男子の排精と女子の排卵，月経発来の促進

　女子の排卵と月経の発来，男子の排精は，肝の疏泄機能と密接な関係がある。朱丹溪の著した『格致余論』陽有余陰不足論には，「閉蔵を主るは腎なり，疏泄を司るは肝なり」とある。これは男子の精液の貯蔵と排泄，女子の排卵は肝腎の閉蔵機能と疏泄機能の協調結果であることを説明したものである。気機が正常であるか否かは，月経の正常な発来の条件となっているため，月経の発来も肝気の疏泄機能の影響を受けていることになる。このように肝の疏泄機能は女子の生殖機能にとって極めて重要であることから，「女子は肝を以て先天となす」という説が提起されているのである。

【2】蔵血を主る

　「肝蔵血」という言葉は血液を貯蔵し，血量を調節する肝の生理機能を指している。唐代の王冰（おうひょう）は「肝は血を蔵す，心はこれをめぐらす。人動ずればすなわち血を諸経に運び，人静かなればすなわち血は肝に帰す。肝は血海を主るゆえんなり。」といっている。また肝の蔵血機能には人体諸組織の血量を調節する作用がある。肝が血液を貯蔵し血量を調節

する作用をもつということは，人体内の各部分の生理活動が，肝と密接に結びついているということでもある。肝に病があると蔵血機能は失調し，血虚や出血がおこるだけでなく，人体のさまざまな部位に栄養不良による病変を引き起こす。例えば肝血不足になると，筋を養えなくなり，筋脈の拘急(こうきゅう)，肢体のしびれ，屈伸不利などが現れる[②]。肝の血液貯蔵と血量調節の作用は，また婦女の月経とも関係している。肝血が不足すると月経量が少なくなり，ひどい場合は閉経になる。また肝不蔵血のときには月経量が多くなり，ひどくなると崩漏がおこる。

肝の血量を調節する作用は，肝の疏泄機能の血液循環に対するはたらきの１つである。したがって肝の血量調節の機能は，蔵血と疏泄機能のバランスが保たれて初めて正常に行われる。昇泄過多や，蔵血機能の減退は，各種の出血を引き起こし，また疏泄不及，肝気鬱結(けつ)では血瘀を生じさせる。

また肝は疲労に耐えることのできる臓であり，魂(こん)を蔵する機能をもっている[③]。魂は神の変じたものであり，神から派生してできたものである[④]。肝の蔵血機能が正常であれば魂の舎(やど)る所がある。しかし肝血が不足すると，魂も舎る所がなくなり，驚きおびえる・よく夢をみる・不安感・夢遊・寝言・幻覚などの症状がおこるようになる。

2 肝と五行の照応関係

【1】怒は肝の志

怒は一般的に生理活動に対して好ましくない刺激をあたえる感情であり，気血を上逆させ，陽気を過度に昇泄〔昇発と疏泄のこと〕させる[⑤]。

肝は疏泄を主っており，陽気の昇発は肝のはたらきによるものであることから，怒は肝の志とされている。激しく怒ると，肝の陽気の昇発が度をこすことになるので，「怒は肝を傷(やぶ)る」といういい方もされている。また肝の陰血が不足すると，肝の陽気の昇泄が過剰となり，わずかな刺激を受けても怒りを覚えやすくなる[⑥]。

【2】涙は肝の液[⑦]

肝は目に開竅する。涙は目から出て，目を潤し保護するはたらきをもっている。正常ならば涙の分泌は目が潤う程度であり，外には溢(あふ)れでない。ただし異物が目の中に侵入したときは涙が大量に分泌し，眼を清潔にし異物を排除する。病理状態では，涙の分泌異常がみられる。肝の陰血が不足すると，両目が乾くし，風火赤眼・肝経の湿熱などでは眼脂が増え，風にあたると涙が出るなどの症状が現れる。また極度の悲哀の状態になると，涙の分泌量が増える[⑧]。

【3】体は筋に合し，華は爪にある

筋とは筋膜のことであり，骨に付着し関節に集まっている。これは関節，肌肉をつなぐ組織の一種である[⑨]。肝が筋を主るとは，主として筋膜が肝血の滋養を受けていることを指している[⑩]。

肝の血が充足していれば筋が滋養され，筋は栄養を得てはじめて機敏に力強く運動できるようになるのである。肝の血が少なくなると，筋膜は栄養を失い，筋力低下・運動不利になる⑪。肝の陰血が不足して筋がその栄養を失うと，さらに手足の振顫・肢体のしびれ・屈伸不利，ひどい場合には瘈瘲（けいしょう）などの症状が現れる⑫。

　爪甲とは手足の爪のことである。爪は筋の延長線上にあるものであり，爪は「筋の余」であるといわれている。したがって肝血の盛衰は爪にもまた影響をあたえる⑬。

　肝血が充足していれば爪は強靭であり，紅潤でつやがある。肝血が不足すると爪は軟く薄くなり，枯れて色が淡くひどいときには変形し，もろく割れやすくなる。

【4】目に開竅する

　目は「精明（せいめい）」ともいう⑭。

　肝の経脈は上って目系に連絡している。そして視力は肝血の滋養に依存している⑮⑯。このことから，肝は目に開竅するといわれている。また五臓六腑の精気はすべて，目に上注するため，目と五臓六腑は内在的に連係している⑰。後世の医家はこの理論にもとづいて，五輪学説にまで発展させ，眼科の弁証論治に確かな基礎を築きあげた。

　肝が目に開竅するということから，肝の機能が正常であるか否かはしばしば目に反映される。肝の陰血が不足すると両目が乾き，物がはっきり見えなくなるか，夜盲になる。肝経に風熱があると目赤痒痛がおこる。また肝火が上炎すれば目赤生翳（えい）〔翳とは角膜混濁のこと〕が，肝陽が上亢すれば眩暈が，肝風内動すれば斜視・上視などの症状がそれぞれ現れる。

【出典】

①『素問』生気通天論篇：「陽気者，大怒則形気絶，而血菀於上，使人薄厥。」
②『素問』五蔵生成篇：「肝受血而能視，足受血而能歩，掌受血而能握，指受血而能摂。」
③『素問』六節蔵象論篇：「肝者，罷極之本，魂之居也。」
④『霊枢』本神篇：「随神往来者，謂之魂。」
⑤『素問』挙痛論篇：「怒則気逆，甚則嘔血，飧泄，故気上矣。」
⑥『素問』蔵気法時論篇：「肝病者，両脇下痛引小腹，令人善怒。」
⑦『素問』宣明五気篇：「肝為涙。」
⑧『霊枢』口問篇：「悲哀愁憂則心動，心動則五蔵六府皆揺，揺則宗脈感，宗脈感則液道開，液道開故泣涕出焉。」
⑨『素問』五蔵生成篇：「諸筋者，皆属於節。」
⑩『素問』経脈別論篇：「食気入胃，散精於肝，淫気於筋。」
⑪『素問』上古天真論篇：「丈夫……七八，肝気衰，筋不能動。」
⑫『素問』至真要大論篇：「諸風掉眩，皆属於肝。」
⑬『素問』五蔵生成篇：「肝之合筋也，其栄爪也。」
⑭『素問』脈要精微論篇：「夫精明者，所以視万物，別黒白，審短長。」
⑮『素問』五蔵生成篇：「肝受血而能視。」
⑯『霊枢』脈度篇：「肝気通於目，肝和則目能辨五色矣。」
⑰『霊枢』大惑論篇：「五蔵六府之精気，皆上注於目為之精。精之窠為眼，骨之精為瞳子，筋之精為黒眼，血之精為絡，其窠気之精為白眼，肌肉之精為約束，裹擷筋骨血気之精而与脈並為系，上属於脳，後出於項中。」

⑤ 腎

腎の概略		
	主な生理機能	蔵精，発育と生殖を主る 水を主る 納気を主る
	五行との照応関係	五志：恐 五液：唾 五主：骨（髄を生ず） 五華：髪 表裏：膀胱 五竅：耳，二陰

1 腎の主な生理機能

【1】蔵精を主り，生長・発育・生殖を主る

1．蔵精を主る

　精は精気ともいわれている。これは人体を構成し，人体の各種機能をささえる基本物質である[①]。蔵精とは，この精気を封蔵（貯蔵）することで，腎の生理機能を指している。

　精には先天のものと後天のものがある。先天の精は父母から受けついだ生殖の精である[②]。一方，後天の精は五臓六腑の精ともいわれており，脾胃で飲食物が化成されて作られ，五臓六腑に供給される。五臓六腑は，この精によりそれぞれの生理活動を営んでおり，その剰余物は腎に貯蔵される。腎に蔵されている精を，腎中の精気という。先天の精は出生前にすでに存在しており，出生後は後天の精が先天の精を補充・滋養している[③]。両者は相互補完的に成りたつ関係にある。

2．生長・発育・生殖を主る

　腎中の精気の盛衰は，生長，発育，生殖に深く関わっている。人は幼年期からしだいに腎中の精気が充実しはじめ，歯が生えかわったり，髪が伸びたりといった変化をおこす。青年期に入ると，それまで増えつづけた腎中の精気は，天癸とよばれる物質を産出する。天癸とは，生殖機能の成熟を促す物質である。天癸の作用によって男子では精液を産出することができるようになり，女子では月経が来潮するようになり，性機能がしだいに成熟し，生殖能力がそなわる。老年期になると腎中の精気は衰え，性機能と生殖能力はこれに伴って減退，消失する。そして身体もしだいに衰退する[④]。

　腎の蔵精機能が失調すると，必然的に生長発育や生殖能力に影響が及ぶ。不妊症・脱毛・歯のぐらつき・小児の発育遅延・筋骨痿軟（無力感）などの症状は，すべて腎精不足によるものである。

3. 腎中の精気, 腎陰, 腎陽の関係

腎中の精気は, 生命活動の本であり, 腎陰と腎陽は各臓の陰陽の根本である。腎陰と腎陽は, ともに腎中の精気を物質的基礎としている。腎陰は元陰, 真陰ともいわれる。これは人体における陰液の根源であり, あらゆる臓腑・組織を潤し, 滋養する作用を有している。また腎陽は元陽, 真陽ともいわれ, 人体における陽気の根源であり, 臓腑・組織を温煦し, 推動する作用がある。腎における陰と陽は, ちょうど水と火が同時に存在するようなイメージがあることから, 古来から腎は「水火の宅」と称されている。また腎陰を命門の水といい, 腎陽を命門の火ということもある。

【2】水を主る

水を主る（主水）とは, 体内での水液の貯留・分布・排泄を調節する腎気の作用を指すが, 主に腎の気化機能がこれを行っている。腎の気化が正常であれば「開合」も順調である。「開」とは代謝によって水液を体外に排泄することを指し,「合」とは生体に必要な水液を貯留することを指す。

正常な状態下では, 水液は胃に受納され, 脾によって転輸され, 肺から全身に行きわたったのち, 三焦を通り, 清なるものは臓腑を運行し, 濁なるものは汗と尿に変化して体外に排泄される。こうして体内の水液代謝のバランスは維持されている。

この一連の代謝においては, 腎の気化機能が終始はたらいている。したがって, 腎の気化が失調すれば開合もまた不利となり, 水液代謝障害が引き起こされ, 水腫・小便不利などの症状が現れる[56]。

【3】納気を主る

呼吸は肺が主っているが, 吸気は腎に下らなければならない。吸気を腎に納めるという腎気のはたらきのことを「摂納（せつのう）」という。この作用があるために,「肺は呼気を主り, 腎は納気を主る」といわれている。

腎が納気を主ることは, 呼吸にとって重要な意義がある。腎気が充実しており, 摂納が正常に行われてこそ, 肺への空気の出入りが円滑となり, 順調な呼吸が可能になるからである。腎虚になって腎不納気となると, 吸入した気は腎に帰納しないので, 少し動いただけで息切れがしたり, また呼吸困難などの症状も現れる。

2 腎と五行の照応関係

【1】恐は腎の志

恐とは, 物事に対しておそれおののく精神状態を指す。恐と驚は似ているが, 驚は意識せず突然受けるショックであり, 恐は対象を明確にとらえた精神状態, いわゆるびくびく, おどおどした状態である。驚も恐も生理活動に対する影響という点からいえば, ともに不良な感情であり, ともに腎を損傷することもある。

恐は腎の志であるが, 心が主っている神明とも密接な関係がある。心は神を蔵しており,

神が傷れると心が怯えて恐となる。恐により腎を損傷し、腎気不固となると遺尿がおこる。

【2】唾は腎の液

　唾は口中の津液であり、唾液のなかで比較的ねっとりしたものを指す。唾は腎精の変化したものであり、これをのみこむと腎中の精気を滋養することができる。唾が多すぎたり、長時間ダラダラ流れ出てしまうようであれば、腎の精気が消耗されやすい。ここから古代の導引家は、舌下から上顎まで唾液を口いっぱいに満たした後、これをのみこんで腎精を養ったのである。

【3】体は骨に合し[7][8]、骨を主り髄を生じ[9]、華は髪にある

　腎は「蔵精」を主っているが、精には髄を生じる作用がある。髄は骨のなかにあり、骨は髄によって滋養されている。腎精が充足している状態とは、骨髄を化生するのに十分な源があるということである。髄によって十分に滋養されると、骨格は頑健になる。

　腎精が虚してしまうと、骨髄の化源が不足し、骨に栄養を供給することができないため、骨格はもろくなり、ひどい場合は発育不良がおこる。小児の泉門閉鎖遅延・骨軟無力は、しばしば先天の精の不足が原因でおこる。老人では骨密度が低下し、骨折しやすくなる。

　また腎精が不足すると、骨髄は空虚となり、腰膝酸軟〔だるくて痛む、ぐらつく〕、さらには足が痿えて歩行できなくなるといった症状が現れる[10]。

　腎は髄を生じ、骨を主っているが、「歯は骨余」といわれるように、歯牙もまた腎精によって滋養されている。腎精が充足していれば歯はしっかりしているが、腎精が不足すると歯はぐらつき、最終的には脱けてしまう。

　髄は骨髄と脊髄とに分けられる。脊髄は上部で脳につながっており、脳は髄が集まってできていることから別名「髄海」ともいう。

　精と血は、互いに養いあう関係にあるので、精が多ければ血も旺盛になる。毛髪につやがあるのは血の働きが旺盛な証拠であり、ここから髪は「血余」であるといわれている。血によって髪は栄養を与えられると同時に、その生成のもとは腎の働きにあるので[11]、腎の精気の充足度が、髪の成長あるいは脱落、そしてつやのあるなしに直接関わっている。青年期と壮年期は腎精が充実しているので毛髪にはつやがある。しかし老人になると腎精が虚してしまうので、毛髪は白くなり、脱けやすくなる[12]。

【4】耳および前後二陰に開竅する

　耳の聴覚機能は腎の精気と関係がある。腎の精気が充足していると、聴覚は鋭敏となる[13]。反対に腎の精気が不足すると、耳鳴・耳聾〔難聴〕などの症状が現れる。老人のほとんどに聴力の減退がおこるのは、この腎の精気の衰えが原因である。

　二陰とは前陰〔外生殖器〕と後陰〔肛門〕の2つを指す。前陰には排尿と生殖の作用がある。尿液の排泄は膀胱によって行われているが、尿排泄に際しては腎の気化機能も重要なはたらきをしている。頻尿・遺尿、あるいは尿量減少・尿閉といった症状は、腎陽の温煦作

用が失調したためにおこることが多い。生殖が腎の作用であることは前述したとおりである。また大便の排泄も，やはり腎の気化機能によって調節されている。そのため，臨床上も腎陰不足が原因でおこる大便秘結や，腎陽虚衰による大便不通，腎気不固によっておこる久泄〔慢性下痢〕，滑脱（かつだつ）〔頻繁に下痢すること〕がしばしばみうけられる。

【出典】
① 『素問』金匱真言論篇：「夫精者，身之本也。」
② 『霊枢』経脈篇：「人始生，先成精。」
③ 『素問』上古天真論篇：「腎者主水，受五蔵六府之精而蔵之。」
④ 『素問』上古天真論篇：「女子七歳，腎気盛，歯更髪長。二七，而天癸至，任脈通，太衝脈盛，月事以時下，……七七，任脈虚，太衝脈衰少，天癸竭，地道不通，故形壊而無子也」「丈夫八歳，腎気実，髪長歯更。二八，腎気盛，天癸至，精気溢瀉……。七八，……天癸竭，精少，腎蔵衰，形体皆極。八八，則歯髪去。」
⑤ 『素問』逆調論篇：「腎者水蔵，主泄液。」
⑥ 『素問』水熱穴論篇：「腎者，胃之関也，関門不利，故聚水而從其類也。上下溢於皮膚，故為胕腫。胕腫者，聚水而生病也。」
⑦ 『素問』宣明五気篇：「腎主骨。」
⑧ 『素問』六節蔵象論篇：「腎……其充在骨。」
⑨ 『素問』陰陽応象大論篇：「腎生骨髄。」
⑩ 『素問』痿論篇：「腎気熱，則腰脊不挙，骨枯而髄減，発為骨痿。」
⑪ 『素問』上古天真論篇：「女子七歳，腎気盛，歯更髪長」「丈夫八歳，腎気実，髪長歯更。」
⑫ 『素問』五蔵生成篇：「腎……其栄髪也。」
⑬ 『霊枢』脈度篇：「腎気通於耳，腎和則耳能知五音矣。」

六腑

　　胆・胃・大腸・小腸・膀胱・三焦を総称して六腑という。六腑は飲食物・水液などの通り道であり，飲食物は六腑を通過する過程で腐熟（ふじゅく）・消化され，糟粕（そうはく）〔不要な消化物〕は伝化され大便として排出される[①]。濁液〔不要な水分〕は三焦を通じて腎と膀胱に注入し，腎気の蒸化作用によって尿となり，体外に排出される。したがって五臓が気血や精を満たしているのに対し，六腑は水穀で充実しているが，気血を満たすことはない（「実して満たすことあたわず」）といわれ，水穀を通降させてゆくはたらきをもっている。そのため六腑に異常がおきると，通降の働きが衰えたり，あるいは過剰になったりして病的な症状が現れてくる。

① ── 胆

胆の概略	主な生理機能	胆汁の貯蔵と排泄 決断を主る

【1】胆汁の貯蔵と排泄

　　胆汁は肝で生成され，いったん胆に貯蔵された後[②]，小腸に排泄され脾胃の消化機能を助けている。胆の胆汁排泄機能は，肝の疏泄（そせつ）機能でコントロールされている。したがって肝の疏泄機能が正常にはたらいていると，胆汁の排泄はスムーズに行われ，脾胃の運化機能や受納・腐熟機能も順調に行われる。しかし，この疏泄機能に不調が生じると，胆汁の排泄も悪くなり，脾胃の上記の機能にも影響する。その結果，脇下の脹満や疼痛・食欲減退・腹脹・泥状便などの主症状が現れると同時に「胆汁上逆」状態になると口が苦くなり，黄緑色の消化液を吐き出す症状がみられる。また「胆汁外溢（がいいつ）」状態では黄疸が出現する。

【2】決断を主る

　　精神意識の活動は，肝胆のはたらきによるところが大きい。肝・胆は表裏関係をなし，「肝は謀慮（ぼうりょ）を主る」「胆は決断を主る」[③]といわれている。すなわち肝がめぐらせた考えに，胆が決断を下すことによって，精神意識の活動は正常に営まれているのである。さらに胆の決断というはたらきは，他の臓腑の生理機能にも関与している[④]。したがって胆が病むと，決断力が低下したり，他の臓腑の機能の失調といったかたちで症状が現れる。

　　俗にいう「胆っ玉が大きい」とか「胆っ玉が小さい」という言葉からもわかるように，胆は心の落ち着きにも関与している。例えば胆の気が旺盛なものは，五臓六腑の気がすべて旺盛であり，邪気に犯されにくく，感情も落ち着いている。しかし胆の気虚状態にあるものは，五臓六腑の気も虚しており，外的刺激により簡単に気血の運行が障害され，これが長期にお

よべば疾病が発生する。このように胆の気の充実度と疾病とのあいだには相関関係がみられ，また胆の病の人は常に逃げ回っている犯罪者のようなびくびくした心理状態になりやすい[5]。

【3】奇恒の腑に属する

胆は胆汁の貯蔵と排泄を行っている。胆汁が直接飲食物の消化を助けているところから，胆は六腑の1つに数えられている。しかし，その反面，胆には飲食物の伝化という作用がなく，また「精や気血を蔵さない」という腑の性質に反して胆汁を蔵するので，胆は奇恒の腑ともされている。

【出典】
① 『素問』五蔵別論篇:「六府者，伝化物而不蔵，故実而不能満也。所以然者，水穀入口，則胃実而腸虚，食下則腸実而胃虚。」
② 『霊枢』本輸篇:「胆者，中精之府。」
③ 『素問』霊蘭秘典論篇:「胆者，中正之官，決断出焉。」
④ 『素問』六節蔵象論篇:「凡十一蔵，取決於胆也。」
⑤ 『霊枢』四時気篇:「善嘔，嘔有苦，長太息，心中澹澹，恐人将捕之，邪在胆。」

② ── 胃

胃の概略	主な生理機能	水穀の受納・腐熟を主る 通降を主る，降をもって和とする

【1】水穀の受納・腐熟を主る

胃気が飲食物を摂取する機能を受納という。つまり食欲と関係する胃の機能のことである。飲食物は口から食道を経て，胃に収納される。胃が「水穀の海」と称されるのはこのためである。腐熟とは胃気が飲食物を吸収されやすいように消化する機能のことである。収納された水穀はここで腐熟・消化され，その後，下に位置する小腸へと伝えられていく。このとき消化によって得られた水穀の精微は，脾の運化機能によって全身に供給される。

脾胃の消化機能を要約して「胃気」と称し，また消化機能で得られた水穀の精微が全身を滋養していることから，脾胃を「後天の本」ともいう[1]。中医学の重要な治療原則の1つに「胃気の保護」があげられるのも，こうした脾胃の生理機能の重要性によるためである。

【2】胃は通降を主る，降をもって和とする

「水穀の海」である胃は，飲食物を受納し腐熟した後，これを小腸に降ろすはたらきをもっている。このことから胃は通降を主るといわれる。胃の通降機能には，小腸で泌別〔清と濁を区別すること〕された飲食物中の濁を，さらに大腸に伝導するという降濁の機能も含まれている。降濁することによって，胃は新たな飲食物を受納できるのである。胃は自

身が有する通降機能によって自らの生理機能を調和させているのであり,このことから「降をもって和とする」といわれている。

胃の通降機能が失調すると,食欲に影響がでたり,濁気が上昇して口臭が現れたり,脘腹〔上腹部〕の脹満や疼痛・大便秘結といった症状が現れる[2]。これに加えて胃気上逆の状態になると,酸腐臭を伴うゲップが出たり,悪心・嘔吐・しゃっくりなどの症状が現れる。

③ 小腸

小腸の概略	主な生理機能	受盛の官,化物の出るところ 清濁の泌別を主る

【1】小腸の受盛・化物機能・泌別清濁の機能

小腸の主な機能には,胃から送られてくる水穀を受け入れるという受盛機能,脾気と小腸の共同作用によって消化を進め,精微と糟粕に化する化物機能がある。

【2】清濁を泌別する機能

清濁を泌別する機能とは,胃から送られてくる水穀をさらに消化し,消化物中の清濁を分別する小腸の機能のことである。分別された清〔水穀の精微や津液〕は小腸で吸収され脾の働きによって全身に運ばれ,濁〔糟粕〕は闌門から下って大腸にいたり,無用な水液は腎,膀胱へと滲出してゆく[3]。このように小腸は水液代謝に関与していることから,「小腸は液を主る」とされている。

小腸の機能失調は消化吸収に影響するだけでなく,大小便の異常となって現れる。泄瀉〔下痢〕の治療法のなかに「分利小便」という方法がある。これは利尿を促すことにより,大便中の水分量を調節するというものであるが,実際には小腸の清濁を泌別する機能を調節する治療法である。

④ 大腸

大腸の概略	主な生理機能	糟粕の伝化を主る (伝化とは伝導変化作用のことである)

糟粕の伝化を主る

大腸の主な機能は小腸の泌別清濁の後を受けて,残った水穀の糟粕の中から余分な水分

を再吸収し，糞便を形成することにある。形成された糞便は肛門から排泄される[4]。大腸が水液を吸収し，水液代謝に関与していることから，「大腸は津を主る」とされている。大腸の伝化機能は，胃の降濁機能の影響を受けているが，肺の粛降機能とも関係しており，肺気のはたらきが加わることによって，大腸の伝導も円滑になる。また，腎の気化機能も大腸の伝導に関与しており，「腎は二便を主る」といわれている。大腸の疾病は伝導機能の失調により現れ，痢疾・下痢の諸症状が現れたり，熱邪が津液を焼灼したり，津液自体が不足したりすると腸燥による便秘などの症状が現れる。

⑤ 膀胱

| 膀胱の概略 | 主な生理機能 | 貯尿と排尿 |

貯尿と排尿作用

人体の水液代謝の過程において，水液は肺・脾・腎・三焦の作用によって全身に散布され，各組織・器官に利用され，その後，腎に集まり腎気の蒸化機能，昇清降濁の機能によって清なるものは体内で再利用され，濁なるものは膀胱に達し尿に変えられる。そして膀胱の気化機能によって体外に排泄されるのである[5]。膀胱の気化機能は腎の気化機能により調整される。膀胱の気化機能が失調すると，癃閉〔排尿障害，尿閉〕などの症状が現れ，膀胱の制約機能が失われると頻尿や失禁などの症状が現れる。

⑥ 三焦

| 三焦の概略 | 主な生理機能 | 諸気を主宰し，全身の気機と気化作用を統轄する。水液運行の通路である。 |
| | | 上・中・下三焦の区分と各部の機能特性 |

三焦は上焦，中焦，下焦の総称であり，胸腹腔全域に分布する大腑である。

1 三焦の主な生理機能

【1】諸気を主宰し，全身の気機と気化機能を統轄する

三焦は気化が行われる場所であり，気が昇降出入する通路とされている。したがって三焦は諸気を主宰し，全身の気機と気化機能を統轄するといわれている。例えば，元気は生体の

根本の気であり，その源は腎より発せられるが，元気は三焦を通じて全身に行きわたる[6][7][8]。

【2】水液運行の通路である[9]

三焦は水液が昇降出入する通路である。水液代謝は肺・脾・腎・腸・膀胱など多くの臓腑の協同作用によって行われるが，三焦を通路としてはじめて正常に行われるのである。

三焦の水道が不通になると，肺・脾・腎などの水液の輸送・散布・調節機能にも影響がおよび，水液が貯留して，小便不利〔排尿量の減少〕・水腫といった症状が現れる。

2 三焦の区分と各部の機能特性

【1】上焦

横隔膜より上部を指し，内臓器の心肺および頭顔面部を含めて上焦という。

生理機能の特性としては，気の昇発と宣散を主っている[10]。

【2】中焦

横隔膜以下で臍以上の腹部を指す。

生理機能の特性は，脾胃の運化機能を包括しており，水穀を腐熟し，精微物質を蒸化し，気血津液を化生することにある。中焦は昇降の要（かなめ），気血生化の源といわれている[11]。

【3】下焦

臍より下の部分と，その部位にある小腸・大腸・膀胱などの臓器を指す。生理機能の特性は，糟粕と尿液の排泄である[12]。

そのほか，肝腎（精血）や命門元気も下焦に属している。

【出典】
① 『素問』平人気象論篇：「人以水穀為本。」
② 『素問』陰陽応象大論篇：「濁気在上，則生䐜脹。」
③ 『素問』霊蘭秘典論篇：「小腸者，受盛之官，化物出焉。」
④ 『素問』霊蘭秘典論篇：「大腸者，伝道之官，変化出焉。」
⑤ 『素問』霊蘭秘典論篇：「膀胱者，……津液蔵焉，気化則能出矣。」
⑥ 『難経』三十一難：「三焦者，気之所終始也。」
⑦ 『難経』三十八難：「三焦……有原気之別焉，主持諸気。」
⑧ 『難経』六十六難：「三焦者，原気之別使也。」
⑨ 『素問』霊蘭秘典論篇：「三焦者，決瀆之官，水道出焉。」
⑩ 『霊枢』営衛生会篇：「上焦如霧。」
⑪ 『霊枢』営衛生会篇：「中焦如漚。」
⑫ 『霊枢』営衛生会篇：「下焦如瀆。」

奇恒の腑

「奇恒(きこう)」というのは，平常と異なるという意味である。

奇恒の腑である脳・髄・骨・脈・胆・女子胞の生理機能は五臓に似ていて，陰精を貯蔵し生体の成長活動の源となっている。形態からみると六腑に近いが，六腑のように飲食物を伝化する作用はない。胆以外には陰陽相配関係や表裏関係を示すものはない。このように臓に似て臓でなく，腑にも似て腑でもなく，一般の臓腑と異なっているところが奇恒の腑といわれるゆえんである①。

前述の五臓・六腑のところで，脈・髄・骨・胆の生理機能についてはすでに述べているので，ここでは脳と女子胞について述べる。

①───脳

脳の概略	主な生理機能	精神思惟を主る②

【1】脳は生命活動・精神思惟・感覚運動を主る

李時珍（明代）は「脳は元神の府である」と説き，また王清任（清代）は「記憶・視覚・聴覚・嗅覚・言語の機能は脳に帰属する」と説いている。体力が保持され，精神情緒活動が正常に営まれるためには，脳髄が充足していることが必要である。脳髄が充足していれば，持久力が保持されると同時に，平常時よりも旺盛な体力を示す。しかしそれが不足すると，身体が疲労して力がなくなり，視覚・聴覚に異常が生じる③。

蔵象学説では，脳の生理および病理を心が統括するものとしているが，脳と腎の密接な関係にも着目する必要がある。腎が蔵している精が髄を生じ，髄が脳を養う，これが脳と腎の関係である。すなわち腎精が充足していれば，脳髄は充分に栄養を受けることができ，脳髄が健全であれば耳や目の機能，思惟能力，動作なども正常に機能する。一方，腎精が不足して脳髄の栄養状態が悪くなると，頭暈，健忘，耳鳴り，記憶力減退，思惟能力の低下などが生じるようになる。

② ── 女子胞

女子胞の概略	主な生理機能	月経を主る 妊娠を主る

女子胞または胞宮とは，子宮のことである。

【1】月経を主る

　女子は14歳前後に達して，腎気が旺盛になると，生殖機能を促進する発育物質（天癸）の作用によって，月経が始まり，胎児を生育する能力をそなえるようになる[④]。胞宮は月経や妊娠を主っているが，月経の発来と調節は，衝脈・任脈の支配や影響を受けている。衝脈は十二経脈の経血が集合するところで「血海」と称される。任脈は陰脈が集まるところで，生体の陰液（精血・津液）を主っており，衝脈・任脈ともに胞宮に連絡している。それが，胞宮が衝・任二脈の支配・影響を受けているとされることの根拠である。女子が発育成熟した後では，衝脈の働きが盛んとなり，血海が充満する。また任脈にも滞りなく，陰血がスムーズに胞宮に注がれるようになると，胞宮は月経を行える状態になり，月経が始まると受胎生育の能力がそなわる。

　衝脈・任脈が失調したり，女子胞が気血を固摂できなくなると，月経不順・崩漏・閉経などの病症が現れる。

【2】妊娠を主る

　女子胞は，妊娠していないときは月経を主り，懐妊後は胎児を保護し発育させる臓器である。胎児が胞宮のなかにいるあいだの栄養供給は，衝・任の二脈によって行われている。したがって衝脈・任脈が虚して，胞宮を滋養・固摂することができなくなると，流産（胎漏・堕胎・小産）がおこる。

　他に胞宮に影響をあたえるものとしては，心・肝・脾の3つの臓があげられる。正常な月経や胎児の発育には，充分な血液の供給が必要である。「心は血を主る」「肝は血を蔵す」「脾は統血を主る」「脾は血を生じる」というように，心・肝・脾は血に深く関与している。そのため，この3つの臓の機能失調は，胞宮に影響をおよぼしやすい。心・肝・脾の機能が失調すると月経の失調や不妊症といった病症が現れる。

【出典】
　①『素問』五蔵別論篇：「脳，髄，骨，脈，胆，女子胞，此六者，地気之所生也，皆蔵於陰而象於地，故蔵而不瀉，名曰奇恒之府。」
　②『素問』脈要精微論篇：「頭者，精明之府。」

③『霊枢』海論篇：「髄海有余，則輕勁多力，自過其度，髄海不足，則脳轉耳鳴，脛痠眩冒，目無所見，懈怠安臥。」
④『素問』上古天真論篇：「女子……二七而天癸至，任脈通，太衝脈盛，月事以時下。」

臓腑間の関係

① ── 臓と臓の関係

1　心と肝

【1】心は血を主り，肝は血を蔵する

心は血液を推動し，肝は血液量を調節しており，心と肝は血に関して協調してはたらいている。したがってこの2つの臓が正常であれば，血脈は充実し，正常な生理機能を維持することができる。しかし心血が不足すると肝血も不足しやすく，また肝血不足になると，心血も不足することが多い。血虚証では，心血不足からくる心悸や不眠などの症状と，肝血不足からくる目がかすむ・爪の発育不良などの症状が同時に出現することが多い。

【2】心は神志を主り，肝は疏泄を主る

心と肝は精神・情志活動に大きく関与している。したがって精神的要因でおこる病変では，心・肝の2つの臓がしばしば相互に影響しあっている。例えば，肝火が旺盛であると心火も旺盛になりやすく，また心火が旺盛であると肝火も旺盛になりやすい。このように心肝の火旺は同時におこりやすい。この場合，心悸，心煩，不眠などの心火による症状や，急躁〔いらいら，せかせかする〕・易怒〔怒りやすくなる〕・目の充血などの肝火による症状が現れやすい。

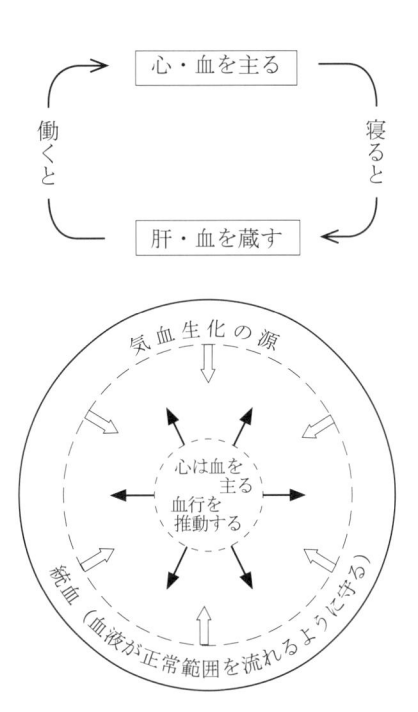

2　心と脾

心は血を主り，脾は生血・統血を主る

心と脾の主な関係は，血の生成と運行という2方面にみられる。血の生成においては，生化の源である脾気が充足していると，血の生化が順調に行われ，それによって心の主る血は自然に充足してくる。また経脈中での血の運行は，心気の推動作用と脾気の統血作用により維持されている。

血に関する病理変化は心と脾が相互に影響して現れることが多い。例えば，脾気が虚して運化機能が衰え血を生化する源に不足がおきたり，あるいは統血機能が悪くなったりす

ると心血も不足してくる。また思慮過度により心血が消耗され，ついで脾の運化機能にまで影響がおよぶと，心悸・不眠・食欲不振・四肢倦怠・顔色が悪いなどの主症状をともなう「心脾両虚証」が現れる。

③ 心と肺

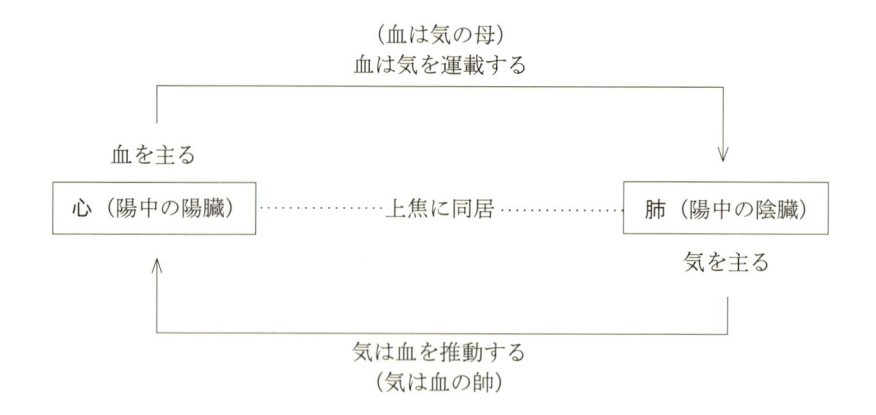

```
           （血は気の母）
          血は気を運載する
      ┌─────────────────────┐
      │                     ↓
   血を主る
  ┌─────────┐               ┌─────────┐
  │心（陽中の陽臓）│……上焦に同居……│肺（陽中の陰臓）│
  └─────────┘               └─────────┘
      ↑                          気を主る
      │                     │
      └─────────────────────┘
          気は血を推動する
           （気は血の帥）
```

心は血を主り，肺は気を主る

　心肺の両臓はともに上焦に位置している。心と肺の関係は，血と気の関係に代表される。血の運行は，気の推動のはたらきによって行われており，また気の輸布にも血の運載の働きが関与している。そのことから「気は血の帥（すい）」「血は気の母」といわれている。心血と肺気とが互いに依存しながら働いているとされるのは，上記のような理由による。

　心肺の関係を病理的変化のうえからみると，次のようになる。肺気が虚弱であれば宗気も不足し，血を運行する力が弱くなる。そのために心血が鬱滞すると，胸悶・心悸・息切れ・口唇や舌が青紫になる，といった症状が現れる。また心気不足あるいは心陽不振のために血脈の運行が悪くなり，肺の宣発・粛降機能にも影響がでると，咳嗽・喘息・呼吸があらい・息苦しい，といった症状が現れる。

④ 心と腎

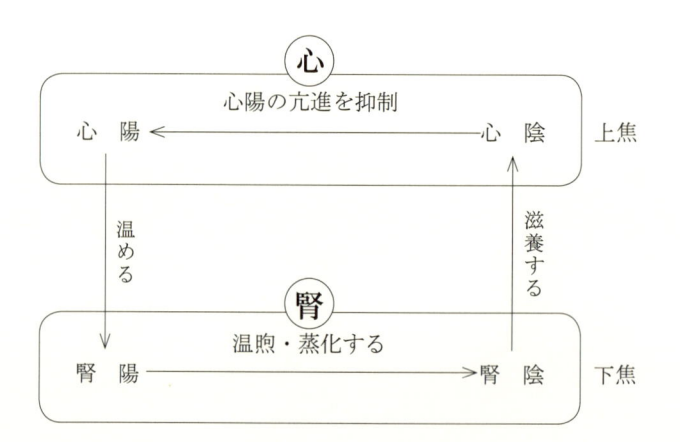

```
        ┌─心─────────────────────┐
        │    心陽の亢進を抑制      │
        │  心 陽 ←──────── 心 陰  │ 上焦
        └─────────────────────────┘
           │温                ↑滋
           │め                │養
           ↓る                │する
        ┌─腎─────────────────────┐
        │    温煦・蒸化する        │
        │  腎 陽 ────────→ 腎 陰  │ 下焦
        └─────────────────────────┘
```

【1】心は陽に属し，上焦にあり，その性質は火に属す
　　腎は陰に属し，下焦にあり，その性質は水に属す

　健康な状態では，心火は下降して腎にいたり，腎陽を助けて腎水が冷えすぎないように温めている。また腎水は上って心にいたり，心陰を滋養して心陽が亢進しすぎないように冷やしている。この関係は「水火既済」または「心腎相交」とよばれている。

　心腎相交の関係が失調すると，次のような病証が現れる。例えば，心陽不振のときは，腎陽を温める心火の力が低下し，その結果，腎中の陰陽の平衡が失調する。腎陽は腎陰を温められず，腎陰である腎水は冷えきって蒸化（気化）されなくなり，この水寒が心に影響すると，心悸・喘息・水腫などの「水気凌心」の証候が現れる。また腎水が不足して心陰を滋養できないと，心陰は心陽を抑制できなくなり心陽が亢進する。この場合は，心悸・怔忡・心煩・不眠などの「心腎不交」の証候が現れる。さらに心陽がたかぶり「心火上炎」の状態になると，口舌生瘡・口舌少津・五心煩熱などの「陰虚火旺」の証候が現れる。

【2】心は血を主り，腎は精を蔵する

　血と精とは，互いに滋養しあっており，どちらかの不足を補いあうようになっている。したがって腎精の不足と心血の不足との間には，互いに因果関係が存在する。また心は神を蔵し，腎精は髄を生じ，脳は精髄で組成されている元神の府であることから，腎精や心血が不足すると，どちらも不眠・健忘・多夢といった神志方面の症状が現れる。

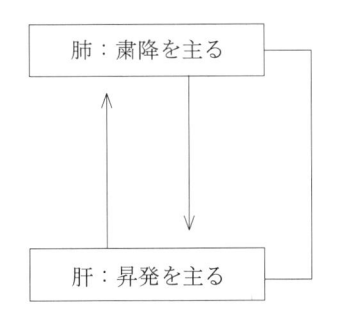

```
┌─────────────────┐
│ 肺：粛降を主る  │
└─────────────────┘
      ↑↓
┌─────────────────┐
│ 肝：昇発を主る  │
└─────────────────┘
```

金と木の相反する昇降力は，（偶力*）として昇と降の平衡バランスを保っている。

*偶力：平行に働く2つの力で，大きさが等しく，方向の反対なもの

5　肝と肺

肺は粛降を主り，肝は昇発を主る

　肝と肺とは，気機の昇降に大きく関与している。肺は粛降を主り，肺気は下降し，肝は昇発を主り，肝気は上昇する。肺気が充足していて粛降が正常であれば，肝気の昇発を制約したり調節することができる。一方，肝気が疏泄し昇発が正常であれば，肺気の粛降を制約したり調節することができる。この肝気の「昇」と肺気の「降」の協調関係は，肝と肺のあいだの気機の関係を維持しているだけではなく，同時に全身の気機に対して重要な調節作用を担っているのである。

　肝と肺の相互間におこる病理には，次の2つがある。
　①肝の失調が肺におよぶものがある。肝気が鬱結し，気鬱により火が生じると，この

火邪は肝経を循って肺に達しやすく，肺の陰液を灼傷することがある。その場合，脇痛・易怒に加えて咳逆・喀血などの症状が現れる。

②肺の粛降が悪くなったために，肝気や肝陽の昇発が過度になると，症状としては咳嗽に加え，胸脇部の疼痛や脹満・眩暈・頭痛・顔面の紅潮・目の充血などが現れる。

6 脾と肺

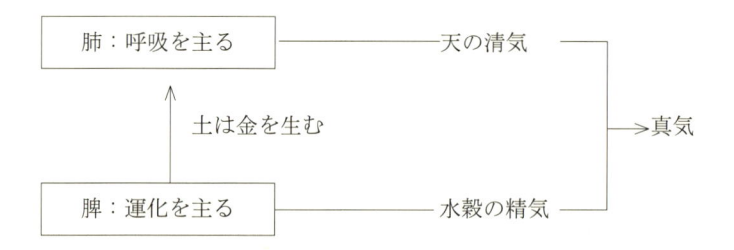

```
肺：呼吸を主る ──── 天の清気 ┐
    ↑                            ├─→ 真気
   土は金を生む                   │
    ↓                            │
脾：運化を主る ──── 水穀の精気 ┘
```

肺は気を主り，脾は気血生化の源である

肺に必要な津液や気は，脾の運化機能によって生成される水穀の精微から得られる。そして肺まで運ばれた水穀の精微は，さらに肺気の宣降機能によって全身に散布される。このことから「脾は生気の源，肺は主気の枢」といわれている。

また水液代謝の面においては，肺は水の行りを主っており，脾は水液の運化を主っている。津液は脾気の働きによって肺に送られ，肺の宣発・粛降機能によって全身に輸送される。

肺と脾の関係における病理的な変化は，気虚と水湿代謝の2方面に現れる。まず脾から疾病がおこる場合があるが，脾気虚が長引くと，肺気もまた衰弱して呼吸促迫・話し声が低く微弱などの症状が現れる。この場合の治療では，脾胃の気を補益することで肺気を補うという「培土生金」の方法がよく用いられる。また脾の運化機能の失調により水湿が停滞すると痰飲が生じる。それが上逆して肺を犯して，宣発・粛降機能が失調すると，咳喘，多痰といった症状が現れる。このことから「脾は生痰の源，肺は貯痰の器」といわれている。臨床上，このような痰飲や咳喘の治療では，健脾燥湿が本治法，粛肺化痰が標治法ということになる。

また肺から脾に疾病が進む場合がある。肺気不足であると，水穀の精微の散布が悪くなり，脾気の持つ運化機能に影響することがある。その場合，眩暈・顔色が黄色になる・四肢に力が入らないといった症状が現れる。また肺の粛降機能が悪くなり，水道を通調できなくなると，水湿が内停し脾陽が損なわれて，水腫・倦怠感・腹脹・泥状便などの症状が現れる。

7 肺と腎

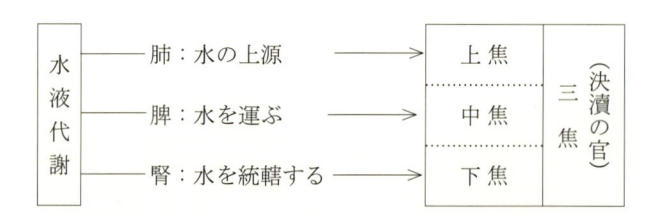

```
         ┌─ 肺：水の上源 ──→ 上焦 ┐
水液代謝 ├─ 脾：水を運ぶ ──→ 中焦 ├─ 三焦（決瀆の官）
         └─ 腎：水を統轄する ─→ 下焦 ┘
```

肺と腎の関係で主なものは，気と水についてである。

【1】気の方面について：肺は呼吸を主り，腎は納気を主る

呼吸は肺が主っているが，人体が呼吸を行うには腎の納気機能の補助が必要である。特に吸気は，腎中の精気が充足していてはじめて深く吸いこむことができる。したがって腎中の精気が不足すると，納気機能が不十分となる。その結果，上焦だけでの浅い呼吸となり，慢性的な肺気虚を引き起こし，気喘〔喘息〕がおこり，動くと症状がはげしくなるといった症状が現れる。

【2】水液方面について：肺は水の上源であり，腎は水を主る臓である

肺には宣発・粛降機能があり，腎は水を主り腎には気化（蒸化）機能がある。水液代謝が正常に行われるか否かは，この肺と腎のはたらきと密接な関係がある。

病理的な変化のうえでは肺の宣発・粛降機能の失調と，腎の気化機能の失調はどちらも水液代謝に影響するだけでなく，両者間においても相互に影響しあう。疾病が進行すると，両者とも失調し，水液代謝に著しい障害がおこり，咳逆・喘息がはげしく横になれない・水腫といった症状が現れる。

【3】その他

肺腎の陰液は相互に滋養しあっており，また腎陰は一身の陰液の根本でもある。したがって肺陰虚は腎陰に影響し，また腎陰虚も肺陰に影響する。こうした悪性の影響関係が高じると，最終的には肺腎の陰虚となり，頬部の紅潮・潮熱（ちょうねつ）・盗汗・乾いた咳・声がかすれる・腰膝が痛んで力が入らないといった症状が現れる。

8　脾と腎

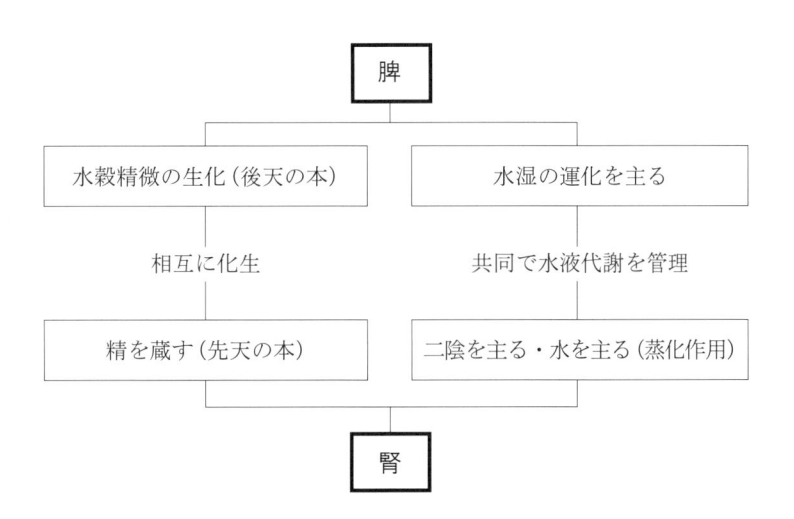

```
                    ┌─────┐
                    │  脾  │
                    └─────┘
           ┌───────────┴───────────┐
    ┌──────────────┐         ┌──────────────┐
    │水穀精微の生化 │         │水湿の運化を主る│
    │  (後天の本)  │         │              │
    └──────────────┘         └──────────────┘
        相互に化生              共同で水液代謝を管理
    ┌──────────────┐         ┌──────────────────────┐
    │精を蔵す      │         │二陰を主る・水を主る   │
    │(先天の本)    │         │   (蒸化作用)         │
    └──────────────┘         └──────────────────────┘
           └───────────┬───────────┘
                    ┌─────┐
                    │  腎  │
                    └─────┘
```

脾は後天の本であり，腎は先天の本である

脾には水穀の精微を運化する機能があるが，この機能は腎中の陽気の温煦(おんく)作用を受けることによって円滑に行われるのである。また腎の精気は，脾から得られる水穀の精微をたえず補充・化生することで満たされている。このように生理上，脾と腎とは相互に物質援助を行い，互いに機能を促進しあっている。

病理的な変化のうえでも，脾と腎の失調は相互に影響しあい，互いに因果関係をなしている。この因果関係はとりわけ脾陽と腎陽の関係によく現れる。例えば腎陽が不足すると，脾陽を温煦できなくなり脾陽も虚す。また脾陽不足が長く続いた場合も腎陽が損なわれる。いずれの場合でも最終的には脾腎陽虚となり，腹部の冷痛・水穀が消化されずにそのまま下痢する・五更泄瀉(ごこうせっしゃ)〔毎日夜明け前に腹鳴があり，下痢すること〕・水腫といった症状が現れる。

9 肝と脾

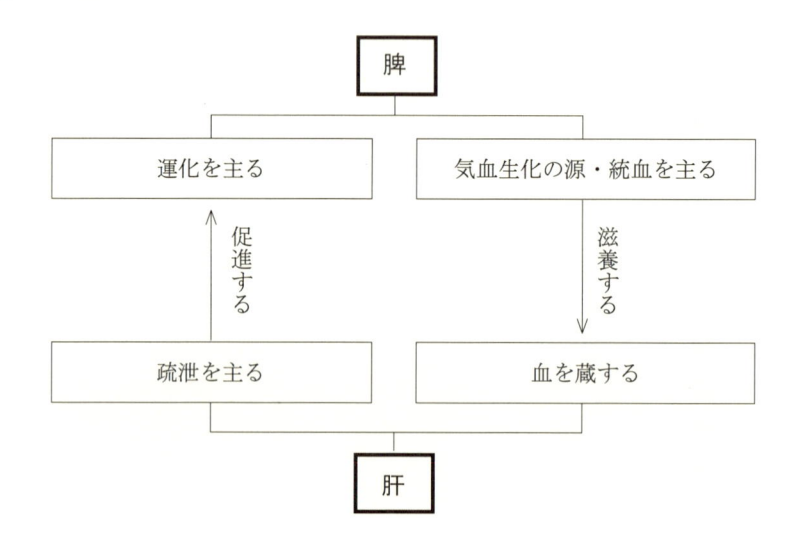

肝は血を蔵し，疏泄(そせつ)を主る
脾は統血・運化を主り，気血生化の源である

肝と脾の関係には，主として次の2つがある。第1は脾胃の昇降・運化機能には，肝の疏泄機能が間接的にはたらいているという点である。肝の機能が正常で疏泄がスムーズであれば，脾胃の昇降・運化機能も健全に行われる。五行論のなかで，肝と脾は相克の関係にあることからもわかるように，肝の疏泄機能が失調すると脾胃のはたらきにも影響しやすい。この影響により昇降・運化機能に障害がおこると，「肝脾不和」「肝胃不和」といった証候が現れる。その結果，精神の抑鬱や激怒などにより，胸脇痞満・食欲不振・食後の腹脹・曖気(あいき)〔げっぷ〕が出て不快といった症状が現れる。

第2点は，脾気の統血機能・生血機能と肝の蔵血機能とのあいだの密接な関係である。脾の働きによって肝血は滋養され，肝は体内の血液量の調節をうまく行っている。したが

って脾気不足のために気血の生化が十分でなかったり，統血できなかったりすると，肝血も不足して眩暈・身体や四肢のしびれ・筋脈の痙攣・目のかすみ・月経不順・各種出血といった症状が現れる。

10 肝と腎

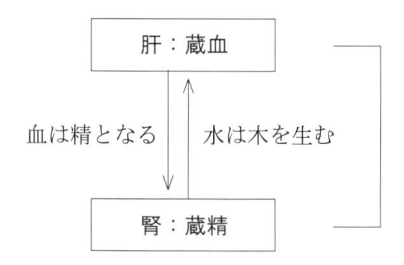

```
        ┌─────────┐
        │ 肝：蔵血 │ ─┐   精も血も，ともに水穀の精微
        └─────────┘  │   から作られているため，強い
       ↑ ↓            │   関連性がある
  血は精となる 水は木を生む
                      │   〔成句〕：精血同源
        ┌─────────┐  │          肝腎同源
        │ 腎：蔵精 │ ─┘          乙癸同源
        └─────────┘
```

肝は血を蔵し，腎は精を蔵す

　肝血は腎精の滋養を受けており，腎精もたえず肝血による補充を受けている。このように精と血とは相互に資源となり滋養しあっていることから，「精血同源」あるいは「肝腎同源」といわれている。したがって，病理的な変化のうえでも肝血と腎精とは常に影響しあっており，肝血の不足は腎精の不足を，腎精の不足は肝血の不足を引き起こす。この肝腎同源は肝陰と腎陰についても同様のことがいえる。肝陰と腎陰の病理的な変化の上での関係は，肝腎の陰陽間に現れる。例えば，腎陰不足は肝陰不足を引き起こし，このために肝陽の亢進を引き起こしやすい。また肝火が旺盛になり過ぎると，肝陰を損傷して肝陰不足となり，さらに腎陰不足を引き起こしやすい。

② 臓と腑の関係

　臓と腑の関係は，表裏関係ととらえられる。臓は陰に属しており，腑は陽に属している。また陽は表を主っており，陰は裏を主っている。1つの腑（陽）には1つの臓（陰）が配合されており，そのことから，一対の臓腑は表裏関係ととらえられるのである。また各経脈もそれぞれの臓腑に帰属しており，相応する臓腑に連絡しているので，それぞれに該当する経脈同士も表裏関係となっている。以下で表裏関係にある臓腑について紹介する。

1 心と小腸

　心の経脈は心に帰属すると同時に，小腸にも連絡している。また同様に小腸の経脈も小腸に帰属すると同時に，心に連絡している。このように心と小腸は，経脈の相互連絡を通じて表裏関係を構成している。心陽の温煦を受けることによって小腸の機能は正常にはたらき，小腸で吸収された水穀の精微の一部が脾気の昇清機能によって心に送られ，心で血に変化する。病理的な変化のうえから心と小腸の関係をみると，心経の実火が小腸に影響した場合，小便が短く色が赤い・排尿時に灼熱感があるといった症状をともなう小腸実熱の病証が現れる。また小腸の熱が経脈を通じて心にいたると，心煩・舌が赤くただれると

いった症状が現れる。

2 肺と大腸

　肺と大腸は，経脈を通じて互いに連絡しあい表裏関係を構成している。肺気の粛降機能と大腸の伝導機能とは相互に関係しており，粛降機能の助けにより大腸の腑気は正常に通暢〔通りがよいこと〕して，スムーズに排便を行っている。また肺気の粛降は，大腸の通暢によって維持されている。したがって，肺の粛降機能が失調して，津液が十分に下焦まで到達しなくなると，大腸は潤いを失って排便困難となる。また大腸に実熱があり，そのために腑気の通暢が悪くなって，肺気の粛降機能に影響すると，咳喘・胸満といった症状が現れる。

3 脾と胃

　脾と胃の経脈は，相互に連絡して表裏関係を構成している。胃は受納を主っており，脾は運化を主っているが，この両者の共同作用により，飲食物の消化・吸収および水穀の精微の輸布が行われている。脾と胃のあいだには，胃気は降を主り，糟粕〔カス〕を下部の腸管へ伝導するが，脾気は昇を主り，水穀から得た精気を上焦の肺へ送るという「昇降相因」の関係がある。また，胃は陽腑であり，湿潤を好み乾燥を嫌うが，脾は陰臓で，乾燥を好み湿潤を嫌うという「陰陽相合」「燥湿相済」の関係がある。これらは消化・吸収機能の維持に大きく関わっている。このように脾と胃は生理機能上，相互に関連しているため，脾胃の病変は相互に影響して出現しやすい。例えば，脾が湿によって影響を受けると，運化機能の失調，清気の不昇などが現れる。さらに，胃にも影響がおよんで受納や和降機能が失調すると，食欲不振・嘔吐・悪心・脘腹〔上腹部〕の脹満といった症状が現れる。また飲食の不節制により飲食物が胃に停滞し，濁気が通降できなくなり，この状態が脾にも影響して昇清や運化機能が失調すると，腹脹・泄瀉〔下痢〕といった症状が現れる。

4 肝と胆

　胆は肝に附属しており，両者は経脈を通じて相互に関連している。また胆汁の根源は肝にあり，肝の余気が胆に排泄され，そこで凝集して生成されたものが胆汁であるとされている。胆汁の分泌は肝の疏泄機能の調節を受け，肝胆は協調して消化機能に関与している。さらに情志面では肝は謀慮を主っており，肝のくだした謀慮に対して胆が決断をくだすという関係もある。したがって，生理機能のうえでも病理的な変化のうえでも，肝胆の関係は密接であり，一方の機能失調は他方に波及して，最終的には肝胆両者の失調がおこる。その際の証候としては，肝胆火旺証や肝胆湿熱証などがある。

5 腎と膀胱

　腎と膀胱の経脈は，互いに連絡しており，両者は表裏関係を構成している。
　膀胱の気化機能には腎気のはたらきが大きく関与しており，腎気は尿を制約し，かつ津

液を尿に化して膀胱の開閉作用を助けている。したがって、腎気が不足すると気化機能や膀胱の開閉機能が失調し、小便困難・失禁・遺尿・頻尿といった症状が現れる。このように尿の貯蔵・排泄に関する病変には、膀胱のはたらきの失調だけでなく、腎のはたらきの失調も大きく影響している。

③──腑と腑の関係

六腑の主な機能は伝導と消化であり、飲食物の消化・吸収および排泄の過程において、相互に密接に関連している。飲食物は胃に入ると、胃の腐熟作用を受け、次に下降して小腸に入り、さらに消化された後、泌別清濁の作用を受ける。そして清である水穀の精微は、脾の運化機能によって全身に運ばれ、また濁のうち余分な水液は膀胱に滲入し、膀胱の気化・排泄機能によって尿となり体外に排泄される。糟粕は大腸で糞便となり、大腸の伝導機能によって肛門より体外に排泄される。この過程にあって、胆汁は胆より小腸に排泄されて消化を助け、また三焦は原気の分布と水道を疏通させる作用を行っている。このように六腑全体が協調して水穀の伝達・消化、津液の運行を行っている[①]。すなわち受納・消化・伝導・排泄の機能がたえずはたらき、飲食物が停滞することなく通降することによって、六腑の正常な生理は保たれているのである。このことから先人は「六腑は通をもって用となす」「腑の病は通をもって補となす」といっている。

病理的な変化のうえでも、六腑は相互に影響しあっている。例えば、胃に実熱があって津液を損傷すると、腸が潤いを失って便秘がおこるし、胃気の降濁機能の失調によっても排便困難がおこる。また胆火が旺盛になりすぎて胃を犯すと、胃は通降機能を失って嘔逆や苦水が出るといった症状が現れる。脾胃湿熱証となり、湿熱が胆に影響して胆汁が胆外に溢れると、黄疸が現れる。

【出典】
①『霊枢』本蔵篇：「六府者、所以化水穀而行津液者也。」

[復習のポイント]

1）各臓腑の主な生理機能を説明できる。
2）臓腑間（臓と臓、臓と腑、腑と腑）の生理的な協調関係を説明できる。
3）各臓腑と組織器官がどのように特定の関係をもっているかを説明できる。

第3節 ● 経　絡

　経絡学説は，中医理論体系の重要な構成要素である。同学説は経絡系統の循行経路と分布，その生理機能，病理的な変化および経絡と臓腑との関連について研究した学説である。
　経絡学説は，古代における医家たちの長期にわたる医療実践のなかで生みだされ，発展したものであり，古来より中医学の各科の臨床をささえる基礎とされている。なかでも針灸において経絡学説は，非常に重要である。『霊枢』経脈篇では，「経脈なる者は，よく死生を決し，百病を処し，虚実を調うるゆえんにして，通ぜざるべからず」と述べている。これは経絡の重要性を述べたものである。

① ─── 経絡の概念と経絡系統

　経絡とは，経脈と絡脈の総称である。「経」には「径」，すなわちまっすぐな道という意味がある。経脈は，身体を上下に流れる縦の幹線であり，経絡系統のなかで最も重要なも

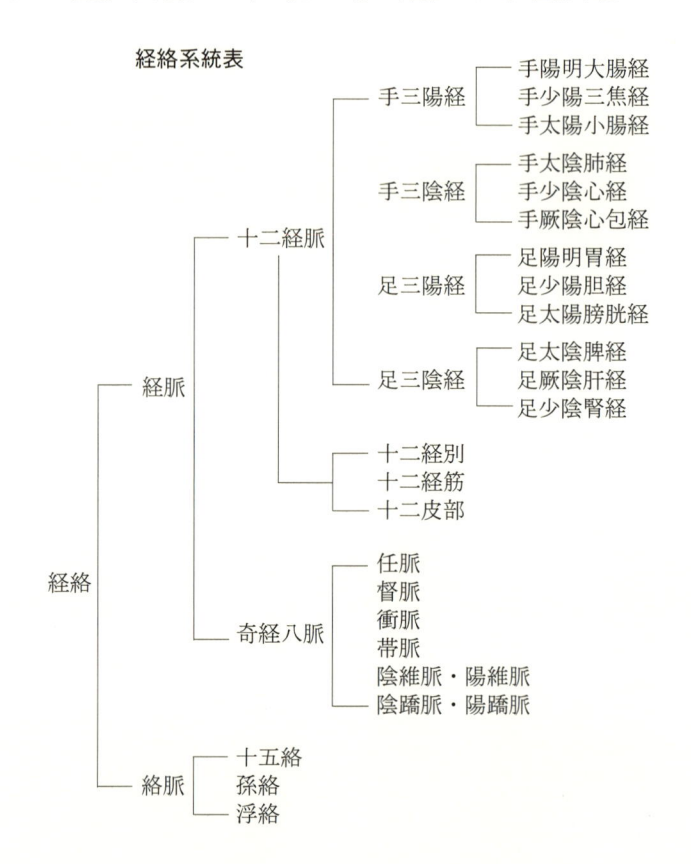

経絡系統表

```
経絡 ─┬─ 経脈 ─┬─ 十二経脈 ─┬─ 手三陽経 ─┬─ 手陽明大腸経
      │        │             │            ├─ 手少陽三焦経
      │        │             │            └─ 手太陽小腸経
      │        │             │
      │        │             ├─ 手三陰経 ─┬─ 手太陰肺経
      │        │             │            ├─ 手少陰心経
      │        │             │            └─ 手厥陰心包経
      │        │             │
      │        │             ├─ 足三陽経 ─┬─ 足陽明胃経
      │        │             │            ├─ 足少陽胆経
      │        │             │            └─ 足太陽膀胱経
      │        │             │
      │        │             └─ 足三陰経 ─┬─ 足太陰脾経
      │        │                          ├─ 足厥陰肝経
      │        │                          └─ 足少陰腎経
      │        │
      │        ├─ 十二経別
      │        ├─ 十二経筋
      │        ├─ 十二皮部
      │        │
      │        └─ 奇経八脈 ─┬─ 任脈
      │                      ├─ 督脈
      │                      ├─ 衝脈
      │                      ├─ 帯脈
      │                      ├─ 陰維脈・陽維脈
      │                      └─ 陰蹻脈・陽蹻脈
      │
      └─ 絡脈 ─┬─ 十五絡
               ├─ 孫絡
               └─ 浮絡
```

のである。また「絡」には「網」の意味がある。絡脈は経脈の分枝であり，比較的細く小さく，全身に網の目のように縦横に分布している。経絡には気血が流れており，臓腑と四肢・関節とを連絡し，身体の上下・内外を貫いて体内のすべての機能を調節している。

経絡の規則的な循行経路と，それに複雑にからみあう連絡枝により，人体のすべての組織器官・五臓六腑・四肢百骸・五官九竅は，有機的なつながりをもち，全体としての統一性を保っているのである。

経絡系統は，基本的には経脈と絡脈により構成されている。経脈の中心は十二経脈であり，そのほかに奇経八脈・十二経別・十二経筋・十二皮部が含まれる。絡脈には十五絡の他に，浮絡と孫絡がある。これらを表にまとめると，前ページのようになる。

② 経絡の作用

経絡には次の3つの作用がある。
①生理面：気血を運行し，陰陽の調和をはかり，外邪から身体を防御する。
②病理面：病邪を伝送する。病状を反映する通路である。
③治療面：針灸による刺激を伝導し，臓腑の虚実を調整する。中薬の帰経作用。
以下では，これらの作用について具体的に述べることにする。

1 気血の運行，陰陽の調和

すべての組織・器官は，気血によって滋養されることにより正常な生理機能を営んでいる。また気血の組織・器官を滋養する作用は，経絡系統により気血の運行が正常に行なわれることによって実現される。これについては，『内経』に「経脈は気血を運行させ，陰陽を栄養し，筋骨を濡し，関節の動きをスムーズにさせる」という記載がある①。

経絡系統は，臓腑器官から四肢百骸にいたるまで，全身いたるところに分布している。それらが互いに連絡しあって気血の運行が行なわれることにより，内と外，上と下，左と右，前と後，臓と腑などのあいだの相対的なバランス，協調関係を保つことができるのである。経絡が，人体の正常な生理活動を維持するうえで欠かせないものとされているのは，そのためである。

2 外邪の侵入に対する防御作用

外邪は多くの場合，皮膚から侵入するが，経絡にはこれに抵抗し，身体を保護する作用がある。経絡がこの作用をはたらかせるうえで最も重要になるのは衛気である。衛気は絡脈のなかに密集することにより，肌膝（きそう）を温養し，皮膚を潤沢にし，汗腺の開閉をコントロールし，外邪の侵入を防御している。衛気が密集していると，外邪は侵入しにくいが，衛気不固となり腠理（そうり）がゆるむと，外邪はその虚に乗じて容易に侵入し疾病をひきおこす。

3 病邪の伝送，病状を反映

　病理的な状態下では，経絡は病邪を伝送し，病候を反映する。外邪が体内に侵入すると，経気が失調し，病邪は経絡を通じて表から裏に，または浅い部位から深部に伝変する。『素問』皮部論には，「是の故に百病の始めて生ずるや，必ず先ず皮毛に於てす。邪これに中(あた)れば則ち腠理開き，開けば則ち入りて絡脈に客す。留まりて去らざれば，伝わりて経に入る。留まりて去らざれば，伝わりて府に入り，腸胃に廩まる」と記している。これは外邪が皮毛，腠理から経絡を通って臓腑へと伝えられる経過を述べたものである。

　『傷寒論』の六経弁証理論は，経絡間の連絡と病邪の伝変理論にもとづいて確立したものである。例えば傷寒の初期には，太陽病証がみられることが多い。これに対して治療しなかったり，誤治を犯したりすると，「伝経」して少陽病証または陽明病証が出現する。または三陽経から三陰経に伝入する。

　このような考えは臓腑の病にも応用されている。臓腑は経絡によって連絡しているので，ある臓に病があると，経絡を通じて他の臓に移ることがある。『金匱要略』の「肝の病を見れば，肝は脾に伝わるを知りて，まず脾を実すべし」という記載は，このことについて述べた例である。

　以上のことから，病邪の伝送と病状の進行には，経絡の流れが密接にかかわっていることがわかる。

　また経絡－臓腑，経絡－身体各部の間には特定の関係がある。何らかの原因によって疾病が生じると，その疾病と関係する経脈の循行に沿って病邪が臓腑に伝変すると同時に，それと関連のある部位上にいろいろな症状が現れやすい。例えば肝の病には脇下痛・少腹痛が現れやすく，心の病には胸痛・脇満・脇下痛・背部痛・肩甲部痛・上腕内側痛が現れやすい[2]。

　また肺気が阻滞すると鼻がつまる，心火上炎のときは舌尖が赤くなって痛む，肝火上炎のときは目が充血し腫れて痛む，腎精が不足するとよく聞こえなくなるなどの症状が出現する。これらの症状は，それぞれの臓腑が経絡を通じて鼻・舌・目・耳などと連絡しているためにおこるのである。このように臓腑の病では，それと関連する部位に病理的な反応が現れやすい。そのため臨床においてはこのような病理的な反応を根拠として，疾病の原因や病位を判断することができる。これは弁証論治の根拠としても重要である。

4 針灸の刺激を伝導，臓腑の虚実を調整

　針灸が疾病を治療したり，予防する効果をもつのは，経絡に針灸の刺激を伝導し，臓腑の虚実を調整する作用があるためである。針治療の場合は，「気が至る」ことが効果を決定する鍵である[3]。「気が至る」とは，経穴に刺針したときに酸〔だるさ〕・脹〔脹った感じ〕・重〔重い感じ〕・麻〔しびれ〕などの感覚が生じること，そしてこれらの感覚が経絡に沿って伝導する現象のことである。気が至ることによって，気血の調整，扶正去邪の作用がおこり，これにより陰陽のバランスが回復すれば，治療の目的を達することができる。

疾病にかかると気血不和や臓腑陰陽の偏盛・偏衰による虚実の証候が現れる。針灸治療では適切な経穴に適量の刺激を与えることにより，経絡の機能を活性化させ，臓腑の虚実を調整することができる。

【出典】
① 『霊枢』本臓篇：「経脈者，所以行血気而営陰陽，濡筋骨，利関節者也」
② 『素問』臓気法時論篇：「肝病者，両脇下痛引少腹，心病者，胸中痛，脇支満，脇下痛，膺背肩胛間痛，両臂内痛」
③ 『霊枢』九針十二原篇：「刺之要，気至而有効」

③ 経絡の臨床運用

経絡は臨床においては，主として診断面と治療面で運用されている。清代の喩嘉言は，「臓腑・経絡をよく理解せずに，病気を語り治療を行うなら，必ず誤りが生じる」（『医門法律』）と述べ，臨床における経絡の重要性を説明している。

1 経穴による診察

経絡には特定の循行ルート，連絡する臓腑があり，臓腑や器官の病証は経絡上に反映されやすい。したがってそこに現れた症状や変化にもとづいて，それがどの経絡のルート，臓腑・器官と関係があるかを見極め，診断を行うことができる。

『内経』には，次のような記載がある。「絡脈を診察するとき，絡脈が青ければ寒，痛とみなしてよい。絡脈が赤ければ熱とみなしてよい。例えば胃中に寒があると，手の魚際上にある絡脈は青くなり，熱があるとそこは赤くなる」[①]。これは望診によってさまざまな部位の異常を観察し，診断を行う方法を述べたものである。このような例は臨床上，数多くある。腰腿痛を例にとると，疼痛が外側にあるものは少陽経と関係があり，前面にあるものは陽明経と関係があり，後面にあるものは太陽経と関係がある。こうした場合は局所の疼痛だけでなく，該当する経脈の循行ルート上にも圧痛などの反応が現れやすい。

さらに経穴による診察では，経絡上に現れる陽性反応を，臓腑・器官の病理的変化との相関でとらえ，診断に応用することができる。これらの内容については，『内経』にも多くの記載がある。例えば『霊枢』九針十二原では，「五臓に病があるときは，十二原穴上に反応が現れる。原穴の反応をよく観察すれば，五臓の疾病を診断することができる」と述べている[②③④]。

現在よく行なわれている診断法としては，背兪穴・募穴・郄穴・絡穴・原穴などの要穴を按圧して反応を調べたり，経絡の循行ルート上の圧痛や皮下結節，索状物，皮下組織の隆起や陥凹などの有無をさぐって，病気の所属経・病位・性質などを判断する方法がある。

2 依経弁証

経絡には，特定の循行ルートならびにそれに連絡する臓腑がある。このため経絡やその

連絡する臓腑に失調が生じると，経絡上に特異な症状や兆候が現れやすい。これらの症状や兆候にもとづいて，どの経に病変があるのかを弁証するのが経絡弁証である。

『霊枢』経脈では，各経脈の循行ルートを説明した後，「是れ動けば則ち……を病む」という言で始まる記載には，1つひとつの経に関連のある病証が列挙されている。同記載はそれらの病証が本経脈に異常があるときに出現するものであることを表している。さらにそれに続き，「是れ某の生ずる所の病を主るは，……」という言で始まる記載にもさまざまな病証が記されている。これらは本経脈上の経穴を用いることによって治療が可能な疾病である。例えば，「足太陰脾経に変動・異常が生じると，舌根部のこわばり・食後の嘔吐・胃脘痛・腹脹・噯気（あいき）・排便や矢気により軽減する・全身がだるいなどが現れる」[5]とある。すなわち舌根部のこわばり，食後の嘔吐などの症状は，足太陰脾経の異常と見なすことにより，これを治療の指針とすることができるのである。さらに奇経八脈・十二経筋などについてもそれぞれ関連する病証が述べられており，これらも弁証の根拠とされている。

十二経脈・奇経八脈などに関連する病証は，どの経の病なのかを弁証するときにその重要な根拠となる。これら経脈の病証を基礎とし発展させることにより，後世において，経絡弁証が完成されたのである。針灸における経絡弁証の重要性を，ここで繰り返し強調しておきたい。

3　依経論治

針灸では主として経絡上の経穴を刺激することにより，臓腑気血の機能を調整し，疾病を治療する。治療に用いる経穴は，弁証により定められた経脈から選穴される。「経脈が通る所，主治が及ぶ」という道理にもとづいて循経取穴を行い，臓腑・経絡の機能の調整をはかるのである。

循経取穴は臨床上，最もよく用いられている取穴法である。これには経脈の循行にもとづいて，上の病は下に取る，下の病は上に取る，中の病は傍らに取る，左右交叉取穴などの方法がある。頭痛の治療を例にすると，下表のように局部取穴に循経取穴を加えると治療効果は高まる。

中薬の帰経の考え方も，臓腑経絡学説を前提としている。古代の医家は長期にわたる臨床実践を通じて，

種　類	局部取穴	循経取穴
太陽経頭痛	攅竹	後谿・崑崙
陽明経頭痛	頭維	合谷・内庭
少陽経頭痛	風池	中渚・足臨泣

一定の臓腑や経絡の疾患に対する薬物の特殊な選択的治療作用を発見した。「薬物帰経」と「引経報使」理論は，そうした経緯によって確立されたものである。これらの理論においては，弁証帰経を基礎に薬物の治療作用と臓腑経絡病機とを考慮することにより，治療効果を高めることができるとされている。頭痛の治療を例にすると，一般的には下表のような処方が用いられている。

羌活（きょうかつ）・白芷（びゃくし）・柴胡はそれぞれの経に作用すると同時に，

太陽経頭痛	羌活
陽明経頭痛	白芷
少陽経頭痛	柴胡

他の薬物をその経に誘導し，その治療作用を発揮させることができる。

【出典】
① 『霊枢』経脈篇：「凡診絡脈,脈色青則寒且痛,赤則有熱,胃中寒,手魚之絡多青矣,胃中有熱,魚際絡赤。」
② 『霊枢』官針篇：「察其所痛，左右上下，知其寒温，何経所在。」
③ 『霊枢』刺節真邪篇：「必先察其経絡之実虚，切而循之，按而弾之，視其応動者，乃後昆取之而下之。」
④ 『霊枢』九針十二原篇：「五蔵有疾，当取之十二原。十二原者，五蔵之所以稟三百六十五節気味也。五蔵有疾也，応出十二原。十二原各有所出，明知其原，観其応，而知五蔵之害矣。」
⑤ 『霊枢』経脈篇：「脾足太陰之脈……是動，則病舌本強，食則嘔，胃脘痛，腹脹，善噫，得後与気則快然如衰，身体皆重。」

④ ── 十二経脈

　十二経脈は，経絡系統の中心となるものである。経別，奇経，絡脈などはすべて十二経脈を基礎としており，それが相互に連絡しあってその作用を発揮している。十二経脈の特徴は次の点にある。
　①各経脈の分布部位には，一定の規則がある。
　②各経脈はすべて体内では臓腑に属し，体表では肢節に絡す。
　③各経脈はそれぞれが1つの内臓に属し，臓と腑は表（腑）と裏（臓）の関係で連絡しあっている。
　④それぞれに特有の病証がある。
　⑤体表に経穴が分布している。

第3章　中医学の生理観

1　十二経脈の循行

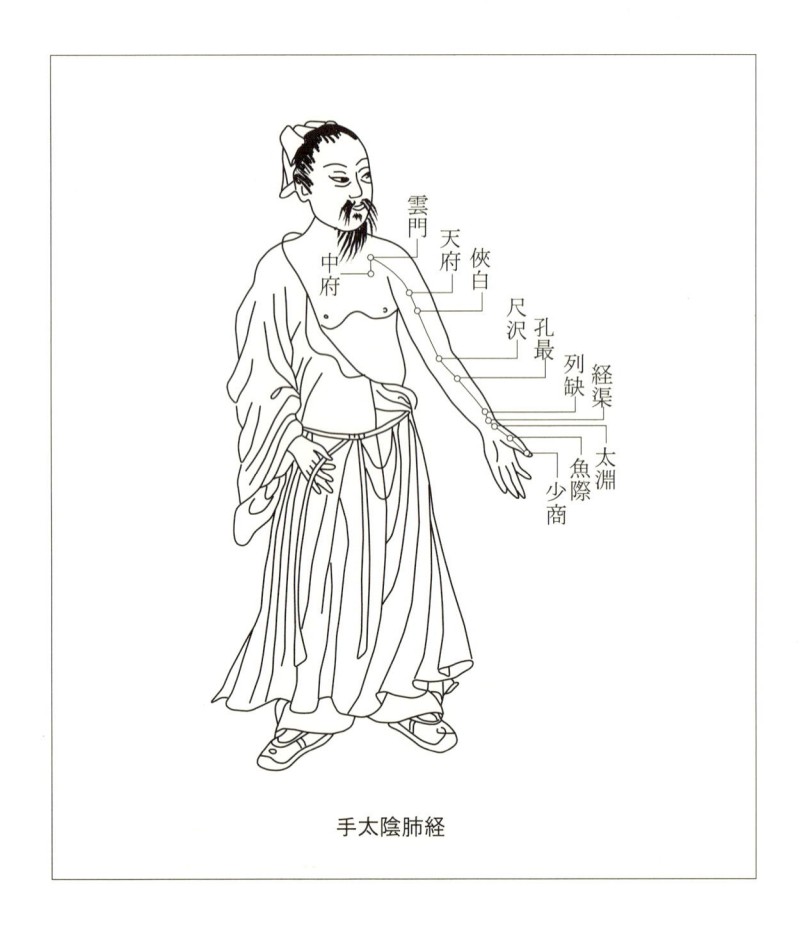

手太陰肺経

【1】手太陰肺経

【循行部位】 中焦より起こり，下へ向かって大腸に絡す。大腸から戻って胃の上口に沿って上へ行き，横隔膜を通過し，肺に属す。肺系（肺と喉とが連絡している部位）から横に出て上腕内側を下り，手少陰経と手厥陰経の前面を行き，下へ向かい肘窩の中へ行き，前腕の内側前縁に沿って寸口に入る。さらに魚際に行き，魚際の縁に沿って母指の内側端に出る。

【支　脈】 列缺穴から分かれ，手背に向かい，そのまま示指内側端に行き手陽明大腸経と連接する。

【所属穴】 中府，雲門，天府，俠白，尺沢，孔最，列缺，経渠，太淵，魚際，少商

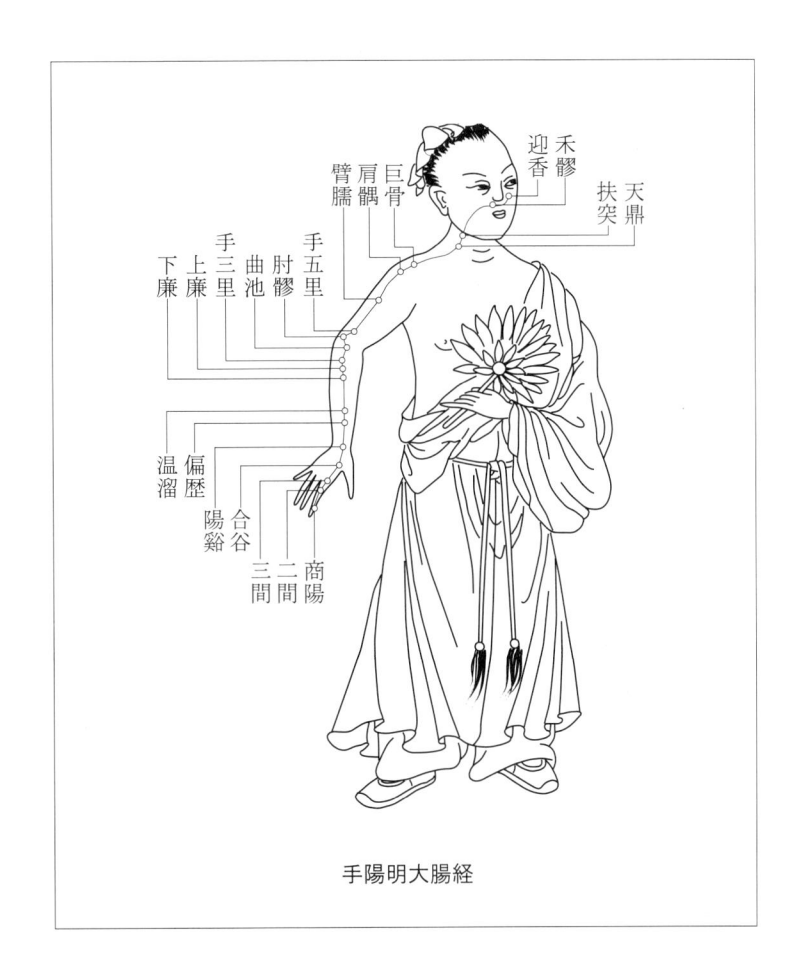

【2】手陽明大腸経

【循行部位】 示指末端から起こり，示指内側（橈側）に沿って上に向かい，第1，第2中手骨の間を通過して上に向かい，2筋（長母指伸筋腱と短母指伸筋腱）の間の陥凹部に入り，前腕の橈側上縁に沿って肘の外側に至り，再び上腕の外側前縁に沿って肩端に至り，肩峰前縁に沿って頸椎の手足三陽経の集まり会する所に出る。さらに欠盆（鎖骨上窩）部に入り，肺臓に絡し，横隔膜を通過して大腸に属す。

【支　脈】 欠盆から頸部へ上行し，顔面頬部を通過して下歯槽に入り，また戻って上唇に至り，人中で交叉する。左脈は右に向かい，右脈は左に向かい，鼻孔の両側に分布して足陽明胃経と連接する。

【所属穴】 商陽，二間，三間，合谷，陽谿，偏歴，温溜，下廉，上廉，手三里，曲池，肘髎，手五里，臂臑，肩髃，巨骨，天鼎，扶突，禾髎，迎香

足陽明胃経

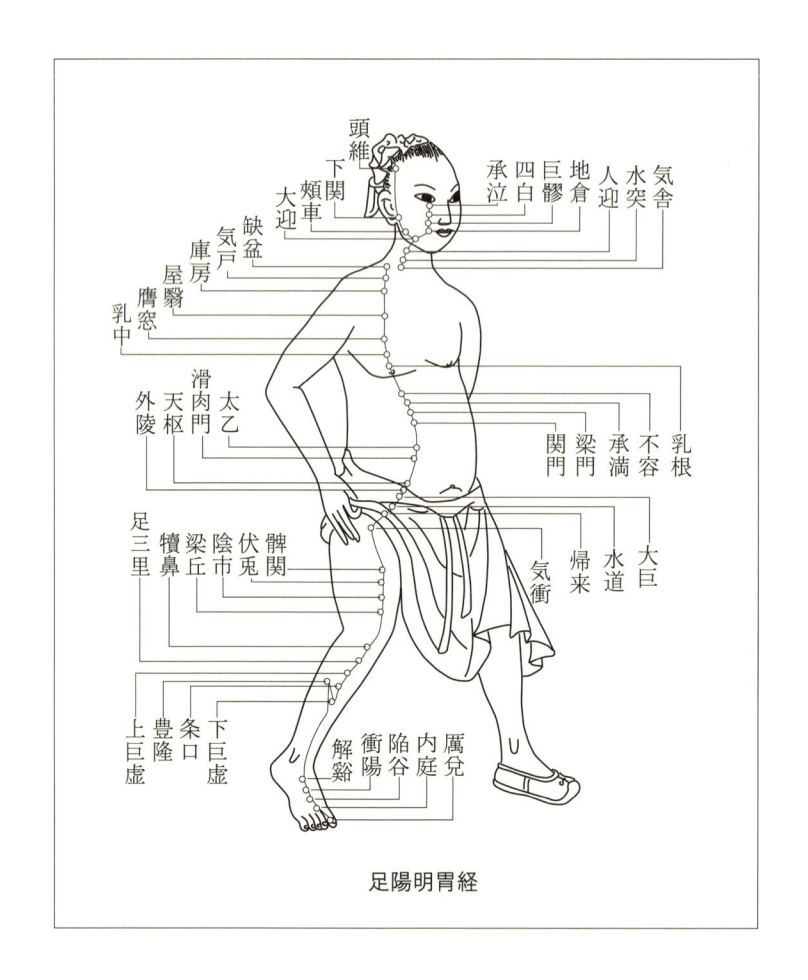

【3】足陽明胃経

【循行部位】 鼻翼の両側から起こり，上行して鼻根部に至り，傍らの足太陽経と交会する。下へ向かって鼻の外側に沿って上歯槽の中に入り，戻ってきて口唇を巡り，下に向かいオトガイ唇溝にて承漿穴と交会する。再び退いて下顎の後下方に沿い，下顎の大迎穴に出て，下顎角の頬車に沿って上へ向かい耳の前に行く。耳の前から足少陽経の上関を経過し，髪際に沿い前額部に到達する。

【顔面部の支脈】 大迎穴の前から下って人迎に行き，喉頭に沿って欠盆部に入り，下へ向かって横隔膜を通過し，胃に属し脾臓に絡する。

【欠盆部の直行脈】 乳頭を経過し，下へ向かって臍の傍らを挾んで少腹両側の気衝に入る。

【胃下口部の支脈】 胃の下口から起こり，腹腔内を下行し気衝に至って会合する。さらにここから下に向かい，髀関穴に至り伏兎穴に達し，下に向かい膝蓋に至り，脛骨外側前縁に沿って足背を経過し足の中趾外側に入る。

【足背部の支脈】 足背上から分かれ，足の大趾内側端に入り，足太陰脾経と連接する。

【所属穴】 承泣, 四白, 巨髎, 地倉, 大迎, 頬車, 下関, 頭維, 人迎, 水突, 気舎, 缺盆, 気戸, 庫房, 屋翳, 膺窓, 乳中, 乳根, 不容, 承満, 梁門, 関門, 太乙, 滑肉門, 天枢, 外陵, 大巨, 水道, 帰来, 気衝, 髀関, 伏兎, 陰市, 梁丘, 犢鼻, 足三里, 上巨虚, 条口, 下巨虚, 豊隆, 解谿, 衝陽, 陥谷, 内庭, 厲兌

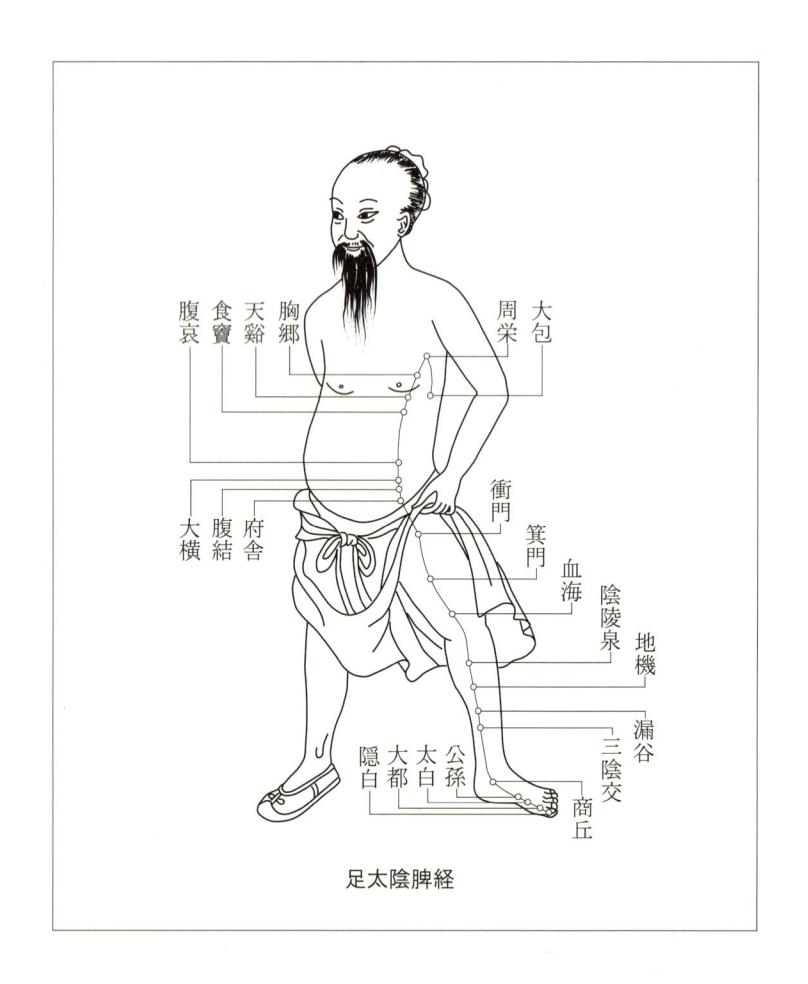

【4】足太陰脾経

【循行部位】 足の母趾末端から起こり，母趾の内側の赤白肉際に沿って，母趾の第1中足趾節関節の後方を経て，上へ行き内果の前面に至り，再び下腿の後側に分布し，厥陰経の前面に沿って膝，大腿内側前縁を経て腹部に入り，脾臓に属し胃に絡する。横隔膜を通過して上行し，咽部の両傍を挟み，舌根部に連なり舌下に分散する。

【胃部の支脈】 胃部より別れて上行し，再び横隔膜を通過し心中に流注し，手少陰心経と連接する。

【所属穴】 隠白，大都，太白，公孫，商丘，三陰交，漏谷，地機，陰陵泉，血海，箕門，衝門，府舎，腹結，大横，腹哀，食竇，天谿，胸郷，周栄，大包

手少陰心経

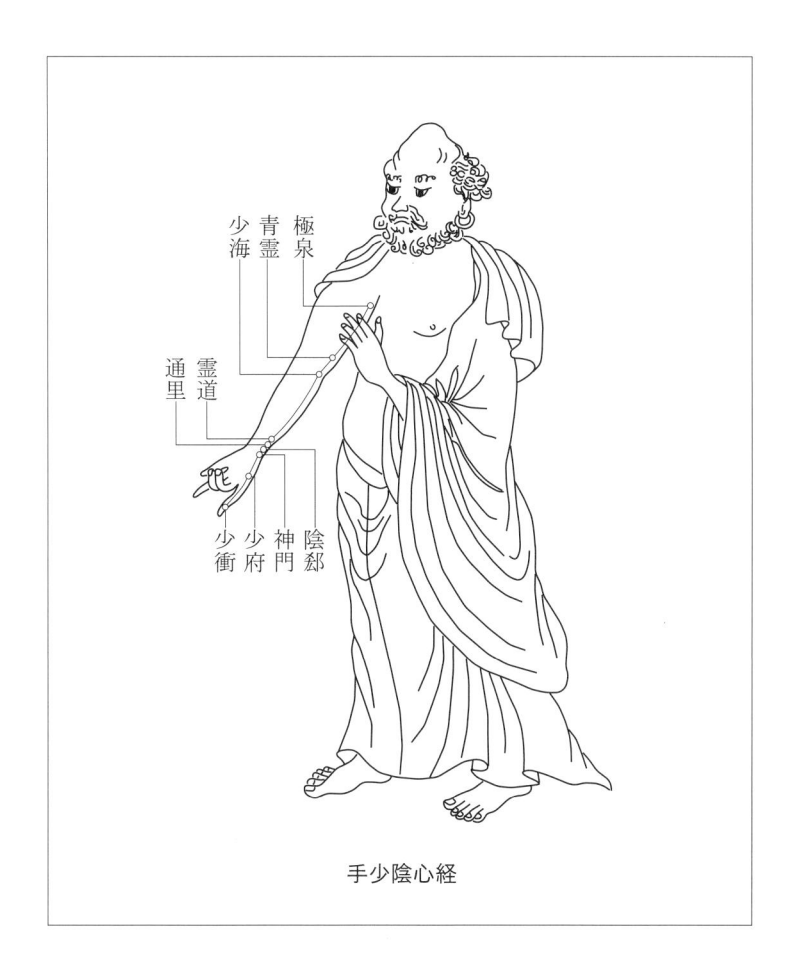

【5】手少陰心経

【循行部位】 心中から起こり，出て心系〔心とその他の臓器とが連絡している部位〕に属し，横隔膜を通過して，小腸に絡する。

【心系から上に向かう支脈】 咽喉を挟んで上り，目系〔眼球が脳と連絡している部位〕に連絡する。

【心系から直行する支脈】 心系から肺部に上行し，再び下へ向かい腋窩部に出て，上腕内側後縁に沿って，手太陰経と手厥陰経の後面を行き，肘窩に至り，前腕内側後縁に沿って，手関節の尺側にある豆状骨の突起に達し，手掌の小指側に入り，小指の内側に沿って末端に達し，手太陽小腸経と連接する。

【所属穴】 極泉，青霊，少海，霊道，通里，陰郄，神門，少府，少衝

手太陽小腸経

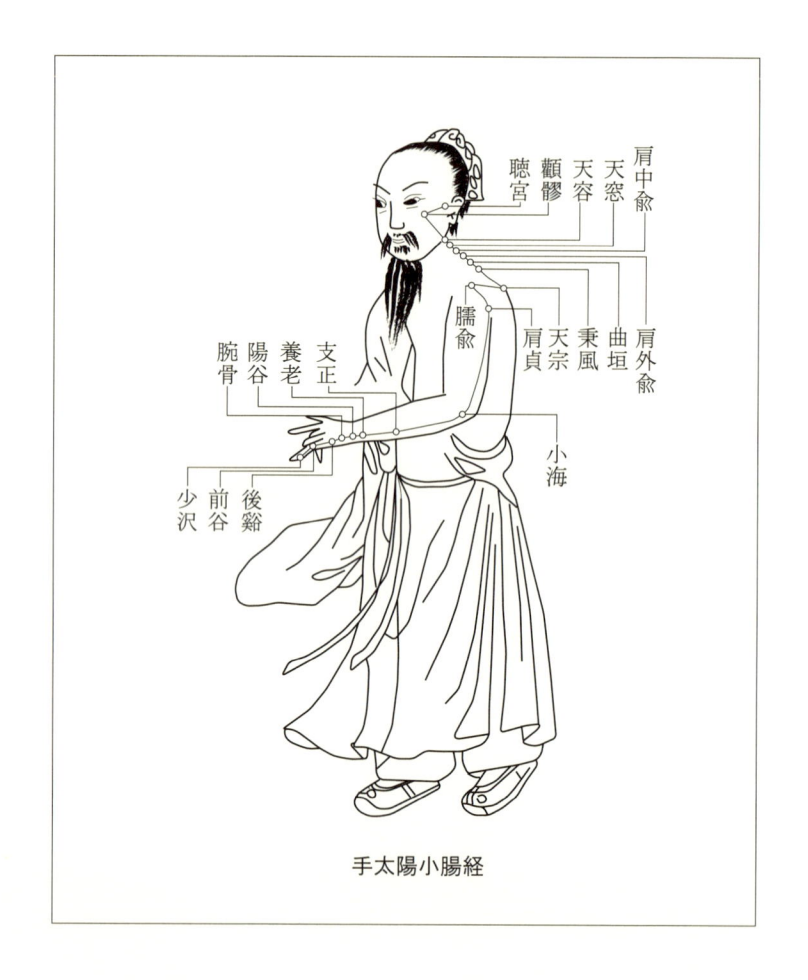

【6】手太陽小腸経

【循行部位】小指の外側端から起こり，手背外側に沿って腕部に至り，尺骨茎状突起に出て，そのまま上へ向かい前腕外側後縁に沿って，尺骨肘頭と上腕骨内側上果の中間を経て，上腕外側後縁に沿って，肩関節に出る。肩甲部を巡り大椎穴にて交会し，下に向かって欠盆に入り，心臓に絡し，食道に沿って横隔膜を通過し，胃部に達し，小腸に属する。

【欠盆部の支脈】頸部に沿って上へ行き，顔面頬部へ向かい，外眼角に至り，耳中に入る。

【頬部の支脈】眼窩下縁に向かい，鼻根部から内眼角に達し，足太陽膀胱経に連接し，また斜めに走って頬骨部に分布する。

【所属穴】　少沢，前谷，後谿，腕骨，陽谷，養老，支正，小海，肩貞，臑兪，天宗，秉風，曲垣，肩外兪，肩中兪，天窓，天容，顴髎，聴宮

足太陽膀胱経

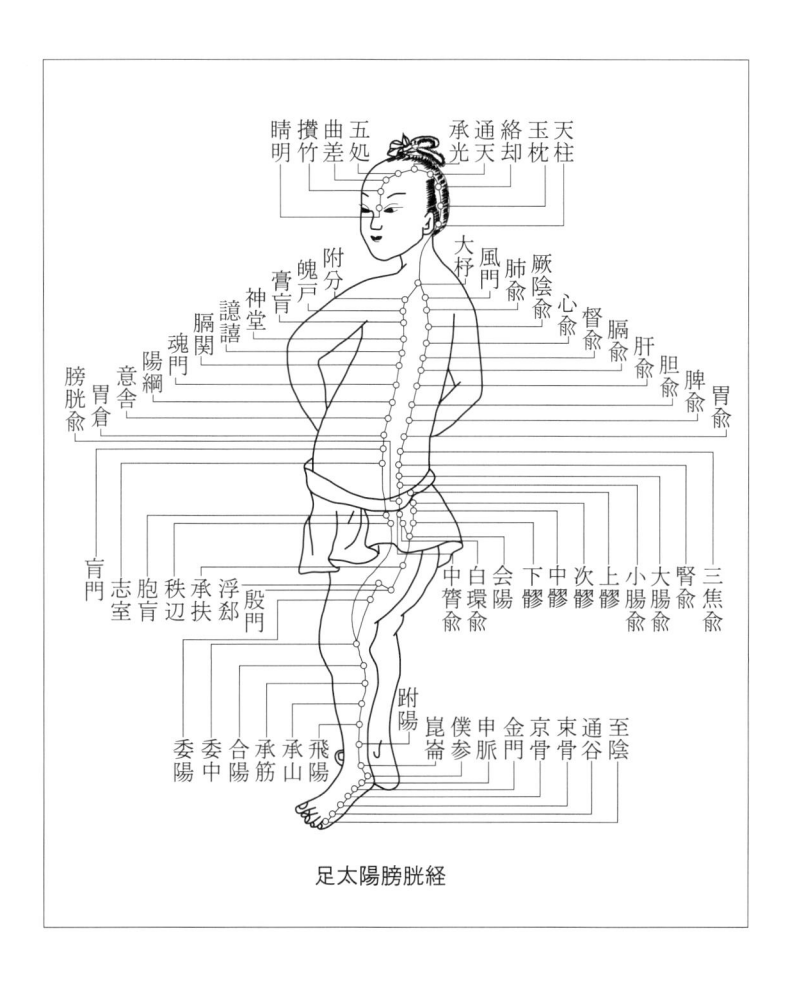

【7】足太陽膀胱経

【循行部位】 目の内眼角から起こり，額に上がり，頭頂で交会する。

【頭頂部の支脈】 頭頂で分かれ耳の上角に至る。

【頭頂部の直行脈】 頭頂から内に入り脳に連絡し，戻ってきて下に向かい，項部へ至り，肩甲部の内側に沿って脊柱を挟み，腰部に到達する。脊柱の傍らの筋肉から体内に入り，腎臓に絡し，膀胱に属する。

【腰部の支脈】 腰部より分かれて下へ向かい，臀部を通過して膝窩に入る。

【項部の支脈】 項部から分かれ，肩甲骨の内縁を通過してまっすぐ下がり，臀部を経て下行する。大腿の外側後面に沿いながら下へ直行し，上述の膝窩に至る脈と会合する。そこから下に向かい，腓腹筋を通過し，外果の後面に出，第5中足骨粗面に沿って，足の第5趾の外側末端に至り，足少陰腎経と連接する。

【所属穴】 睛明，攢竹，眉衝，曲差，五処，承光，通天，絡却，玉枕，天柱，大杼，風門，肺兪，厥陰兪，心兪，督兪，膈兪，肝兪，胆兪，脾兪，胃兪，三焦兪，腎兪，

気海兪, 大腸兪, 関元兪, 小腸兪, 膀胱兪, 中膂兪, 白環兪, 上髎, 次髎, 中髎, 下髎, 会陽, 承扶, 殷門, 浮郄, 委陽, 委中, 附分, 魄戸, 膏肓, 神堂, 譩譆, 膈関, 魂門, 陽綱, 意舎, 胃倉, 肓門, 志室, 胞肓, 秩辺, 合陽, 承筋, 承山, 飛陽, 跗陽, 崑崙, 僕参, 申脈, 金門, 京骨, 束骨, 通谷, 至陰

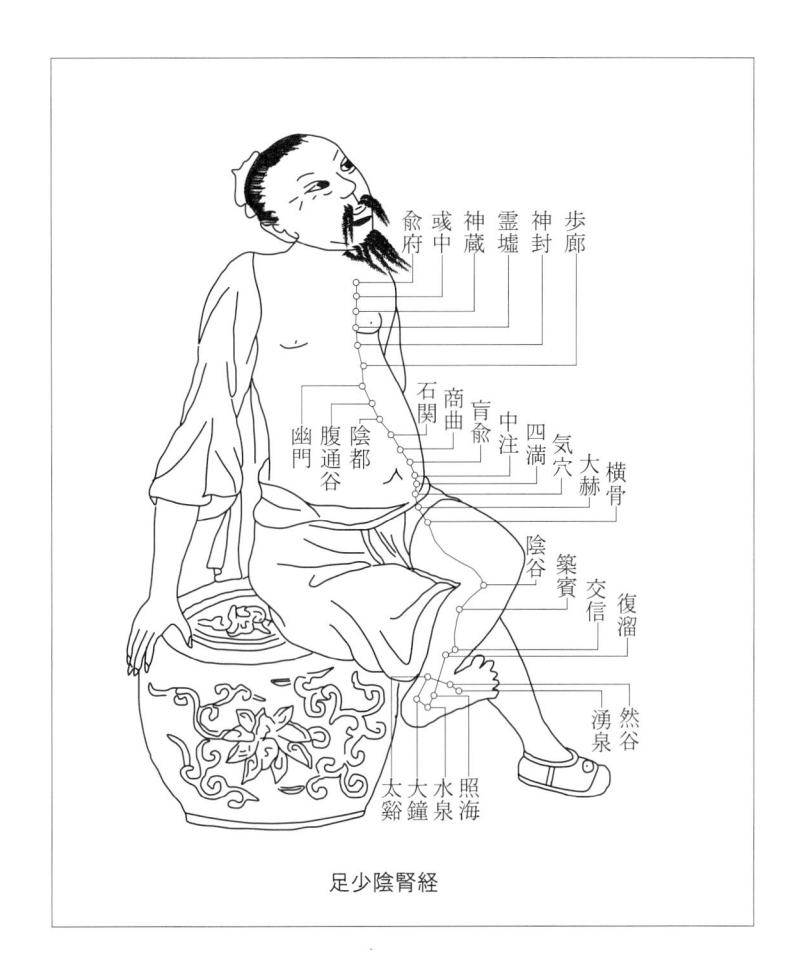

【8】足少陰腎経

【循行部位】 足の第5趾の下面から起こり，斜めに足底の中心に向かい，足の舟状骨粗面に出て，内果の後面に沿って，足根に入り，再び上へ向かい大腿内側の後方をめぐり，脊柱の内面を貫通し，腎臓に属し，膀胱に絡する。

【腎臓部の直行脈】 腎から上り，肝臓と横隔膜を通過して肺部に入り，喉頭に沿って，舌根部を挟む。

【肺部の支脈】 肺から出て心臓に連絡し，胸中に流注し，手厥陰心包経と連接する。

【所属穴】 湧泉，然谷，太谿，大鐘，照海，水泉，復溜，交信，築賓，陰谷，横骨，大赫，気穴，四満，中注，肓兪，商曲，石関，陰都，腹通谷，幽門，歩廊，神封，霊墟，神蔵，彧中，兪府

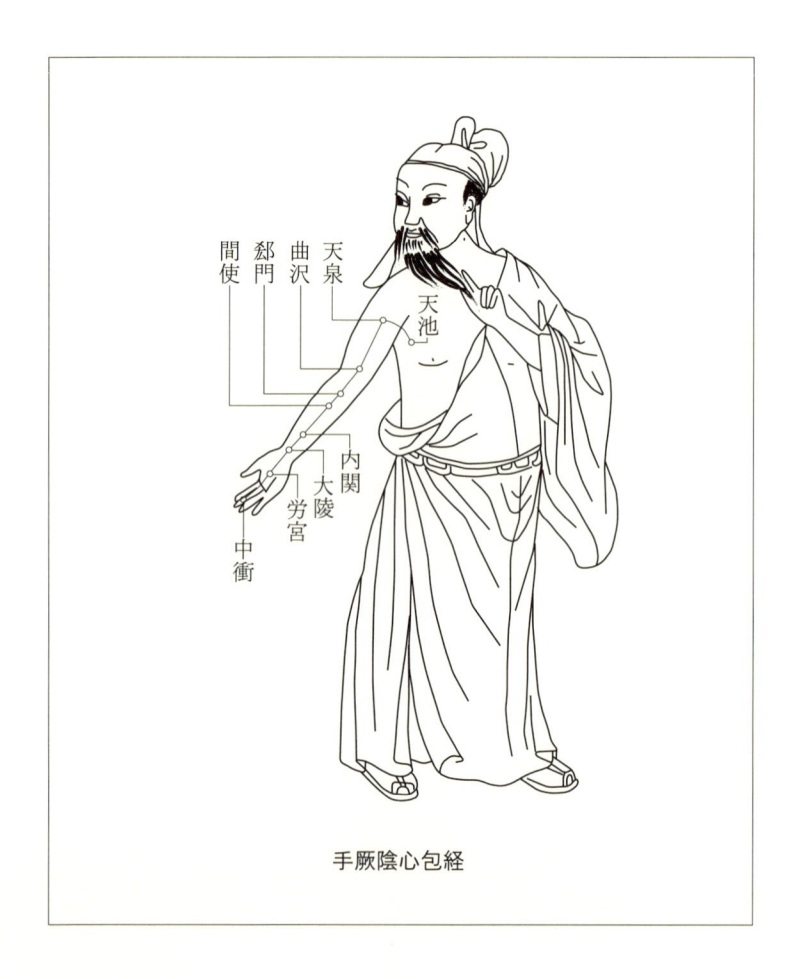

【9】手厥陰心包経

【循行部位】 胸中から起こり，出て心包絡に属し，下へ向かって横隔膜を通過し，胸から腹に至り，上焦，中焦，下焦の順に三焦と連絡する。

【胸部の支脈】 胸中に沿って，脇部に出て，腋の下3寸の所に至り，上行して腋窩中に至り，上腕内側に沿って手太陰経と手少陰経の間をめぐり，肘窩の中央に入り，下へ向かって前腕の両筋（長掌筋腱と橈側手根屈筋腱）の真中を行き，掌中に入り，中指に沿ってその末端に至る。

【掌中の支脈】 労宮穴から分かれ出て，環指に沿ってその末端に至り，手少陽三焦経と連接する。

【所属穴】 天池，天泉，曲沢，郄門，間使，内関，大陵，労宮，中衝

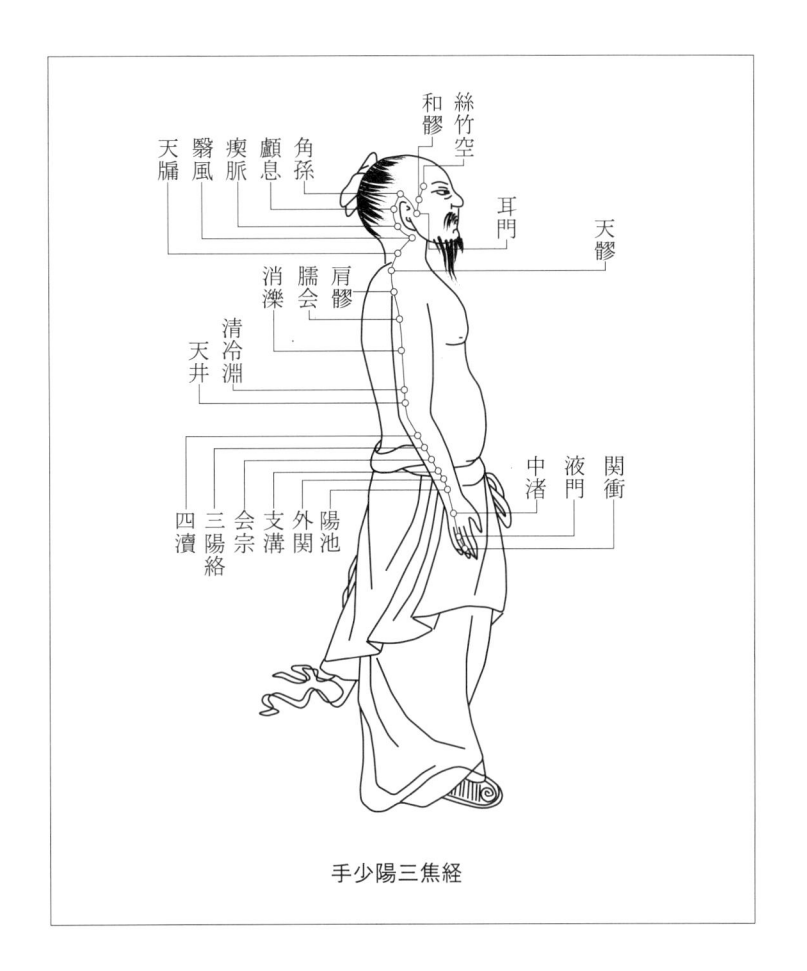

【10】手少陽三焦経

【循行部位】環指の末端から起こり，上に向かい第4，5中手骨の間に出て，手背に沿って前腕外側の橈骨と尺骨の間に出て，上に向かって肘の尖端を通り，上腕外側に沿って肩部に達する。足少陽経の後面から交会して出，前に向かって欠盆部に入り，胸中に分布し，心包に連接する。下に向かって横隔膜を通過し，胸から腹に至り，上・中・下の三焦に属す。

【胸中の支脈】胸から上に向かい，欠盆部に出て，上って項部に達し，耳の後に沿って上行し耳の上角に出て額角をめぐり，再び弯曲して下に行き，顔面頬部に至り，眼の下縁に至る。

【耳部の支脈】耳の後から耳の中に入り，再び出てきて耳の前面に行き，頬部で前述の支脈と交接し，眼の外眼角に至り，足少陽胆経と連接する。

【所属穴】　関衝，液門，中渚，陽池，外関，支溝，会宗，三陽絡，四瀆，天井，清冷淵，消濼，臑会，肩髎，天髎，天牖，翳風，瘛脈，顱息，角孫，耳門，和髎，絲竹空

足少陽胆経

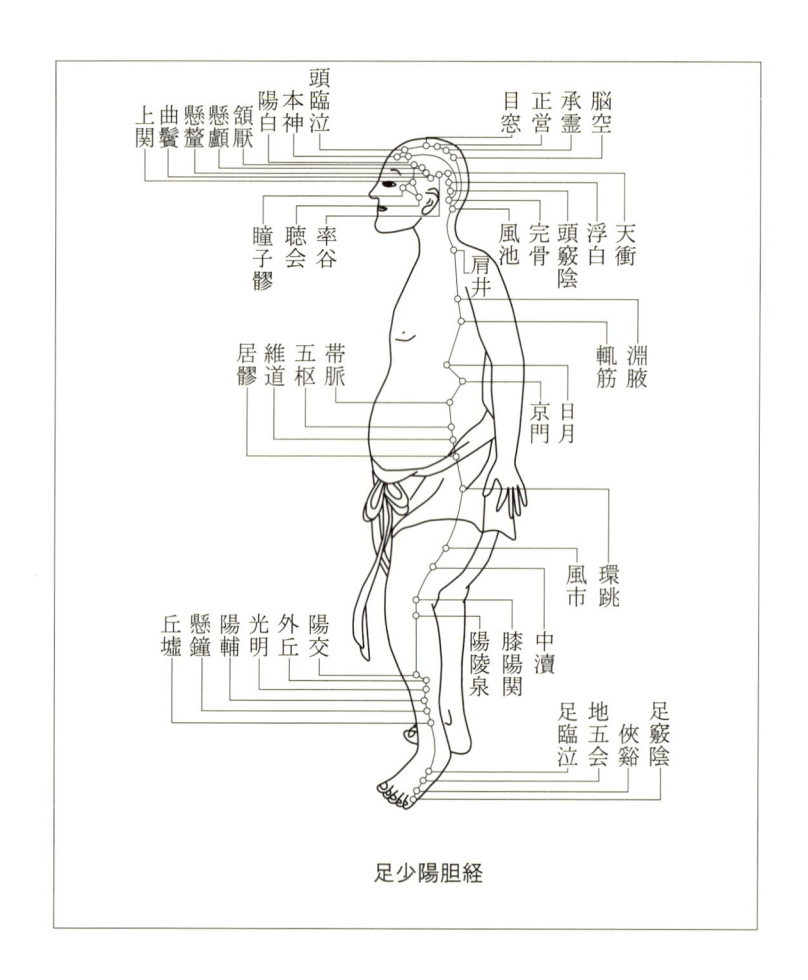

【11】足少陽胆経

【循行部位】 眼の外眼角から起こり，上へ向かって前額角に至り，下へ向かって耳の後に至り，頸部に沿って手少陽経の前面をめぐり，肩の上に至った後，再び戻って手少陽経の後面で交わり出て，下へ向かって欠盆部に入る。

【耳部の支脈】 耳の後から耳中に入り，また出て耳前に行き，眼の外眼角の後方に至る。

【外眼角部の支脈】 外眼角から分かれて下へ向かい大迎に達し，手少陽経と会合した後，眼の下面に達する。下へ向かって頬車を経て頸部に達し，前述の支脈と欠盆にて合う。それから下へ向かい胸中に入り，横隔膜を通過して，肝臓に絡し，胆に属する。脇肋内に沿って，少腹両側の気街に出て，外陰部の毛際を環り，横へ向かい股関節の中に入る。

【欠盆部の直行脈】 欠盆部から下行して腋に至り，側胸部に沿って季肋部を経て，下に向かい前述の支脈と股関節にて合す。再び下に向かい大腿の外側に沿って，膝外側に出て，下へ向かって腓骨の前面を経て，そのまま下へ腓骨下端に達す

る。再び下へ向かい外果の前面に至り，足背部に沿って，足の第4趾外側端に入る。

【足背部の支脈】足臨泣から分かれ出て，第1，2中足骨の間に沿って，第1趾の末端に出て，爪甲を貫き，戻って爪甲の後方の毫毛に至り，足厥陰肝経と連接する。

【所属穴】　瞳子髎，聴会，上関，頷厭，懸顱，懸釐，曲鬢，率谷，天衝，浮白，頭竅陰，完骨，本神，陽白，頭臨泣，目窓，正営，承霊，脳空，風池，肩井，淵腋，輒筋，日月，京門，帯脈，五枢，維道，居髎，環跳，風市，中瀆，足陽関，陽陵泉，陽交，外丘，光明，陽輔，懸鐘，丘墟，足臨泣，地五会，侠谿，足竅陰

足厥陰肝経

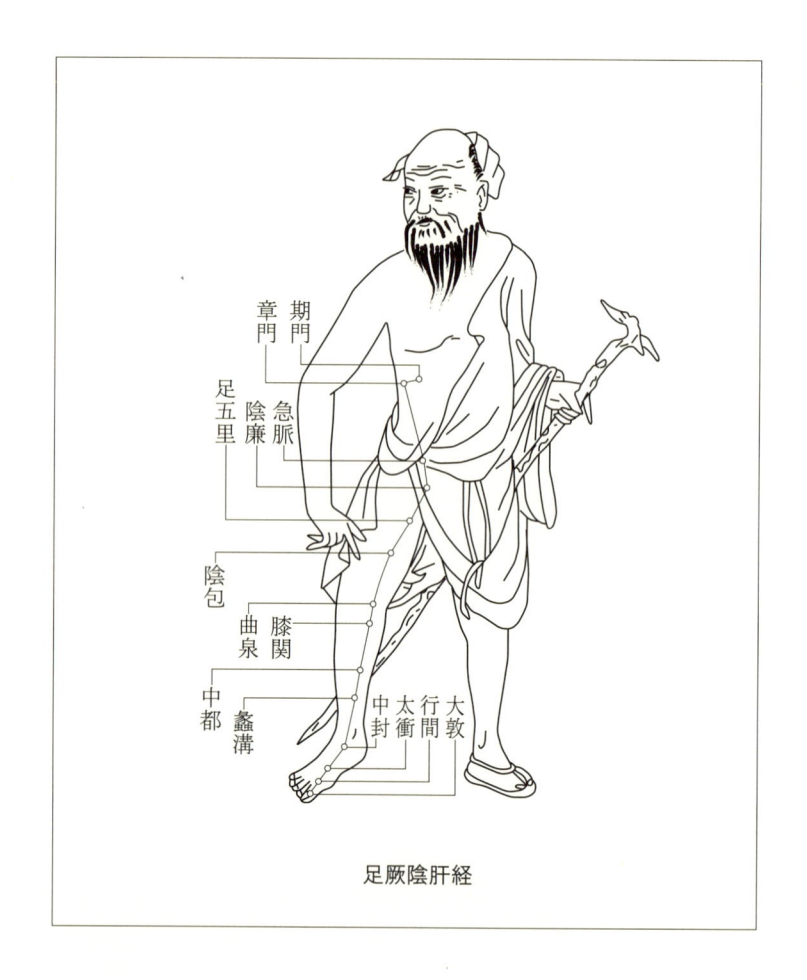

【12】足厥陰肝経

【循行部位】 足の第1趾上の毫毛部から起こり，足背に沿って上へ向かい，内果の前1寸の所を経て，再び上に向かい内果から上8寸の所で足太陰経の後面に交わり出る。膝内側を上行し，大腿内側に沿って行き，陰毛部に入る。陰部を環って小腹に達し，胃の傍らを挟み，肝臓に属し，胆に絡する。再び上に向かい，横隔膜を通過し，脇肋部に分布する。喉の後面に沿って，上へ向かい咽頭部に入り，目系（眼球と脳が連絡する部位）に連絡する。再び上に向かい前額部に出て，督脈と頭頂部で会する。

【目系の支脈】 目系から下へ，頬内に向かい，口唇内を環る。

【肝部の支脈】 肝から分かれ出て，横隔膜を通過し，上に向かって肺に流注し，手太陰肺経と連接する。

【所属穴】 大敦，行間，太衝，中封，蠡溝，中都，膝関，曲泉，陰包，足五里，陰廉，急脈，章門，期門

2　十二経脈の走行および連接の規則性

十二経脈の走行とその連接には，一定の規則性がある。『霊枢』逆順肥痩では，「手の三陰は，臓から手に走り，手の三陽は，手から頭に走る。足の三陽は，頭から足に走り，足の三陰は，足から腹に走る」と述べている。すなわち手の三陰経は胸腔内から手指の末端に向かって走っており，手の三陽経に連接し，手の三陽経は手指末端から頭顔面部に向かって走り，足の三陽経に連接している。また足の三陽経は頭顔面部から足趾の末端に向かって走っており，足の三陰経に連接し，足の三陰経はそこから腹腔または胸腔に向かって走り，手の三陰経に連接している。

また手の三陽経は頭部で終わり，足の三陽経は頭部から起こっている。このように頭部で手足の陽経のすべてが連接することから，「頭は諸陽の会」といわれている。

3　十二経脈の流注順序

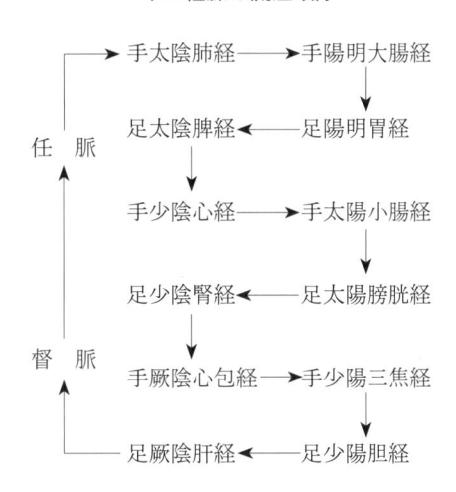

十二経脈は気血の運行を主っている。脈中をめぐっているのが経気であり，脈外に散布しているのが衛気である。したがって営気の運行順序は，十二経脈の気血の流れと同じであると考えてよい。また十二経脈の気血の流注は，督脈と任脈とも通じあっている。その流注関係は右図のようになっている。

十二経脈の流注順序

```
       ┌→ 手太陰肺経 ──→ 手陽明大腸経
       │                      │
  任   │   足太陰脾経 ←── 足陽明胃経
       │       │
  脈   │   手少陰心経 ──→ 手太陽小腸経
       │                      │
       │   足少陰腎経 ←── 足太陽膀胱経
       │       │
  督   │   手厥陰心包経 ──→ 手少陽三焦経
       │                      │
  脈   └── 足厥陰肝経 ←── 足少陽胆経
```

4　十二経脈の気血の量

人体が正常な状態にあるときの十二経脈の気血の量は，それぞれ右の表のように異なっている。

人体の臓腑・経絡は，すべて表裏関係として対応しあっているが，十二経脈の気血の多少もまた表裏で対応しており，それによって相対的な平衡を保持している。すなわち太陽経が多血少気であるのに対し，その裏に相当する少陰経は少血多気である。また少陽経が少血多気であるのに対し，その裏に相当する厥陰経は多血少気となっている。ただし陽明経は後天の本，生化の源なので，気血はともに多いとされている。

十二経脈の気血の量

表	気	血	裏
陽　明	●	●	
	●	○	太　陰
少　陽	●	○	
	○	●	厥　陰
太　陽	○	●	
	●	○	少　陰

●=多い
○=少ない

（例）
陽明経は気血ともに多く，多気多血という。
太陰経は多気少血である。

十二経脈のそれぞれの経脈に気血の量の差があるというこの理論は，針灸臨床における補瀉の根拠にもされている。例えば多気少血の経であれば，気を瀉すのはよいが血を傷ってはならず，陽明経のように多気多血の経は，気血をともに瀉すことができる。

5 十二経脈の標本，根結，気街

【1】標本

十二経絡の標本という考え方は，経絡学説の構成要素のなかでも非常に重要なものである。経絡学説における標本とは，経絡の部位の上下をさす表現であり，四肢を本とし，顔面・体幹を標としている。この標本理論は，治療によく用いられる「上病は下に取り，下病は上に取る」という選穴法の根拠の1つとされている。

十二経脈のすべてに，本部と標部がある。その位置関係を示すと，標部は上にあたる体幹，頭顔面部であり，本部は下にあたる四肢ということになる。標本を具体的に表にする

十二経脈標本表

本		十二経脈	標	
部　位	近位の兪穴		部　位	近位の兪穴
踵の上5寸	跗陽	足太陽膀胱経	命門（目）	睛明
足の竅陰の間	足の竅陰	足少陽胆経	窓籠（耳前）	聴会
厲兌	厲兌	足陽明胃経	人迎・頬下頏顙	人迎
内果の下から上へ2寸の中	交信・復溜	足少陰腎経	背兪と舌下両脈	腎兪・廉泉
行間の上5寸	中封	足厥陰肝経	背兪	肝兪
中封の前面上方3寸の中	三陰交	足太陰脾経	背兪・舌本	脾兪・廉泉
尺骨茎状突起の上方面	養老	手太陽少腸経	命門（目）の上1寸	攢竹
小指と環指の間の2寸	中渚	手少陽三焦経	耳後上角・外眼角	絲竹空
肘窩および別陽に至るところ	曲池	手陽明大腸経	下顎部の上・鉗耳	頭維
寸口の中	太淵	手太陰肺経	脇窩の動脈	天府
豆状骨	神門	手少陰心経	背兪	心兪
手関節内側の上2寸，両筋の間	内関	手厥陰心包経	脇下3寸	天池

と次のようになる。

『霊枢』衛気には,「能く六経の標本を知る者は,天下に惑うことなし」と述べられているが,これは標本の重要性を説いているのである。後世の医家は,経脈の標本理論にたいして内容のいっそうの充実と向上をはかっている。例えば臨床においては根結理論と結合させることにより,上病は下に取る,下病は上に取る,標病は本に取る,本病は標に取るなどの多くの選穴,配穴方法を開発し,経絡学説をさらに豊富なものとしている。

臨床例:頭重感に眼窩部痛を伴うものには,局部取穴を行い,さらに足太陽膀胱経の跗陽穴を取穴する。これは足太陽膀胱経の本は跗陽にあり,標は両目の部位にあるためである。

【2】根結

経脈の根結は,基本的には標本の意義と一致している。根と本,結と標は,ほとんど同義の言葉である。その分布部位をみても,標本の分布と対応して根は四肢末端に集中しており,結は体幹,頭顔面部に分布している。

根結理論では,十二経の気血が流注,交接する重要な部位として四肢末端を特に強調している。四肢末端にある経穴を刺激すると経気を激発しやすく,そのために頭顔面部,体幹,臓腑までの疾病を治療することができるとしている。例えば『針灸聚英』には,「頭面の疾は至陰に針す」という記載があるが,これは太陽経の結が頭面にあり,根が足の小趾にあることをその根拠にしたものである。

足の六経根結表

経脈	根	結
太陽	至陰	命門(目)
陽明	厲兌	顙大(頬)
少陽	竅陰	窓籠(耳)
太陰	隠白	太倉(腹)
少陰	涌泉	廉泉(喉)
厥陰	大敦	玉英(胸)

【3】気街

気街とは経気が集まり,また縦横に通行する通路を示す名称である。全身は胸街・腹街・頭街・脛街の4つに分けられる。『霊枢』動輸では,「四街は気の径路なり」と述べ,胸・腹・頭・脛部は経脈の気血が流れ,集中し,さらに散布する重要な部位であると説明している。

気街と定められた4つの部位には,それぞれ次のような理論的背景がある。まず頭部の気街は脳である。「脳は髄の海」「諸髄は皆脳に属す」といわれているように,脳には精髄の気が集まっていることから,脳は頭の気街とされている。

胸の気街は,胸部と背部の経穴を連絡させている。胸部には五臓の募穴が分布しており,背部には五臓の背兪穴が分布しているが,胸部の気血は気街に沿ってこの兪募穴の間を貫通している。これは兪募配穴法の理論的根拠となっている。

腹部の気街は,腹部の衝脈と背部の肝兪・腎兪・脾兪・胃兪などの背兪穴とを連絡させている。衝脈はまたの名を「血海」ともいい,また「経脈の海」ともいわれるように,多くの経脈と連絡している。なかでも肝・腎・脾・胃経との関係はとくに密接である。

脛部の気街とは，下肢の経脈の気が多く集まっている下腹部の気衝穴の部位のことをいう。

気街のもつ臨床的な意義は，標本あるいは根結とはやや異なっている。標本，根結では，主として四肢の肘と膝以下の経穴が，体幹部や頭顔面部の疾患にたいして治療作用があることを説明している。これに対し気街では，頭部・胸部・腹部・背部の経穴が，全身性の疾患にたいして治療作用があることを説明しているのである。

⑤ 奇経八脈

奇経八脈とは，督脈・任脈・衝脈・帯脈・陰蹻脈・陽蹻脈・陰維脈・陽維脈の総称である。奇経八脈が十二正経と異なる点を表にすると，下表のようになる。

十二正経と奇経八脈

	十二正経	奇経八脈
臓腑との絡属関係	ある	ない
所属する経穴の有無	ある	任脈，督脈以外の経にはない

また奇経の奇は，奇数の奇であり，これは偶数に対する概念である。すなわち奇とは一対になっていないという意味であり，奇経八脈には十二経脈のような陰陽で表裏をなすという配属関係がないことを表している。

1 奇経八脈の循行と作用

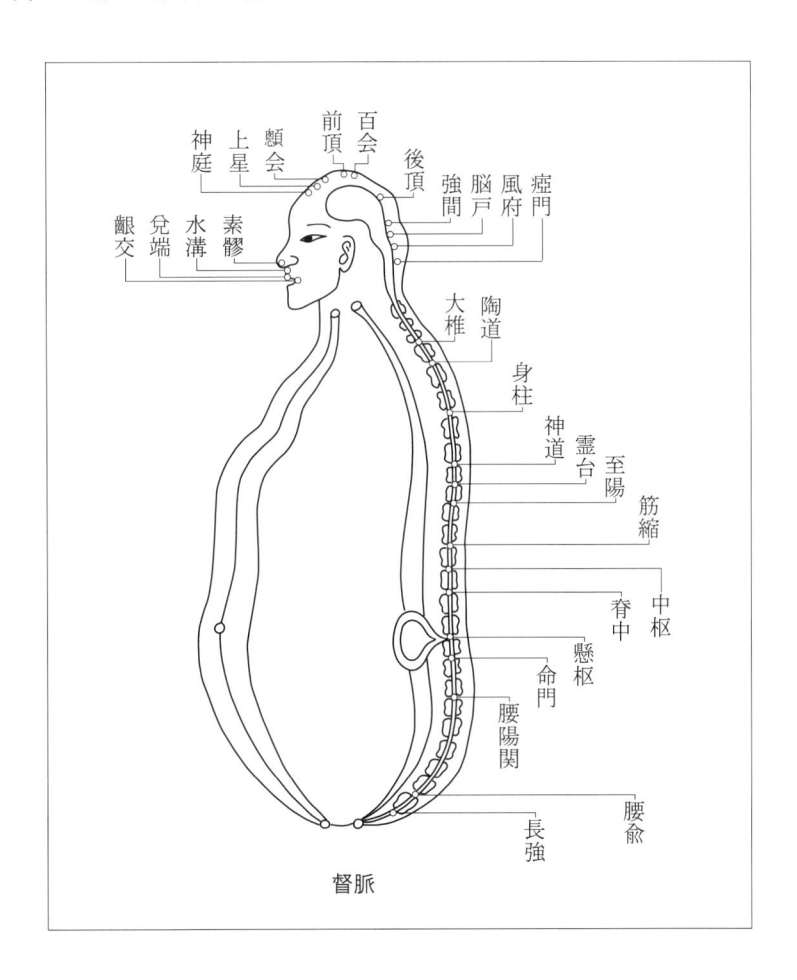

督脈

【1】督脈

【循行部位】 胞中より起こり，下って会陰に出，脊柱の中を上行し，項部の後方の風府穴に至り，頭の中に入り脳を絡う。また項部から頭部の正中線に沿って上り，頭頂部・額部・鼻部・上唇を経て上唇小帯に至る。

【所属穴】 長強，腰兪，腰陽関，命門，懸枢，脊中，中枢，筋縮，至陽，霊台，神道，身柱，陶道，大椎，瘂門，風府，脳戸，強間，後頂，百会，前頂，顖会，上星，神庭，素髎，水溝，兌端，齦交

【基本的な作用】 督には，「総督」「統率」の意味がある。督脈は背部正中を通っており，手足の三陽経および陽維脈と何度も交会して全身の陽経を総督しているので，「陽脈の海」ともいわれている。また督脈は脳・脊髄・腎と密接な関係がある。

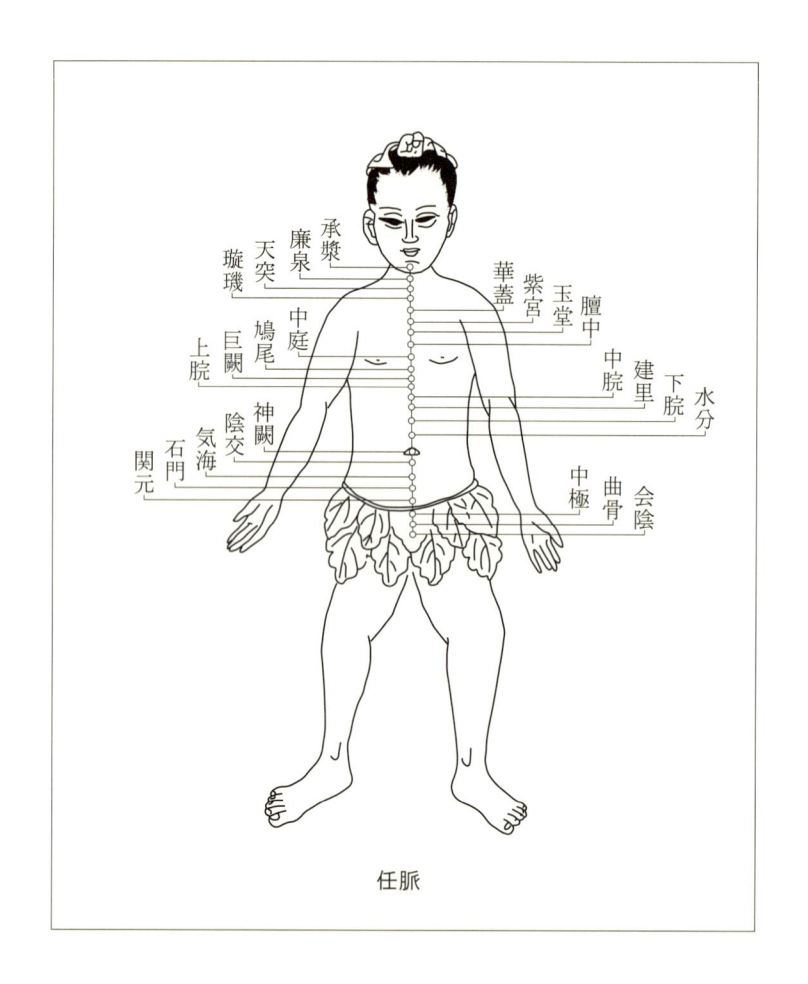

【2】任脈

【循行部位】 胞中より起こり，下って会陰に出，腹部と胸部の正中線に沿って上行し咽喉に至る。さらに上行して下顎に至り，口唇の周囲を巡り，頬部に沿って上り，分かれて眼窩の下に至る。

【所属穴】 会陰，曲骨，中極，関元，石門，気海，陰交，神闕，水分，下脘，建里，中脘，上脘，巨闕，鳩尾，中庭，膻中，玉堂，紫宮，華蓋，璇璣，天突，廉泉，承漿

【基本的な作用】 任には，「担う」「担任する」という意味がある。任脈は腹部正中を通っており，手足の三陰経および陰維脈と何度も交会して全身の陰経を総括しているので，「陰脈の海」ともいわれている。また任は「妊」に通じている。任脈は胞中〔子宮〕から起こり，女性の妊娠と関係があることから，「任は胞胎(ほうたい)を主る」といわれている。

衝脈の図

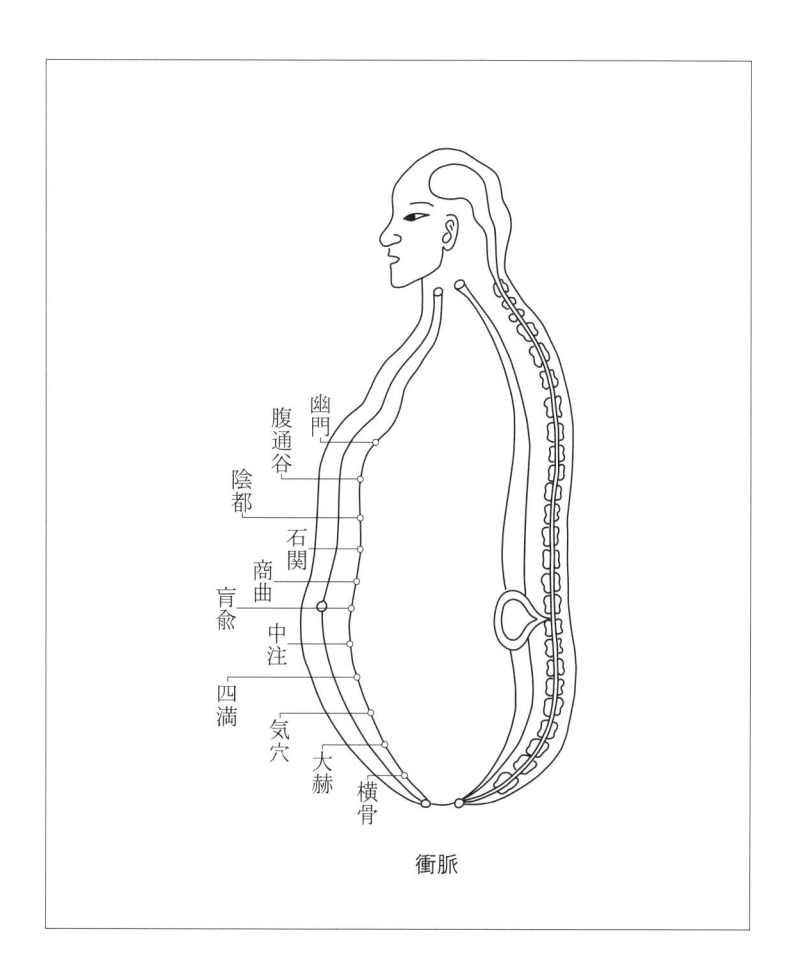

幽門
腹通谷
陰都
石関
商曲
肓兪
中注
四満
気穴
大赫
横骨

衝脈

【3】衝脈

【循行部位】 胞中より起こり，下って会陰に出，脊中内を上行する。体表を行くものは気衝穴より起こり，足少陰腎経と並び上行し，胸部に至ったのち，胸中に散布し，再び上行して喉に至り，口唇の周囲を巡って眼窩の下に至る。

【基本的な作用】 衝には，「要衝」「大切な場所」という意味がある。衝脈は諸経の気血を総括する要衝であり，十二経の気血を調節する作用があるので，「十二経の海」といわれている。さらに衝脈は胞中より起こり，女性の月経と密接な関係がある。

帯脈　五枢　維道

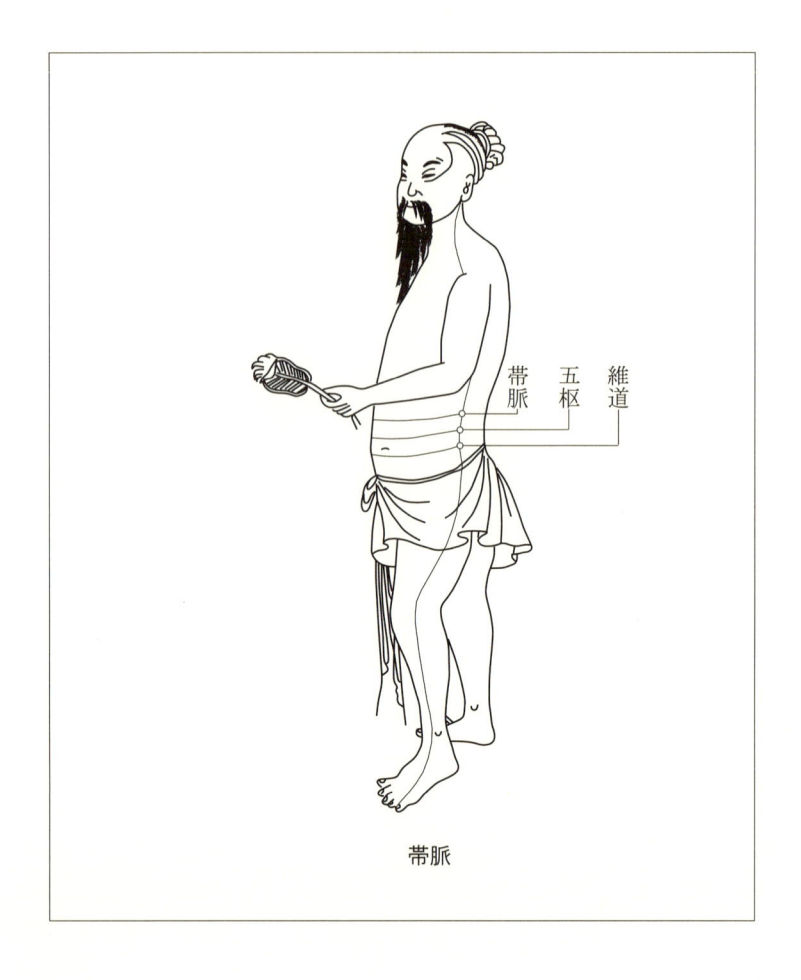

帯脈

【4】帯脈
【循行部位】 季肋部より起こり，斜めに下行して五枢，維道穴に至り，身体を帯のように1周する。

【基本的な作用】 帯脈という名称が示すとおり，帯状に腰腹部の間を巡ることによって，全身を縦走する経脈を束ねる作用がある。

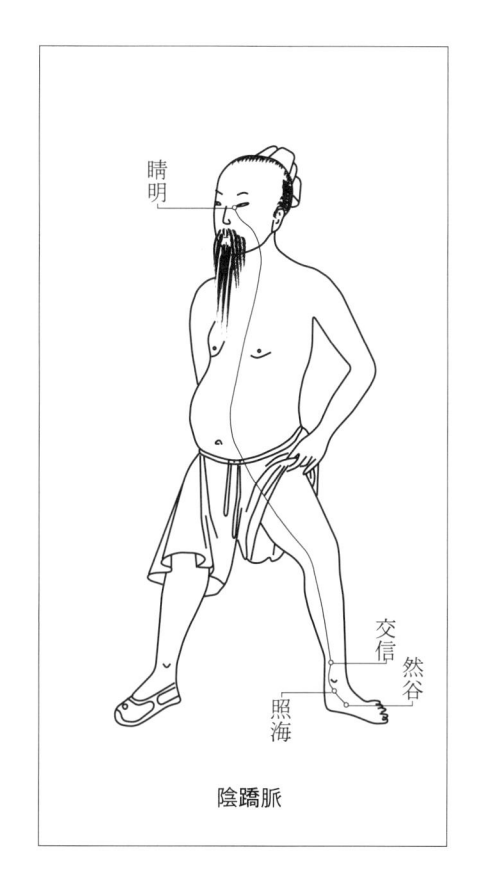

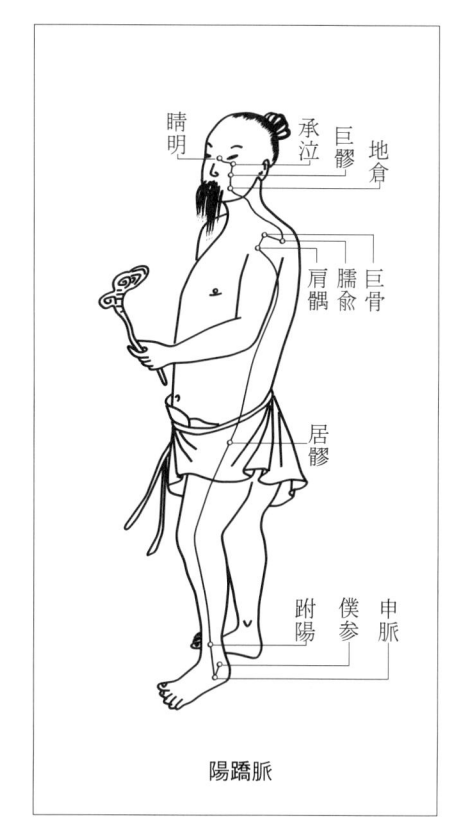

【5】陰蹻脈, 陽蹻脈

【循行部位】陰蹻脈, 陽蹻脈はそれぞれ左右で対をなし, ともに足果の下より起こる。

　　1）陰蹻脈

　　内果の下, 照海穴から分かれ出て, 下肢の内側後方を上行し, 前陰部を経て, 腹部に沿って上行し胸内に入る。欠盆に進入し, さらに上行して人迎の前面に出, 鼻の傍らを通って内眼角に至り, 足太陽経, 陽蹻脈と会合する。

　　2）陽蹻脈

　　外果の下, 申脈から分かれ出て, 下肢外側に沿って上行し, 腹部を経て, 胸部外側後部に沿い, 肩部, 頸部外側を経て, 口角を挟み, 内眼角に至り, 手足の太陽経, 陰蹻脈と会合する。さらに上行して髪際に入り, 下に向かって耳に至り, 項部後方で足少陽胆経と会合する。

【基本的な作用】陰蹻脈, 陽蹻脈は, 目を潤して栄養し, 眼瞼の開閉を主り, また下肢の運動を主っている。

陰維脈

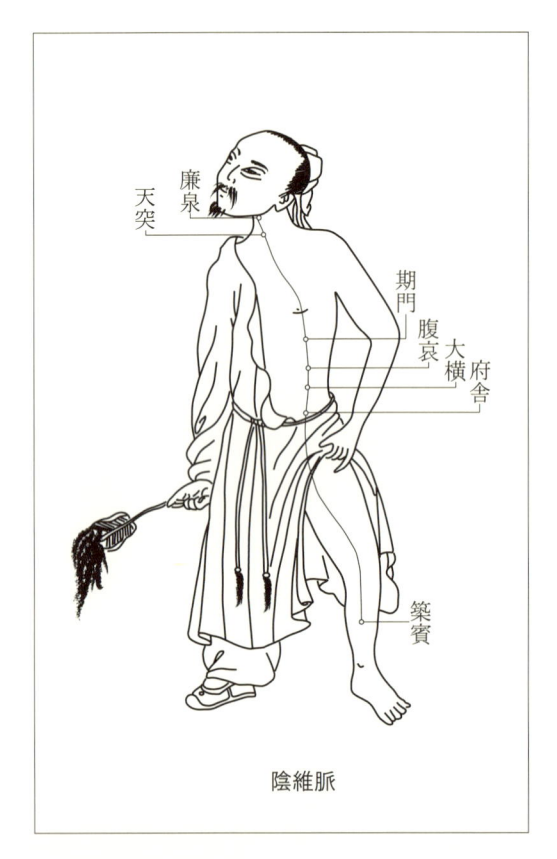

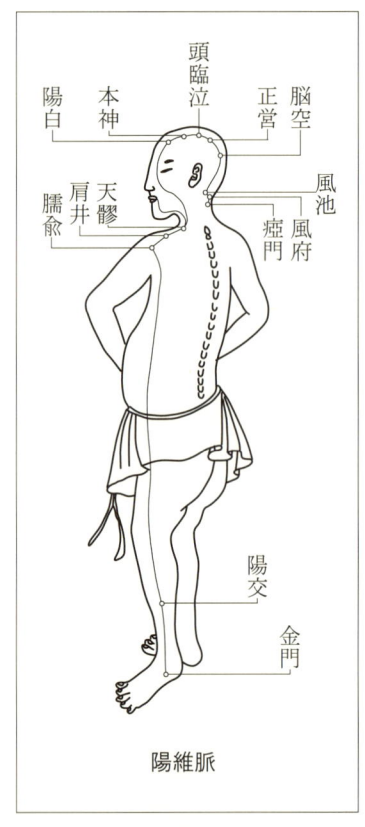

陽維脈

【6】陰維脈,陽維脈
【循行部位】

1）陰維脈

下腿内側で足三陰経が交会する所より起こり,下肢の内側に沿って上行し,腹部に至り,足太陰脾経と同行し,脇部に至り,足厥陰肝経と合し,そののち上行して咽喉に至り,任脈と出会う。

2）陽維脈

外果の下より起こり,足少陽胆経と併行し,下肢外側に沿って上行し,体幹部後外側を経て,腋下後部から肩に上り,頸部,頬部を経て額部に至り,頭側部および項部後面に分布し,督脈と出会う。

【基本的な作用】 維には,「維ぐ」「維持する」という意味がある。陰維脈は全身の陰経を連絡させ,陽維脈は全身の陽経を連絡させる。

2 奇経八脈の総合作用

奇経八脈は，経絡系統のなかで非常に重要な位置を占めている。その役割としては十二経脈，経別，絡脈を広く関連させる作用があり，また全身の気血の盛衰を調節する作用がある。奇経八脈の作用についてまとめると，次のようになる。

【1】疏通，連絡作用

奇経八脈のほとんどは十二経脈から分かれて出ている。その循行・分布の過程でその他の経脈と交会して，経絡間の連係を維持している。その代表的な例は次の通りである。

①陽維脈は各陽経を連絡させ，督脈の風府，瘂門で交会する。
②陰維脈は各陰経を連絡させ，任脈の天突，廉泉で交会する。
③手足三陽経は，督脈の大椎で交会する。
④足三陰経は，任脈の関元，中極で交会する。
⑤督脈，任脈，衝脈は，互いに疏通しあっている。
⑥衝脈はさらに足少陰経，足陽明経とも連絡しており，十二経脈の海ともいわれる。
⑦帯脈は腰腹部を帯状に1周しており，縦走している経脈と連絡している。

このように奇経八脈は，十二経脈とそれに関係のある臓腑にたいして，疏通・連絡させる作用をもっている。

【2】統率，コントロール作用

奇経八脈は，性質や作用が類似している経絡を1つに組み合わせ，さらにそれらを統率しコントロールする作用をもっている。督脈のことを「陽脈の海」といい，任脈のことを「陰脈の海」といい，衝脈のことを「十二経脈の海」または「血海」というが，これらは奇経八脈のもつこの作用を表現したものである。奇経八脈の代表的な作用をあげると，次のようになる。

①督　脈：督脈には諸陽経がすべて集まっている。また腎・脳・脊髄とも密接な関係がある。督脈には，陽気と真元を総督する作用がある。
②任　脈：妊養の作用と，陰経を調節する作用がある。婦人の胎・産・経・帯と陰血とは密接な関係にあり，そのため「任は胞胎を主る」といわれている。
③衝　脈：胞中より起こり，十二経脈，五臓六腑と密接な関係がある。
④帯　脈：諸経を束ねて統括する。
⑤陰蹻脈，陽蹻脈：下肢と体幹の両側の陰陽を調節している。また下肢の内側と外側に分布している陰経と陽経を協調させる作用がある。
⑥陰維脈，陽維脈：陰経と陽経をそれぞれ連絡させている。また陽維脈は全身の表を主り，陰維脈は全身の裏を主っている。

奇経八脈は，このように主として十二経脈をいろいろな角度から組み合わせることにより，十二経脈を統率し，かつコントロールしているのである。

【3】灌漑，調節作用

奇経八脈は十二経脈の間を縦横に交錯して循行している。十二経脈と臓腑の気が旺盛なときには，奇経八脈に蓄えられ，また十二経脈の需要に応じて奇経八脈はこれを灌漑，供給する。このように奇経八脈には，十二経脈の気を調節したり，蓄える作用がある。

『素問』痿論には，「衝脈は経脈の海をなし，肌肉間の穴位に滲灌（しんかん）するを主る」と述べられている。これは衝脈に気血を滲灌（灌漑）する作用があることを説明したものである。また陰維脈と陽維脈には，「諸経を滲灌する」作用があると述べ，これもまた奇経八脈の滲灌，調節作用を説明したものである。

⑥ 十二経別

経別とは，別行する正経である。すなわち十二経脈から別れ出て，胸腹部および頭部を循行する重要な支脈である。

1 十二経別の循行・分布状況

十二経別の循行には，四肢から体腔内に入り，再び体表に出て，多くは頭項部に上行するという一定の規則性がある。十二経別は表裏関係にある2経の結びつきを強め，さらに経脈と臓腑との連絡を強める役割を担っている。

十二経別の多くには，「離・入・出・合」という循行法則がある。

　離：十二経別が同名の正経から別れ出ること。別ともいう。
　入：胸腔，腹腔内に入ること。
　出：胸腔，腹腔内で関連する臓腑に連絡した後，頭項部に上行して体表に出ること。
　合：陽経の経別はもとの陽経に帰り，陰経の経別は表裏関係にある陽経に合すること。

十二経別には，陰陽表裏関係にもとづいて6つの組み合わせがあるが，『内経』ではこれを「六合」と称している。

2 十二経別の作用

十二経別は，表裏関係にある2経の連絡を身体深部において緊密にさせ，十二経脈の循行の不足を補っている。さらに経別には，十二経脈の治療範囲を広げる役割がある。

経別は体腔に深く入りこむことによって，内臓や諸器官の間の連係を強めているので，臨床上の取穴にもしばしば応用されている。

例えば，足陽明胃経は心とは連絡していないが，足陽明経別は上って心に通じている。したがって癲狂・癇証・不眠・多夢といった心経の疾患の多くのものに対しては，足陽明胃経から取穴して治療することが多い。

経別が循行し連絡している部位や器官には十二経脈が循行しておらず，したがって十二経脈の主治の範囲に入らないものが多くある。こうした部位・器官に対しては，経別の循行が治療を可能にするのである。経別は十二経上の経穴の主治範囲を拡大しているといえる。

十二経別六合表

	経別名	離入部	連絡する臓腑器官	出合部	合流経
一合	足太陽経別	膝窩，肛門部	膀胱，腎，心	項	足太陽経
	足少陰経別	膝窩	腎，帯脈，舌本	項	
二合	足少陽経別	大腿上半部，陰毛際	胆，肝，心，咽，目系	下顎，外眼角	足少陽経
	足厥陰経別	足背，陰毛際	足少陽経別と同行する		
三合	足陽明経別	大腿上半部，腹内	胃，脾，心，咽，目系	口，目系	足陽明経
	足太陰経別	大腿上半部	足陽明経別と同行し，舌本を貫く		
四合	手太陽経別	肩関節部，腋窩部	小腸，心		手太陽経
	手少陰経別	腋窩の両筋の間，胸中	心，喉	顔面，内眼角	
五合	手少陽経別	頭頂，鎖骨上窩	三焦，胸中		手少陽経
	手厥陰経別	腋窩の下3寸，胸中	胸中，三焦，喉	耳後，乳様突起物	
六合	手陽明経別	肩髃，頸椎部	大腸，肺，喉	鎖骨上窩	手陽明経
	手太陰経別	腋窩，胸中	肺，大腸，喉	鎖骨上窩，喉	

　例えば承山穴は痔疾患の治療によく用いられている。承山穴が属している足太陽膀胱経は，肛門とは連絡していないが，足太陽経別の1つが尻5寸に下り別れて肛門に入っているために，痔疾患の治療には足太陽膀胱経の承山穴がよく取穴されるのである。

　また十二経脈の循行では，六陽経は頭顔面部に上行しているが，六陰経は足厥陰肝経が頭頂部に達し，手少陰心経の支脈が目系に連絡している他は，頭顔面部に上行していない。しかし臨床においては，頭痛の治療に太淵，列缺のような陰経穴を取穴することがある。これは陰経の経別がすべて陽経に合して頭項部に上行しているからである。

⑦──十二経筋

　十二経筋とは，十二経脈およびそれに関係する絡脈中の気血によって滋養されている筋肉組織のことである。全身の筋肉を十二経脈の分布部位にもとづいて，手足の三陰三陽に分けたものが十二経筋である。

十二経筋の分布部位表

	四　肢	体　幹	頭　部
足太陽経筋	足の第5趾，外果，踵，膝，膝窩	臀部，挾脊，肩髃，缺盆	項，舌本，後頭骨，頭頂，鼻，目上，鼻傍，完骨
足少陽経筋	足の第4趾，外果，膝外側，腓骨，大腿，伏兎	臀部，季肋，腋前側，乳部，缺盆	耳後，額角，頭頂，顎下，鼻傍，外眼角
足陽明経筋	足の第2・3・4趾，足背，膝外側，頸，膝，腓骨，伏兎，大腿	大腿部の大転子部，脇，脊，陰器，腹部，缺盆	頸，口，鼻傍，鼻上，目下，耳前
足太陰経筋	足の第5趾の内側，内果，脛骨内側，陰部，大腿	陰器，腹部，臍，腹中，脇，胸中，脊	
足少陰経筋	足の第5趾の下，内果の下，脛骨内側下縁，陰部	陰器，脊	項，後頭骨
足厥陰経筋	足の第1趾，内果の前，脛，脛骨内側下縁，陰部	陰器	
手太陽経筋	手の小指，手根背部，肘内の鋭骨（上腕骨内側上顆），腋下	肩甲	頸，耳後の完骨，耳中，耳上，顎下，眼角，耳前，額，頭角
手少陽経筋	手の環指，手根背部，肘部先端	肩	頸，下顎角，舌本，耳前，外眼角，頭角
手陽明経筋	手の示指，手根背部，肘部外側，肩髃	肩甲，挾脊	頸，頬，鼻傍，頭角
手太陰経筋	手の母指，魚際の後方，寸口の外側，肘の中，腋下	缺盆，肩髃の前，胸中，膈，季肋	
手少陰経筋	手の小指内側，豆状骨，肘の内側，腋	乳房，胸中，膈，臍	
手厥陰経筋	手の中指，肘の内側，上腕の内側，腋下	季肋の前後，胸中，膈	

1　十二経筋の循行・分布状況

　経筋はすべて四肢末端より起こり，肌肉の豊富な所を経て大関節の周囲に結集している。またいくつかの経筋は，前陰の生殖器の部位に結集している。
　足の三陽経筋は，すべて顔面部に結し，足の三陰経筋は腹部に結している。また手の三陰経筋は胸膈の上下に結し，手の三陽経筋は頭部に結している。十二経筋の循行・分布状況は，上の表のとおりである。

2　十二経筋の作用

　十二経筋は全身に分布しており，四肢百骸をつなぎ，肌肉と関節の正常な屈伸運動を可能にしている。また十二経脈の体表での循行の不足を補う役割も担っている。体腔内に深く入っている経筋もあるが，経筋は臓腑とは直接の絡属関係はない。

　十二経筋の病証の多くは運動系に現れる。例えば筋肉の拘攣，弛緩，強直や痙攣などとして現れる。病証は十二経筋の分布にもとづいて現れるので，「痛をもって腧となす」という原則により，局所取穴を行い治療する。

　また刺法には，分刺〔肌肉に刺す方法〕，恢刺〔筋腱に刺す方法〕，関刺〔関節に刺す方法〕などがあるが，これらはすべて経筋理論を臨床治療に応用したものである。

⑧──十二皮部

　皮部とは，経絡系統の皮膚における部分である。手足の経気は互いに通じており，手足の同名経は上下の別があるものの，皮部の名称は同名であるので，また六経皮部ともいわれている。六経皮部を図に表すと下のようになる。

　十二皮部は，経脈と絡脈を流れる気血によって滋養されている。したがって皮部上に現れる病証は，その皮部と関係のある経絡と密接な関係がある。この皮部理論にもとづいて，臨床上では皮膚針，皮内針，穴位貼布などが行われている。

　皮部は人体の最も浅い部分であり，外邪は皮膚を通じて表から裏へ侵入する。また臓腑

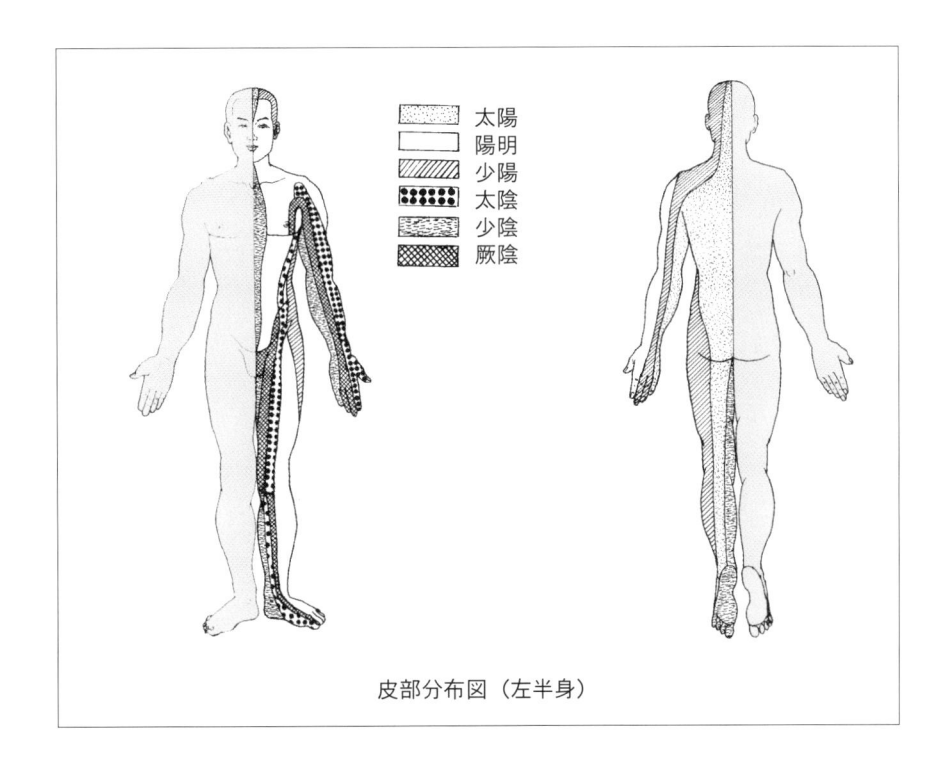

皮部分布図（左半身）

に疾患がある場合には皮部上に反映することがあり，皮膚の色・光沢・丘疹・硬結・感覚異常などの反応として現れる。これらは臨床上，疾病の診断に応用されており，皮部理論を発展させたものである。

⑨ 十五絡脈とその他の絡脈

絡脈は経脈から別れて斜行する支脈であり，そのほとんどは体表に分布している。主要な絡脈は15本あり，十五大絡とか十五絡脈といわれている。十二経脈にはそれぞれ1本の絡脈が別れ出ており，脾には1本の大絡があり，奇経八脈の任督2脈にもそれぞれ1本の絡脈がある。それらを足すと15本となるわけである。

十五絡脈の分布には一定の規則がある。そのうち十二経の絡脈は，関係する経脈の絡穴から別れ出た後，すべて表裏の関係にある経脈に走行している。すなわち陽経の絡脈は，別れてそれと表裏の関係にある陰経に走り，陰経の絡脈は別れてそれと表裏の関係にある陽経に走っている。これにより表裏2経の連絡を強めている。

任脈の絡は，鳩尾から別れ出た後，腹部に下り，腹部の諸陰経の経気を疏通する。督脈

十五絡脈の分布表

絡　脈		名　称	部　位	分　布
手三陰	手太陰の絡	列　缺	手根から1寸半	別れて手陽明に行く
	手厥陰の絡	内　関	手根から2寸	別れて手少陽に行く
	手少陰の絡	通　里	手根から1寸	別れて手太陽に行く
手三陽	手陽明の絡	偏　歴	手根から3寸	別れて手太陰に行く
	手少陽の絡	外　関	手根から2寸	心主（手厥陰）に合す
	手太陽の絡	支　正	手根から5寸	内にはいり手少陰に注ぐ
足三陽	足陽明の絡	豊　隆	外果から8寸	別れて足太陰に行く
	足少陽の絡	光　明	外果から5寸	別れて足厥陰に行く
	足太陽の絡	飛　陽	外果から7寸	別れて足少陰に行く
足三陰	足太陰の絡	公　孫	基節の上方1寸	別れて足陽明に行く
	足厥陰の絡	蠡　溝	内果から5寸	別れて足少陽に行く
	足少陰の絡	大　鐘	内果の後で足跟をめぐる	別れて足太陽に行く
	任脈の絡	尾　翳	剣状突起	下って鳩尾に行き，腹に散る
	督脈の絡	長　強	尾骨の下端	脊を挟み頂を上り，頭上に散る
	脾の大絡	大　包	淵液の下3寸	胸部・側胸部に分布する

の絡は，長強から別れ出た後，背部および頭部に上行し，背部および頭部の諸陽経の経気を疏通する。脾の大絡は大包から別れ出た後，横行して胸脇部に散じる。十五絡脈の分布は，次表のとおりである。

　絡脈の主要な作用は，表裏2経の間の連絡を強めることにある。そこで表裏2経にわたる病証の治療には，絡穴がよく取穴される。この絡脈理論を根拠に，後世の医家は「原絡配穴法」を提起している。例えば手少陰心経の疾患を治療する場合には，本経の原穴である神門を取穴し，さらに手太陽小腸経の絡穴である支正を配穴する。これは臨床上，有効な配穴法の1つである。

　これ以外にも絡脈には，いくつかの大絡と多くの数えきれない小絡がある。小絡のなかでも，皮膚表面に浮いたように見えるものを「浮絡」といい，細かく切れ切れに見えるものを「孫絡」といっている。浮絡と孫絡も絡脈の一部であり，細かくて小さいながらもその気血をめぐらす作用には重要なものがある。また治療の方法として，刺絡抜罐法というものがある。これは針で細い絡脈を出血させて疾病を治療する方法である。

> [復習のポイント]
> 1) 経絡の概念および経絡系統の構成を説明できる。
> 2) 経絡系統の主な作用について説明できる。
> 3) 十二経脈の循行部位について熟知する。
> 4) 奇経八脈の循行と作用について熟知する。
> 5) 経別，経筋，皮部の循行・分布を知り，その生理作用について説明できる。

【第4章】
中医学の病因病機

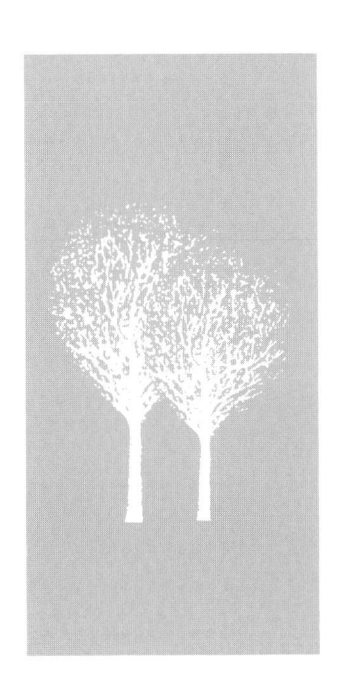

［学習のポイント］

❶──各種病因の性質と，それによる発病の特徴との関係を理解する。
❷──いろいろな素因がどのように影響しあって，どのように発病するかを理解する。
❸──経絡病機と臓腑病機の基本概念を理解する。
❹──臓腑病機については，その病理メカニズムと変化法則を理解し，さらにそれぞれに現れる症状のメカニズムについて理解する。

中医学では人体の各臓腑・組織間および人体と外的環境は，互いに対立しながら，同時に統一されていると考えている。両者の間にはたえず矛盾が生じては，その都度解決するという関係がある。そうしたなかで相対的なバランスが維持され，人体の正常な生理活動が保たれているのである。この相対的な平衡状態が何らかの原因によって失調し，自己調節により回復することができなくなると疾病が発生する。

病因とは，人体に疾病をおこす原因のことである。中医学でいう病因の範囲はとても広く，内容も豊富である。例をあげると気候の異常・疫癘の伝染・情志の刺激・飲食労倦・過重などによる内傷，切傷などの外傷・傷害などがある。また臓腑気血の機能失調によって生じた病理的な異物，例えば痰飲，気滞，瘀血なども発病因子となりうる。

これらの発病因子の性質や特徴について熟知するならば，疾病の発生のメカニズムを解明することができる。

病機とは，疾病の発生・進行およびその変化の内在的なメカニズムのことをいう。また病機は病理ということもできる。疾病は多種多様で，しかも常に変化するものであり，そのメカニズムは複雑である。それぞれの疾病，また疾病の進行における各段階それぞれに，固有の病理的特徴がある。しかしそれらの病理的特徴を総合的に分析すると，いかなる疾病の発生メカニズムも中医学における主要病機，すなわち「邪正盛衰」「陰陽失調」「気血失調」「臓腑経絡機能の乱れ」としてとらえることができる。上記のような病理変化の法則を把握すれば，疾病を正しく認識・分析することが可能となるのである。

第1節 ● 病　因

　中医の病因学説は長期にわたる臨床の観察を基礎とし,「審証求因」〔病因弁証のこと〕という方法を用い，これを総括しながら形成されてきた。同学説は主に疾病の臨床所見にもとづき，これに自然界の変化法則を組み合わせて各種の発病因子の性質とその特徴を探るものである。

　古代の医家は発病因子を外因・内因・不内外因の3つに大きく分類しているが，これらはさらに次の図のように外感と内傷の2つに大別することができる。

外感と内傷

分　類	外　　感	内　　傷
感邪ルート	邪は外より入る 表より裏へ入る	臓腑が先に損傷し， 病は内よりおこる
疾病の性質	多くは有余（実）である	多くは不足（虚）である
治療原則	外を治し，病邪を取り除く	内を整え，臓腑を調和させ， 正気を養う
病因の範囲	六淫など	七情，飲食，労傷など

　中医学の病因認識の特徴は，症状を主な手がかりとして病因を解明することにある。例えば遊走不定〔病位が一定しない〕という特徴をもつ疾病の病因は，風邪と関係が深いと推測することができる。つまり，遊走性の全身の痛みや痒みの症状が，一定のところにとどまらず変動する自然界の風の特徴と一致するのである。そのため，「散風去邪」という方法で治療し症状を軽減あるいは消失させる。これがすなわち「審証求因」の方法である。

①── 六淫

　六淫とは，風・寒・暑・湿・燥・火の6種類の外感病邪の総称である。
　元来，風・寒・暑・湿・燥・火は自然界の6種の異なった気候変化を指すものであり，「六気」と称されている。これらには万物を育くむ働きがあり，人体に対しては無害である。
　しかし，六気に異常（例：過剰，不足，あるいは時期に反して出現など）がおこり，人体の適応力をこえたときなどには，六気は発病因子となり疾病を引き起こす要因となる。人体自身の抵抗力が落ちているときも同様である。こうした状況においては，六気は「六

淫」，または「六邪」となり，外感病の主な発病因子となる。そのため，「外感六淫」ともいわれる。

六淫による発病には，一般には以下の特徴がある。

1．六淫による病の多くは，季節・時間・居住地・環境と関係がある。例えば春季は風がよく吹くので，風病が多発しやすく，夏季は暑くなるので暑病が多い。長夏は湿が盛んとなるので湿病が多く，秋季は乾燥しやすいので燥病が多い。冬季は寒くなるので寒病がおこりやすい。また長く湿地にいると湿病を患いやすいし，高温のところで作業をしていると，燥熱の病にかかりやすいなどである。

2．六淫の邪は単独で人体を侵すこともあれば，2種類以上の邪が同時に人体を襲うこともある。（例：風寒・湿熱・風寒湿など）

3．六淫の邪は疾病の進行過程で互いに影響しあい，一定の条件下では互いに転化する。（例：寒邪が裏に入ると熱化することがあり，暑湿は長期化すると燥や火に変化することがある）

4．六淫による感邪ルートの多くは，皮毛あるいは口鼻からの侵入である。皮毛と口鼻から同時に邪を受けることもある。

中医学の病因には，外邪ではなく，臓腑・組織・器官の機能失調によりおこる病理変化もある。この場合の病証は風・寒・湿・燥・火諸邪が引き起こした病理変化と類似することがあるが，本質的には外感六淫とは明らかな違いがある。これらは「内生五邪」と呼称される。内容については「臓腑病機」のところで紹介する。

以下に六淫の性質と発病の特徴について述べる。

【1】風

風は春季の主気であるが，これは年間（四季）を通して現れる。外感疾病は，風邪によりおこるものが最も多い。また風邪はそのほかの病邪と一緒に人体に侵入することが多い。風邪の多くは皮毛より人体に侵入したのち，営衛を不通にし，外風の病証を発生させる。

●風邪の性質と発病の特徴

1．風は陽邪，その性は開泄，上部を侵しやすい

風邪はよく動き，一定の場所に固定しない。その特性は，昇発・外泄である。風邪が人体に侵入して衛気不固となると，皮膚腠理が開泄し，悪風・汗が出るなどの症状が現れる。

また風は陽邪で，上行しやすい特性があるため，人体の上部に症状が現れやすい。したがって風邪による病には，頭痛・鼻づまり・咽喉部の痒みや痛み・眼瞼および顔面の浮腫などの症状が現れやすい。

2．風は善くめぐり数々変ず

風邪による病の多くは，部位的にも時間的にも症状が固定していない。すなわち部位も

遊走不定で，時間的にもときに現れ，ときに隠れるといった特徴がある。

そのほか，風邪の侵入を受けた場合には，発病が急であり，変化が速く，容易に他の病変へ転化するという特徴がある。

3．風は百病の長

風邪は六淫のなかでも主な発病因子であり，寒・湿・燥・熱などの邪は風邪と合併して人体を犯すことが多い。すなわち風寒・風湿・風燥・風熱などの邪となって人体を犯す。このように風邪は，外感発病の先導者であるといえる。

4．風は動きやすい

風邪は動きやすいという特徴があることから，風邪が病をもたらしたときには，肢体に異常運動や強直がよく現れる。例えば四肢の痙攣・拘攣・角弓反張・口眼喎斜・破傷風・面癱(めんたん)（顔面マヒ）などである。

【2】寒

寒は冬季の主気である。冬の気候は寒冷であり，気温が急に下がり寒邪が人体に侵入しやすくなる。薄着により寒邪を受けることもある。また冬以外の季節でも雨に濡れたり，労働して汗をかいた後に冷えると寒邪を受けやすくなる。

寒邪を受けると外寒病証を引き起こす。寒邪が散らず，長期にわたって人体に影響をおよぼして陽気を損傷すると，内寒病証となる。

◉寒邪の性質と発病の特徴

1．寒は陰邪，陽気を損傷しやすい

寒は陰邪である。寒が盛んになると相対的に陽気は衰え，体内の陰陽のバランスがくずれる。陽気が損なわれて，温煦(おんく)作用と気化作用が失調すると，寒邪を外へ追い出すことができなくなる。また寒邪が鬱滞すると，悪寒・悪風などの症状が現れる。

寒邪が臓腑に直中(じきちゅう)することもある。例えば脾胃に直中して脾胃の陽気が損なわれると，脘腹(かんぷく)〔上腹部〕冷痛・嘔吐・腹瀉〔下痢〕がおこる。心腎に直中すると，心腎陽衰，温運無力となり，精神萎靡・寒がり・四肢の冷え・下痢〔未消化物〕・脈微細などの症状が現れる。

2．寒の凝滞性

寒邪には，人体の気血・津液を凝集させ，滞らせて，そのスムーズな流れを失調させるという病理的特徴がある。

陰寒の邪が人体に侵入すると，陽気の温煦(おんく)作用と推動作用が抑えられる。そのために経脈の気血が凝滞し，スムーズに流れなくなるのである。これは中医学では「通ぜざれば痛む」といわれる状態であり，これにより多くの疼痛症状がおこる。

3．寒の収引性

収引とは，収縮・牽引という意味である。寒邪が侵入して体内の気機が収斂(しゅうれん)すると，経絡や筋脈が収縮・拘急をおこす。

寒邪が肌表を侵すと，毛竅・腠理は収縮して，無汗となる。衛気が寒邪と抗争すると悪寒・発熱などの症状が現れる。

また寒邪が血脈に留まると，気血が凝滞し，血脈が拘攣して頭部や身体の疼痛・脈緊などの症状が現れる。

さらに，寒邪が経絡・関節・筋脈に留まると，四肢の屈伸不利あるいは厥冷〔四肢の冷え〕などの症状が現れる。

【3】暑

暑は夏季の主気であり，火熱の気から生じるものである。暑邪は盛夏（夏の盛り）だけにみられる。

●暑邪の性質と発病の特徴

1．暑は陽邪，その性は炎熱

暑は盛夏の時期に，火熱の気から生じるものである。暑は陽邪であり，炎熱という特性がある。暑邪によりおこる病には，高熱・顔面紅潮・大汗・煩渇・脈洪数大など，火熱が盛んであるためにおこる症状が多くみられる。

2．その性は昇散，気・津を損傷しやすい

暑は陽熱の邪であり，昇散という特性がある。これが作用して腠理が開くと汗が多く出る。汗が出すぎると津液を消耗する。以上により気が津液とともに外泄して気津両傷になると，口渇・喜飲・尿量の減少・息切れ・脱力感などの症状が現れる。

また暑邪が心包に侵入すると，突然の昏倒・人事不省・四肢の痙攣などの症状が現れる。

3．湿邪をともないやすい

夏季の気候は温度，湿度ともに高い。人体が暑邪を受けるときには，しばしば湿邪をともなう。したがって四肢の倦怠感・胸脘満悶・嘔悪・下痢などの湿阻（湿の停滞）による症状が現れる。

【4】湿

湿は長夏の主気である。長夏は夏と秋をつなぐ時期であり，湿気が最も盛んな季節である。湿気の多い気候，また雨に濡れたり長いあいだ湿ったところにいることは，湿邪が人体に侵入する原因となる。湿邪はしばしば脾の運化機能に影響をおよぼし，湿濁内生を引き起こす。

●湿邪の性質と発病の特徴

1．湿は陰邪，気機を阻害しやすく脾胃の陽気を損傷しやすい

湿は水の性質をもち，陰邪である。湿邪が臓腑経絡に滞ると気機を阻害しやすく，胸悶・胃のつかえ・すっきりと排便しない・小便短少〔尿量の減少〕などの症状が現れる。

湿邪が脾陽に影響を与えると，脾陽不振・運化無力となり，水湿が停滞して，腹瀉

〔下痢〕・尿量の減少・腹水・水腫などの症状が生じる。

2．湿の重濁性

重濁の「重」とは，字の通り感覚的な重さを表している。湿邪が肌表より侵入して陽気を阻滞させると，頭や身体が重い・四肢がだるいといった症状が現れる。また湿邪が経絡・関節に滞ると，気血の流れが悪くなり肌膚不仁〔不仁とは感覚がなくなること〕・関節疼痛・沈重などの症状が現れる。

重濁の「濁」もまた，字の通り汚く不潔という意味がある。中医学では排泄物と分泌物が汚く異常であることを指す。濁の状態になると，目やにが多い・大便溏泄あるいは粘液便・膿血便・小便混濁・女性の帯下黄白・湿疹などの症状が現れる。

3．湿の粘滞性

湿には粘膩〔ねっとり粘りがあること〕，停滞という性質がある。湿邪には粘滞性があるため，排泄や分泌がスムーズに行われない。また停滞性のために湿邪による病の多くは治りにくく，経過も長引き，くりかえし再発をみることがある（例：湿温・湿疹・湿痹など）。そのほか，湿邪はまた気機の阻滞を引き起こす。

4．下降しやすく，下部を侵しやすい

湿には水の流れのように，下へ向かう，下に注ぐ〔下注〕という特徴がある。そのため湿邪は人体の下部を侵すことが多い。例えば水腫など下肢に現れる例が非常に多い。また淋症・帯下・脚気・下痢なども，湿邪下注によっておこる場合が多い。

【5】燥

燥は秋季の主気である。燥邪には，口鼻から入り肺衛を犯すという特徴がある。燥邪は温燥と涼燥の2種類に分けられる。初秋には夏熱の余気がまだ残っており，これに燥が加わると温燥となる。また晩秋には冬の寒気が近づき，これに燥が加わると涼燥となる。

●燥邪の性質と発病の特徴

1．乾燥性があり，津液を損傷しやすい

燥邪は人体の津液を最も消耗させやすい。燥病が生じると口や鼻の乾き・口渇喜飲・皮膚の乾きなどが現れる。さまざまな部位に亀裂が生じたり，毛髪に潤いがなくなったり，皮膚がかさつくこともある。

2．肺を損傷しやすい

肺はデリケートな臓（嬌臓）であり，潤を喜び，燥を悪むという特徴がある。また肺は気を主り，呼吸を主り，鼻に開竅している。燥邪が体内に侵入する場合は，多くは口や鼻から入り，肺を犯しやすい。これにより肺気不宣や，肺津損耗になると，咳嗽・少痰あるいは粘っこい膠痰となり，痰を吐き出すのが困難になる。また痰に血が混じったり，喘息・胸痛などがおこることもある。

【6】火（熱）

　火熱は陽が盛んになると生じる。厳密にいうと火と熱とは異なるものである。一般にいう熱邪は外淫のものが多く，これには風熱・暑熱・湿熱などがある。一方，火は一般には内生の火邪のことであり，これには心火・肝火・胆火などがある。また風・寒・湿・燥などの外邪が長期にわたって体内に鬱していると，これらが変化して火となることもある。外邪が変化して火となったものは「五気化火」と称されている。また喜・怒・思・悲・恐などの情緒が過剰になると火が生じることもある。これは「五志化火」と称されている。これらの内容については，後で詳しく述べる。火と熱は共通した性質と発病の特徴をもつので，一般には区別せずに論じられる。

●火熱の性質と発病の特徴

1．火熱は陽邪，その性は炎上

　火熱は陽邪であり，陽にはあわただしく動き上へ向かう特徴があり，「炎上」する性があるといわれている。そのため火熱による病には，高熱・煩渇・顔面紅潮・目の充血・発汗・脈洪数などの症状が現れやすい。

　火の炎上という性によって，神明に上擾〔上部をかき乱すこと〕すると，心煩・不眠・狂躁・妄動・神昏・譫語などの症状が現れる。

　また火熱が炎上すると，目の充血・口苦・歯齦腫痛・口舌のびらんなど，人体上部に火熱による症状が現れる。

2．気と津液を損傷しやすい

　火熱の邪は，人体の陰津を最も消耗しやすい。そのため火熱の邪を受けると咽頭の乾きや唇の乾きがおこり，口渇喜飲・尿赤短少〔尿の色が非常に濃くなり尿量が減少すること〕・大便秘結などの津液損傷による症状が現れやすい。また火熱の邪は元気を消耗しやすいので，これを受けると倦怠・懶言・精神疲労・脱力感などの気の消耗による症状をきたすことが多い。

3．生風，動血しやすい

　火熱の邪が肝陰を消耗させ，筋脈が陰精の濡養を受けられなくなると肝風が生じる。これを「熱極生風」という。この場合，高熱・昏迷・譫語・四肢の痙攣・頸項部の強直・角弓反張などが症状として現れる。

　また火熱の邪が脈絡を損傷すると，吐血・咳血・衄血〔鼻出血〕・血尿・血便・皮膚出血あるいは斑疹および女性の月経過多・崩漏〔不正性器出血〕などの出血病症が生じる。

4．癰腫・瘡瘍の形成

　火熱の邪が深く血分に入り，一定の局所に集まり，血肉を腐食すると癰腫〔急性化膿性疾患〕・瘡瘍がおこる。瘡瘍がおこったときに現れる局所の紅潮・腫脹・熱痛は，火熱によるものが多い。

六淫の性質と発病の特徴のまとめ

六　淫	性質と発病の特徴
風	陽邪，性は開泄，上部を侵しやすい 善くめぐり数々変ず，百病の長，外感病の先導者 動きやすい
寒	陰邪，陽気を損傷しやすい，性は凝滞，収引
暑	陽邪，性は炎熱，性は昇散で津・気を損傷しやすい 湿邪を伴いやすい
湿	陰邪，気機，脾陽を損傷しやすい，性は重濁，粘滞 下降しやすく，下部を侵しやすい
燥	陽邪*，性は乾燥，津液を損傷しやすい，肺を損傷しやすい
火（熱）	陽邪，性は炎上，気・津を損傷しやすい 生風・動血しやすい，腫瘍を形成しやすい

＊　これには異論もある

付：疫癘（えきれい）

疫癘もまた外来の発病因子の1つである。しかし六淫よりも，強力な伝染性と流行性をもっている。古代文献の記載によると，疫癘はまた瘟疫（おんえき），疫気，疫毒，戾気（れいき），疫邪，異気，毒気，乖戾（かいれい）の気などともいわれている。

疫癘の発病は急で症状も重篤であり，伝染性が強く流行しやすいという特徴がある。

疫癘の多くは，空気・水・食物・汚染物などを通して，口や鼻から人体に侵入し，発病因子となる。

疫癘は散在して発生するだけでなく，広い範囲で流行することもある。

疫癘による疾病には，大頭瘟（だいとうおん）〔顔面丹毒〕・蝦蟆瘟（がまおん）〔耳下腺炎〕・白喉（はくこう）〔ジフテリア〕・爛喉丹痧（らんこうたんさ）〔猩紅熱〕・天花〔天然痘〕・霍乱（かくらん）〔コレラ〕・疫痢・鼠疫（そえき）〔ペスト〕などがある。疫癘の発生と流行は，気候の異常，自然災害，環境および衛生状況，流行対策の適否などと密接な関係がある。

② 七情

七情とは喜・怒・憂・思・悲・恐・驚の7種類の情志〔感情〕の変動のことである。

元来，七情とは外界事物に対する情緒反応のことであり，通常は発病因子にはならない。しかし突然強い精神的な刺激を受けたり，長期にわたって一定の精神的刺激を受け続け，生理的に調節し得る許容範囲をこえてしまうと，臓腑気血の機能失調が引き起こされる。このとき七情は発病因子となり，疾病を発生させる。

七情は内傷疾病の主な病因であることが多く，「内傷七情」ともいわれている。

七情の発病の特徴のまとめ

七情	損傷する臓腑	気機の乱れ	発病メカニズム
喜	心	緩	血脈が弛緩し，心気が緩む
怒	肝	上	肝気が過度に昇発し，血は気に随って逆行する
思	脾	結	運化無力となり，気機が阻滞する
悲 憂	肺	消	肺気が弱まり，意気が消沈する
恐	腎	下	腎気不固により，気が下に陥る
驚	腎	乱	腎が志を蔵さず，神のよりどころがなくなる

　人の情志活動と臓腑気血の機能には，深いつながりがある。五臓の精気は各種の情志活動の基礎となる物質であるが，過度の情志刺激はこれに悪影響を与える。そのため，五臓の失調をもたらすのである。
例：心は喜を主るが，喜びすぎると心を損傷する。
　　肝は怒を主るが，怒りすぎると肝を損傷する。
　　脾は思を主るが，思いすぎると脾を損傷する。
　　肺は悲憂を主るが，悲しみ憂いすぎると肺を損傷する。
　　腎は驚恐を主るが，驚き恐れすぎると腎を損傷する。
　七情は各臓を損傷させるが，そのなかでも心・肝・脾の三臓を損傷させやすい。とりわけ心の病証が多くみられる。これは心が神志を主る五臓六腑の大主であり，精神情志の変化はまず心の機能に影響をおよぼして，各臓腑に波及していくからである。
　情志が損傷されると，気血の機能と気機の昇降に異常が起こる。臨床上，以下の状況がよくみられる。

【1】怒 ── 気上る
　怒りすぎると肝の疏泄機能に異常が生じ，肝気が横逆して上衝する。また血が気に随って逆行し，昏厥(こんけつ)をおこすこともある。昏厥とは，突然倒れて，四肢が厥冷〔冷えること〕し，意識不明，人事不省におちいる証候のことである。

【2】喜 ── 気緩む
　喜びすぎると心気が緩み，神が心に舎れなくなるため，精神を1つに集中できなくなる。ひどくなると失神や狂乱などの意識の異常がおこる。

【3】悲（憂）──気消える
　悲しみすぎると肺気が弱まり意気消沈するようになる。

【4】恐 ── 気下る

恐れすぎると腎気不固になり、気が下に泄して（もれて）二便の失禁がおこる。

【5】驚 ── 気乱れる

突然驚くと心神のよりどころがなくなり、驚き慌ててどうしてよいかわからない混乱状態になる。

【6】思 ── 気結(けっ)す

思慮しすぎると気機を鬱結させ、心を傷(いた)め脾を損なう。心神が消耗すると心悸・不眠・多夢・健忘が現れる。脾気を損傷すると運化機能が弱まり脘腹〔上腹部〕脹満・食欲不振が現れる。

このように過度の情志変化は、臓腑気血の機能に変化をおよぼす。逆に臓腑気血の機能が失調すると、情志の変化をひきおこしやすくなり、こうした情志の変化がさらに人体に悪影響を与え、病状を悪化させるという悪循環を形成する。このような疾病の治療には、精神の保養にとくに注意をはらう必要がある。すなわち情志〔情緒〕の障害をとりさり、精神的刺激を除去して、患者に病にうち勝つ決心と信念を持たせ、早期回復をはかるように努めるのである。

③ ── 飲食と労逸(ろういつ)

飲食・労働・休息は、人間が生存し健康を維持していくうえでの基本的条件である。暴飲暴食・過度の労働・無休状態などは発病因子になる。適量の飲食・適度の労働と休息を行っていると疾病にかかりにくい。またこれらは体質強化や生理機能、健康の維持という面でも不可欠である。

【1】飲食失節

脾は運化を主り、胃は受納を主っている。そのため飲食の失節はまず脾胃を損傷する。さらに脾胃の損傷は他の臓腑や組織器官に影響を与える。飲食の失節には次の3つがある。

1．飢飽失常

これには飢餓と過食の2つがある。

飢餓状態になると、栄養失調・気血不足・正気不足・抵抗力の低下がおこり、さまざまな病を引き起こす。

過食とは、食物摂取量や食事の回数が多すぎることを指す。このために脾胃の負担が増大すると、水穀が停滞し、食積や食滞を引き起こす。これらの疾病は乳幼児によくみられる。食積・食滞による消化不良はしばしば「疳積」を引き起こし、煩躁・よく泣く・脘腹脹満・顔色が黄色くなる・肌肉が痩せる・手足心熱などの症状が現れやすくなる。

また、油っこい物や甘い物を過食すると熱や火が生じやすい。これが悪化すると癰瘡(ようそう)・

腫毒などの熱毒病証を引き起こす。

2．飲食不潔

不潔な食物を摂取したり，あるいは誤って毒物を食すると，消化器疾患・食中毒・寄生虫病がおこりやすい。消化器疾患には腹痛・嘔吐・下痢などの脾胃の症候が現れる。

3．偏食

偏食をすると，栄養素のバランスがとれず陰陽失調をまねき，疾病を引き起こす。

味覚的には，酸味は肝，苦味は心，甘味は脾，辛味は肺，鹹味（かんみ）は腎と密接な関係にある。長期にわたり食生活が一定の味覚に偏ると，臓腑に偏盛・偏衰が現れ，疾病を引き起こす。臨床上よくみられるものとしては，くる病・夜盲症・癭瘤〔難治性の腫れもの〕・瘡瘍（そうよう）および消渇（しょうかつ）〔糖尿病〕などの病証がある。

また偏食によって生じる病としては，まず冷たい物や生ものを好んで食べると，脾陽を損傷して寒湿が内生しやすく，腹痛・泄瀉〔下痢〕がおこる。一方辛くて熱いものを食べすぎると，胃腸に熱がこもりやすく，脘腹脹満・口渇欲飲・便秘・痔瘡下血などがおこりやすい。

飲食が適切であるということは，平素から偏食をせず適度な食事量を保ち，病気のときは制限を守るとともに，食物と食器類の衛生に注意するということである。このようにすれば病が口から入るのを防ぐことができ，同時に体質も頑強になり，病気にうち勝つ体力を養うことができる。

【2】労逸

適度の労働や運動は体質を強化する。また十分な休養は疲労をとりのぞき，体力を回復させる。

一方，過労や怠惰な生活は発病因子となる。過労は，体力・脳力・房事の3方面に大別される。

1．労力過度

過激なあるいは長期間の肉体労働により，疲れがたまり気血を消耗すると，精神疲労・消痩などの症状が現れる。

2．心労過度

過度の思慮は，心脾を損傷し心血を損傷する。そのために心神失養となると，心悸・不眠・多夢がおこり，脾気を損傷すると，腹脹・食欲不振・泥状便がおこる。

3．房事過度

房事に節制がないと，腎精を消耗する。腎精が不足すると腰膝酸軟〔だるさ，軟弱化〕・眩暈・耳鳴り・精神萎靡が現れる。また男子では遺精・早泄，女子では閉経・帯下が現れる。

4．安逸過度

長期にわたり運動不足の状態が続くと，気血の流れが悪くなり，脾胃の機能も衰える。これは過度の安逸によるものとされる。この場合，食欲減退・無力感・肢体軟弱・精神不振・動くと心悸・気喘がおこり，さらに多くの疾病を引き起こすことになる。

④ 外傷

　外傷因子としては，打撲・捻挫・骨折・切り傷・虫ささされ・火傷・凍傷などがある。外傷後は体内に瘀血が停滞しやすいという特徴がある。

⑤ 痰飲と瘀血

　痰飲と瘀血は，臓腑の機能が失調して体内に生じる病理産物である。これらの病理産物が形成されると，直接または間接的に臓腑や組織に作用して多くの病証を引き起こす。そのため，これらもまた病因の1つとされる。

【1】痰飲

　痰飲は肺脾腎の3臓の機能が失調したために，水液代謝に障害がおこって生じる病理的な産物である。

　粘稠なものを痰，水様のものを飲といい，一般にはあわせて痰飲と称している。痰には，有形のものと無形のものがある。有形の痰とは気道から喀出される痰のことである。無形の痰とは，臓腑経絡中に停滞している痰のことを指す。瘰癧*1・痰核*2・流注*3・梅核気*4などの病証は，痰邪によっておこる。中医学では原因不明の病は痰邪により生じることが多いと考えており，「怪病多痰」といわれている。

　飲邪は水液が停滞する部位と証候の差異にもとづき，痰飲・懸飲・溢飲・支飲の四飲に分けられている。腸間に停滞するものを痰飲，脇下に停滞するものを懸飲，四肢に停滞するものを溢飲，胸に停滞するものを支飲という。

　痰邪は内では臓腑に停滞し，外では筋骨皮肉に停滞する。飲邪は内では胸脇・胃腸に停滞し，外では肌膚に停滞する。

　痰飲は主に肺失宣降による水津の停滞・脾失健運による水湿の停滞・腎陽虚衰による水湿不化・三焦不通による水気互結などにより，湿が集まることで形成される。

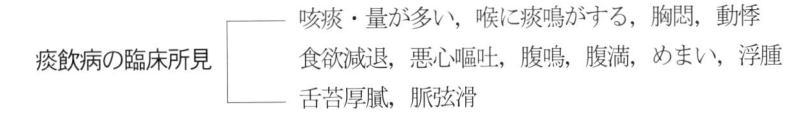

痰飲病の臨床所見 ─── 咳痰・量が多い，喉に痰鳴がする，胸悶，動悸
　　　　　　　　　　　食欲減退，悪心嘔吐，腹鳴，腹満，めまい，浮腫
　　　　　　　　　　　舌苔厚膩，脈弦滑

*1　瘰　癧──主として結核性頸部リンパ腺炎をいう。
*2　痰　核──皮膚の下が腫れて核のような結塊ができるものをいう。
*3　流　注──毒邪が流走して定まらず，不定の個所に注いで，比較的深部の組織に生じる化膿性の病症である。
*4　梅核気──ヒステリー球に相当する。

【2】瘀血

　瘀血は血液の運行が緩やかになりすぎ，血液が臓腑や経絡に停滞すると生じる。また経

脈から離れた血がすぐに消散あるいは排出されない場合にも生じる。こうした状態を指して，中医学では「久痛入絡」「久病多血瘀」と呼んでいる。

◉瘀血の形成原因
①気虚：気虚のために気の推動作用が弱くなり，血液の流れが緩慢になると瘀血が形成される。
②気滞：気滞のために気の流れが悪くなり，血液の流れも阻滞されると瘀血が形成される。
③血寒：寒により経脈が拘急し，血液が凝滞すると瘀血が形成される。
④血熱：熱の影響をうけて，血液中の津液が消耗され，血液の粘稠度が高くなって血液の運行が悪くなると瘀血が形成される。
⑤そのほかの内傷と外傷：経脈から離れた血が体内に集まって瘀血が形成されると，局所さらには全身の気血を鬱滞させ，広範囲にわたる瘀血を形成することがある。

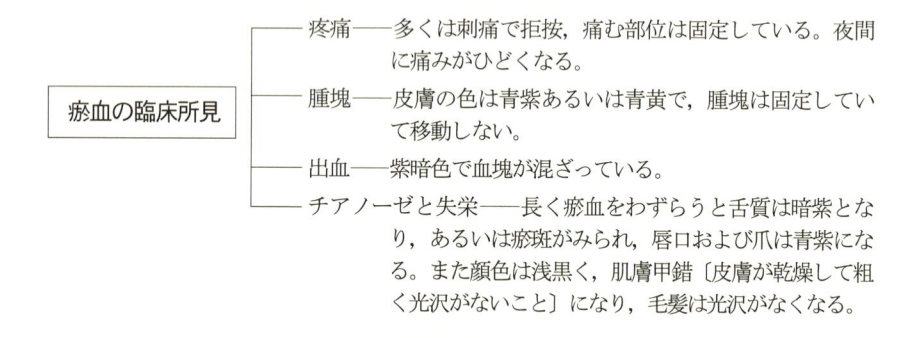

瘀血の臨床所見
- 疼痛——多くは刺痛で拒按，痛む部位は固定している。夜間に痛みがひどくなる。
- 腫塊——皮膚の色は青紫あるいは青黄で，腫塊は固定していて移動しない。
- 出血——紫暗色で血塊が混ざっている。
- チアノーゼと失栄——長く瘀血をわずらうと舌質は暗紫となり，あるいは瘀斑がみられ，唇口および爪は青紫になる。また顔色は浅黒く，肌膚甲錯〔皮膚が乾燥して粗く光沢がないこと〕になり，毛髪は光沢がなくなる。

瘀血の部位別臨床所見の例

瘀血部位	臨床所見の例
心	心痛，心悸，胸悶
肺	胸痛，咳血
胃腸	吐血，タール状便
肝	脇肋痛，痞塊
脳	発狂
胞宮	月経不順，月経痛，閉経，崩漏
肢体肌膚	腫痛，青紫
下肢	脱疽

復習のポイント

1）中医病因学の分類とその特徴を説明できる。
2）六淫の性質とその発病特徴および常見病証について説明できる。
3）七情と臓腑との関係について説明できる。
4）飲食と労逸，外傷，痰飲，瘀血の発病特徴について説明できる。

第2節 ● 病　機

　病機とは疾病の発生・進行および変化における病理の機序（メカニズム）のことである。疾病の発生・進行・変化は，体質や発病因子の性質と密接な関係がある。健康状態であれば，生体の生理機能は相対的な平衡状態にあるため，疾病の発生はみられない。しかし，ある種の発病因子が生体に影響をおよぼし，生理活動が一定以上の変調をきたすと，この相対的な平衡状態が失調して疾病が発生する。

　疾病発生については次の2つの要素が関与している。

　1つは生体自体の機能失調，すなわち正気の衰弱であり，もう1つは邪気が生体に与える影響である。

　正気とは生体の臓腑・経絡・気血の機能を正常に保ち，病邪に抵抗し損傷を回復させる能力を指している。また邪気とは各種の発病因子を指すものである。疾病の発生や進行・変化は，一定条件下での邪正闘争の反映であるといえる。この2つの要素のなかで，一般的により大きな要素を占めるのは，正気の強弱である。生体の正気が旺盛であれば抵抗力も強く，病邪は簡単には生体に侵入できない。したがって疾病はおこりにくい。これに反して正気が衰退して抵抗力が弱っていると，病邪が生体に侵入しやすくなり，疾病を発生させる要因となる。しかし正気の抵抗力にもある程度の限度があるため，正気に衰退がみられなくとも，強力な邪気が生体を襲ったために発病を免れない場合がある。例をあげると疫痢や外傷などがこれにあたる。したがって疫痢の予防には，正気を旺盛に保つばかりでなく，隔離や消毒によって強力な伝染性をもつ邪毒の気を避ける必要がある。

　疾病は多種多様であり，各疾病・各症状の出現には，それぞれの病理機序が存在する。しかし多種な疾病も，大別すると病機は邪正盛衰，陰陽失調，気血津液失調，経絡病機および臓腑病機の5種類に分類することができる。

1 邪正盛衰

　　邪気と正気の闘争の状況が，疾病の虚実の属性を決定する。そして邪正の相互闘争には必ず盛衰があり，局面に応じて変化する。一般的には正気が増大すると，抵抗力が増し，邪気との闘争も激しくなる。最終的に正気がうち勝つと邪気は衰退する。反対に邪正闘争の結果，邪気が増強して正気にうち勝つと，正気は衰退し虚証となり，それにつれて闘争は激しさを欠くようになる。このように邪正の盛衰にもとづいて，病態には虚実という異なった病機と証候が反映してくるのである。このことを『素問』通評虚実論では「邪気盛んなれば則ち実なり，精気奪わるれば則ち虚なり」と述べている。

　　実というのは，邪気が亢進した証であり，邪気の旺盛さが病理的に反映したものである。実証の場合，邪気のみならず，正気も比較的旺盛で抵抗力も強いため，邪正間の闘争は激しくなり，症状もはっきりした形で出現する。実証は，外感六淫による疾病の初期・中期および痰・食・水・血などが体内に停滞しておこる病証によくみられる。

　　虚とは，正気不足が病理的に反映した証である。虚証の場合は邪気に対する正気の抵抗力は低下しているため，邪正のあいだに激しい闘争はみられない。虚証は虚弱な人，または疾病の後期や多くの慢性病証，さらに誤治によって正気を損った病証にもよくみられる。

　　邪正闘争の消長盛衰の変化は，疾病の進行中に虚実証候の転化をもたらす。例えば，疾病初期で実証であるものに適切な治療が行われず，病邪が停滞して疾病が長引くと正気が損傷し病証は虚証に変わることがある。また疾病の初期には正気不足で邪気をとりのぞく力がなく虚証を呈すものであっても，治療により正気が回復し，邪気との闘争が激しくなると，病証は実証に変わる。そうして最終的には病邪を取り除くことができる場合もある。

　　しかし疾病は，極めて複雑な経過をたどるため，邪正の闘争も虚証か実証のどちらか一方に限定された形では出現しない場合も多い。虚実錯雑証・真実仮虚証・真虚仮実証などがそうしたケースである。

　　虚実錯雑証には，虚中挾実証・実中挾虚証・虚実併重証の区別がある。虚中挾実証を例をあげて説明してみる。気虚証となって，気の推動作用に影響がおよび血液運行がさまたげられると，瘀血（実証）をともなう気虚血瘀証を形成することがある。

　　次に真実仮虚証とは，実際には実証であるのに，実邪が鬱積して経絡が滞り，気血が体表まで達しなくなって，虚証に似た仮象が出現するというものである。

　　また真虚仮実証とは，実際には虚証であるが，疾病がある段階にさしかかったときに，実証とも思える仮象が出現するというものである。

　　以上のように疾病の虚実は非常に複雑なので，臨床にあたっては，疾病全体を細かく観察・分析し，正確に邪正闘争の状況を把握して治療にあたることが必要である。

2 陰陽失調

　各種の発病因子が，体内における陰陽の平衡を失調させると，陰陽失調がおこる。陰陽失調には，臓腑・経絡・気血・営衛などの相互関係の失調，表裏出入や上下昇降などの気機の失調などがある。陰陽失調は病理的に複雑な変化をみせ，臨床的には陰陽盛衰，陰陽互損，陰陽格拒，陰陽亡失として現れる。これらのなかでは，陰陽の偏盛と偏衰が各種疾病の基本となる病理変化であり，この変化は疾病の寒熱の変化として現れる。

【1】陰陽の偏盛によって生じる寒熱証

　陰陽の偏盛によって生じる寒証および熱証は，どちらも実証（実寒証・実熱証）である。両者の特徴は次表の通りである。

陰陽の偏盛によって生じる寒熱証

	陽の偏盛	陰の偏盛
病因	①温熱（陽邪）の侵入を受ける ②陰邪を感受した後，陰邪が極まり陽熱の邪と化す ③情志の失調が臓腑を傷り火と化す ④気滞，食積，血瘀などがながびくと熱と化す	①寒湿（陰邪）に襲われる ②なま物や冷たい飲食物を取り過ぎると中焦が傷られ陰寒の邪が内生する
病機	陽気の偏盛は，生体機能を異常亢進させ，熱証を生じる[*1]	陰気の偏盛は，生体機能を抑制し，寒証を生じる[*2]
症状	壮熱 顔色の紅潮 目が赤い	さむけ 手足の冷え 舌色は淡，顔色は青白い

　＊1　『素問』調経論「陽盛なれば外熱」。
　＊2　『素問』調経論「陰盛なれば内寒」。

【2】陰陽の偏衰によって生じる寒熱証

　陰陽の偏衰によって生じる寒証および熱証は，どちらも虚証（虚寒証・虚熱証）である。（次頁の表参照）

【3】仮性寒熱証

　疾病が進行していく過程で，陰寒が過度に盛んになり，そのため陽気が体表部に追いやられると真寒仮熱となる。また熱が極まって体内の深部に陽熱が内結し，陰気が体表部に隔絶されると真熱仮寒となる。

1. 真寒仮熱の病機と症状

陰寒の邪が勢いを増し，身体の内部に停滞すると，陽気は追われて体表部に浮きあがってしまう。そのために陰陽の気が交われなくなって真寒仮熱証を引きおこす。この場合の症状は陰寒内盛のそれとは異なり，顔色が赤い・煩渇(はんかつ)・大脈などの仮熱の症状が現れる。

陰陽の偏衰によって生じる寒熱証

	陰の偏衰	陽の偏衰
病　因	①陽熱の邪による陰精の消耗 ②五志が極まり火と化し，陰を傷る ③病気がながびき陰精が消耗される	①先天の命門の火の不足 ②後天の飲食の失調により労倦・内傷が発生する ③病気がながびき陽気が損傷される
病　機	陰精の欠乏により，陽気が相対的優位を占めると，生体機能が亢進し熱症状が現れる*1	陽気が欠乏すると生体の各機能が減退し，陰寒症状が現れる*2
病気の特性	陰が陽を制約できず，陽気が浮上して虚火内生となる	陽が陰を制約できず，陰気が瀰漫する
主症状	骨蒸癆熱*3，五心煩熱，盗汗，脈象は細・数・無力	寒さを嫌い，うずくまって横になりたがる，未消化物を下す，脈象は遅緩

*1　『素問』調経論「陰虚なれば内熱」。
*2　『素問』調経論「陽虚なれば外寒」。
*3　骨蒸癆熱(こつじょうろうねつ)──「骨」とは深層という意味，「蒸」とは薫蒸という意味。「裏」から突き出てくるような熱のこと。

2. 真熱仮寒の病機と症状

熱邪が旺盛となり体内の深部に潜伏すると，陽気は内部に閉じこめられて身体の体表部に達することができなくなる。その結果，真熱仮寒証を引きおこす。この場合の症状は陽熱のそれとは異なり，四肢の厥冷〔冷え〕・遅伏脈などの仮寒の症状が現れる。

3　気血津液の失調

　気・血・津液は人体を構成する基本物質である。この３者は生命活動を維持する機能をもつと同時に，生命活動によって生産される物質でもある。そのため疾病と気・血・津液とのあいだには，密接な関係がはたらいている。

　特に気血は全身を循環しており，臓腑や経絡・組織器官を滋養し，潤し，温煦する作用を担っている。そのため，気血機能の失調は，各種の生理機能に影響してさまざまな疾病を引き起こす。

① 気病の病機

　気病の病機は，主として気の機能の減退と運行の失調の２つに分けられる。

1　気の機能の減退

　気は，温煦・推動・防御・固摂・気化など多くの機能を担っている。気に障害があると，直接これらの機能に影響がでる。気の機能の衰弱は，気虚や気陥として現れる。

【1】気虚

　気虚とは，元気の損耗・臓腑機能の低下・抵抗力の減退といった病的状態をいう。

【気虚の原因】

　①先天の元気の不足。
　②飲食の失調により，水穀の精微が十分に得られない。(後天失養)
　③大病や長期間にわたる病気，あるいは老化による衰退，および過労。
　これらは，いずれも気の生化不足あるいは気の過度の消耗をまねき，気虚を形成する。
　気虚の臨床上よくみられる症状は，精神衰弱・倦怠感・少量しか食事がとれない・息切れ・自汗・顔色が白い・外邪に対する抵抗力が弱く感冒を患いやすい・舌色は淡・脈は虚などである。

【2】気陥

　気陥とは，気虚によって気の昇挙作用が低下しておこる病的状態をいう。
　気陥はまた脾の機能と密接な関係がある。脾は中焦にあり，脾気は昇を主っている。そのため，脾気の虚弱が最も気陥を誘発しやすい。このことから気陥は「中気下陥」ともいわれている。

【気陥の原因】

　【1】気虚で示した原因に加え，さらに長期にわたる泄瀉〔下痢〕・出産回数の過多・産後の養生が悪いなどがある。

第4章　中医学の病因病機

臨床所見は，気虚にみられる症状に加え，腰腹部が脹満して重い・頻繁に便意をもよおす・泄瀉して止まらないなどの症状があげられる。また昇挙の力が不足するために胃下垂・腎下垂・脱肛・子宮脱垂などの内臓下垂をともなう。

2 気の運行の失調

気は昇降出入という運動により，臓腑経絡の機能活動とそれらの相互間の協調関係を維持している。気の運行が失調すると正常な機能と協調関係が障害され，気滞・気逆・気閉・気脱などの病理的な変化をおこす。

【1】気滞

気滞とは，気機の鬱滞であり，気の運行が悪くなっておこる病的状態をいう。

【気滞の原因】

①外邪。寒邪の侵襲など。
②憂・思・鬱・怒などの情志失調。
③飲食の失調。
④閃傷〔靭帯や腱が急激に旋回したりひっぱられたときにおきる損傷〕・挫傷・過労による障害など。
⑤痰湿・瘀血による経絡の渋滞。

臨床所見としては次のものがしばしばみられる。

①脹悶感をともなった疼痛が現れる。
②発症部位は遊走性があり固定しない。
③症状は断続的に増強・減弱する。

【2】気逆

気逆とは，気の昇降機能が失調し，臓腑の気が上逆する病的状態をいう。

【気逆の原因】

①外邪。
②精神情緒の失調。
③飲食の不摂生（冷たい物・熱い物のとりすぎなど）。
④痰濁。

これらにより気機の昇降が失調し，降気すべきものが降気できなければ気逆がおこる。

臨床上では，気逆は肺・肝・胃によくみられる。

肺気上逆：宣発・粛降機能が失調して肺気が上逆すると，咳嗽・喘息などの症状が現れる。

肝気上逆：疏泄機能が失調して肝気が上逆すると，昇発が過度になり，いらいらして怒りやすい・頭痛・眩暈などが現れる。昏厥〔突然意識がなくなり手足が冷える症状〕をおこすこともある。

胃気上逆：和降機能が失調して胃気が上逆すると，嘔吐・悪心・噯気〔げっぷ〕などの症状が現れる。

【3】気閉と気脱

気閉と気脱は，主として気の出入の異常として現れるもので，危険な病的状態である。

気閉とは，湿濁の邪が滞ったり気滞がひどくなることによって，気の外出運動がうまくできなくなり，突然昏厥が出現するものである。

気閉の臨床上よくみられる病証には，穢濁の気〔湿濁や腐敗して汚れている気〕を感受しておこる閉厥，外感熱病で熱邪が盛んになっておこる閉厥，強い精神障害を受けておこる昏厥などがある。

気脱とは，正気が尽きてしまった状態である。原因としては，正気が長期にわたり衰弱したすえ内守できなくなり外に脱する，あるいは大量の出血や発汗にともなって正気が漏出するなどがあげられる。

気脱の臨床所見としては，眩暈・昏倒・呼吸が微弱・顔面蒼白・四肢の厥冷・真珠のような汗が出るなどが現れる。

② 血病の病機

血病の病機には，血の機能の減退である血虚と，血の運行の失調に関連する血熱・血瘀がある。

【1】血虚

血虚とは，血液の不足あるいは血液の滋養作用が減退する病的な状態である。

血虚の出現部位と臨床所見

部　位	臨　床　所　見
頭　部	めまいや目のくらみ，目がかすむ，顔面蒼白，唇や舌の血色が淡
心	心身ともに疲労し力がない，健忘，失眠，心悸怔忡*
肝	爪の色が淡くなり，爪が固くなったり変形したりする，四肢の屈伸不利，目が乾く，視力が減退する
衝脈・任脈	月経が遅れやすい，生理血が過少で色も薄い，月経困難
経　脈	筋肉が引きつる，手足の麻痺やしびれ，関節の障害

*心悸怔忡──怔忡は心胸部が激しく不規則に拍動するという症状で，病状が比較的重いものを指す。怔忡には心悸の進展したものも含まれるため臨床上では心悸と併称される。

【血虚の原因】
①飲食の摂取不足による栄養不良。
②脾胃虚弱による消化・吸収作用の低下。
③思慮過多
④過労や慢性病による血の消耗。
⑤失血過多。

このうち①②は血の生成過程における障害，③④⑤は血の損耗によるものである。いずれにしろ血虚になると，全身や局所の臓腑・経絡・組織の滋養がうまくできなくなり，各部の機能活動が衰退して前頁の表のような臨床所見が現れる。

【2】血熱

血熱とは，血分中に熱が鬱積して，血行が加速する病的な状態をいう。

【血熱の原因】
①温熱の病邪を感受し，熱邪が血分に作用する。
②精神的抑鬱や五志が極まると，化火し血熱となりやすい。
③辛い味や濃い味を好むと，熱が鬱積し血熱となりやすい。

血中の邪熱は血液や陰液を損傷するだけでなく，経絡にも影響して血の循環を失調させることがある。したがって血熱証には，熱症状に加え耗血〔血の消耗〕・動血〔血が異常循行し出血する〕および傷陰〔陰が傷られる〕による証候が現れやすい。

邪熱熾盛*：発熱・煩渇・口が苦い・便秘・舌紅苔黄・脈滑数
邪熱動血 ：鼻出血・歯齦出血・喀血・吐血・血便・血尿・皮下出血，月経が早く発来，過多月経
耗血傷陰 ：午後におこる潮熱・五心煩熱・口の乾き・盗汗・舌紅少苔

　＊　熾　盛──熾盛とは，勢いが盛んなこと。

【3】血瘀(けつお)

血瘀とは，血液運行が緩慢になったり，停滞しておこる病的な状態をいう。血瘀は瘀血を形成する原因となる。

【血瘀の原因】
①寒邪が経脈を凝滞させる。熱邪が血液を粘稠にする。
②外傷。
③痰濁が経脈を停滞させる。
④気虚による推動作用の低下。
⑤気滞による血行障害。

臨床上みられる症状は，血瘀部位の疼痛である。痛みは固定して移動せず，ひどい場合は腫塊を形成する。さらに血瘀が長引くと，顔色は黒くあせ，皮膚がかさついて鱗状となり，唇舌は暗紫色を呈したり瘀斑が現れるといった瘀血の症状がみられる。

③ ── 津液の病機

　津液に異常が生じると，その生成・輸送・排泄における正常な平衡状態が失われる。それによって津液の生成不足，消耗・発散過多，排泄過多などが現れる。この状態には，体内の津液が欠乏する場合と，津液の輸送・排泄障害により痰飲や水腫などを形成する場合がある。

　津液代謝は，肺・脾・腎・膀胱・三焦などの気化作用を通じて行われる。そのため，これらの臓腑の生理機能が失調すると，津液代謝異常が現れやすい。

【1】津液の不足

　津液の不足とは，津液が量的に大幅に減少し，津液欠乏となった病的な状態をいう。

【津液不足の原因】
　①燥熱の病邪
　②飲食の不摂生，摂取不足
　③臓腑の火
　④久病，労倦
　⑤燥熱の剤の多用
　⑥発汗過多

　津液不足は，津液の生成不足によって生じる場合と，津液の消耗過多によって生じる場合とがある。

1．津液の生成不足

　津液は飲食物が脾の作用を受けることによって生成される。飲食の不摂生や摂取不足は，津液の生成不足の要因となる。また，労倦や陰寒の邪などにより脾胃を損傷して陽虚気弱となり，脾の運化機能が低下して津液の生成不足がおこる場合もある。

2．津液の消耗過多・排泄過多

　津液の消耗や発散過多，排泄過多は，津液の不足を引き起こす要因となる。例えば，温熱病邪が侵入して津液を損傷したり，津液を汗として体外に追い出すと津液は消耗される。また誤った治療，例えば過度の発汗法・吐法・下法・利法などを用いた場合にも，津液は消耗する。津液の排泄過多は，さまざまな疾病の過程にみられる。例えば消渇〔糖尿病〕の小便頻数や，尿崩症における「小水注ぐが如し」などである。

　津液不足による症状としては，鼻，咽頭，口唇の乾燥，声がかれて出なくなる・毛髪につやがなくなる・目のくぼみ・皮膚に張りがない・心中煩躁・口渇・尿量の減少・便秘・舌苔燥などがある。

【2】津液の代謝障害

　津液の代謝障害は，主として津液代謝にかかわる臓腑の機能が失調することによりおこる。これらの臓腑の機能失調を引き起こす原因としては次のものがある。

【津液の代謝障害の原因】
　①外邪
　②七情内傷
　③飲食の不適切
　④久病や労倦
　津液の代謝障害には，津液の輸送障害と津液の排泄障害がある。

1．津液の輸送障害
　津液の輸送配布は，主として肺・脾・肝・腎・三焦などの臓腑が協調することによって行われている。上記の臓腑のうちどれか1つの機能が失調をおこした場合，あるいは臓腑間の協調関係が失調した場合には，津液の輸送配布に障害が現れる。こうした場合には，津液の停滞や痰飲の形成，水湿の内生がおこる。また津液の輸送配布の障害が悪化すると，津液の排泄に影響がおよぶことがある。

2．津液の排泄障害
　津液は汗・尿液・糞便などの分泌・排泄物となって体外に排泄される。例えば，肺気の宣発機能により体表に散布された津液が，毛穴から排出されたものが汗である。肺気の宣発機能が失調して，腠理（そうり）の開閉がうまくいかなくなり，毛竅が閉じてしまうと，津液は皮膚と肌肉のあいだに停滞し，水腫が発生する。また津液は腎と三焦の気化機能により膀胱に運ばれ，尿に転化されて尿道から排出される。腎・三焦・膀胱の気化，排泄機能に異常がおきて適切な排泄ができなくなると，水液が貯留して水腫が発生する。

4 経絡病機

　経絡病機とは，発病因子によっておこる経絡系統の病理的な変化を解明するものである。これは経絡気血の盛衰と運行失調の2つに大別することができる。

1 経絡気血の盛衰

　内外の病因の影響を受けると，経絡気血の生理機能が失調することがある。病因の影響により，表裏内外を交流させ，栄養物質を伝達し，臓腑・組織・器官の生理関係を調節するという経絡の作用が阻害されると，経絡気血の偏盛・偏衰，さらには衰竭（疲憊）といった病理的な変化が現れる。

【1】経絡気血の偏盛

　経絡気血の偏盛とは，経絡中の気血が滞って充満したために，その経絡および絡属する臓腑・組織・器官の機能が亢進し，生理的な協調を失った病的な状態のことである。こうした状態は邪気が経絡に侵入して，経絡気血と闘争するためにおこる場合が多い。

　経絡気血が偏盛の状態になって，気血が鬱滞して運行が悪くなり，気血が逆乱すると，頭痛・癲狂〔癲と狂は精神が錯乱する疾患〕・消渇〔糖尿病〕などの症状が現れる。

【2】経絡気血の偏衰

　経絡気血の偏衰とは，経絡中の気血不足により経絡および絡属する臓腑・組織・器官を滋養することができなくなり，そのために生理機能が減退する病的な状態のことである。原因としては，飲食・労倦による気血の生化不足や，情志内鬱による循行部位の気血不足，あるいは大病・長期間の疾病・失血などによる経絡気血の損耗などがある。

　経絡気血が偏衰すると，次のような病理変化がおこる。
　①気血が臓腑に注ぎこめず，臓腑機能が減退する。
　②経絡気血の上下の交流が滞り，気機の昇降が失調する。
　③気血が外表に達せず，肢体を温潤できなくなると，疼痛・麻痺・しびれ・痙攣などの症状が現れる。

【3】経絡気血の衰竭

　経絡気血の偏衰がさらに進展すると，気血の衰竭をまねいて，各種の危険な証候が現れる。そうした証候は各経の循行部位や気血の多少の違い，および絡属する臓腑機能の違いによって異なった形で現れる。

　各経脈の気血衰竭における臨床所見の特性は，次頁の表のとおりである。

六経気血衰竭の臨床所見

経 脈	臨 床 所 見
太 陽	両目上視，角弓反張，手足のケイレン，顔面蒼白，油のような汗が出る
少 陽	難聴，関節部に力が入らない，驚いたように両目を直視する
陽 明	口や目の動きが不自由，時々驚き恐れる，でたらめをいう，顔が黄色になる，肢体の麻痺やしびれ
太 陰	腹脹，消化道の滞り，呼吸不利，噯気，嘔吐，毛髪のはり・つやがない
少 陰	顔色は黒くやつれている，歯が汚い，腹脹，便秘
厥 陰	心胸部の煩悶，咽喉部の乾燥，舌巻卵縮（舌が曲がって伸びず，睾丸が縮む），頻尿

2 経絡気血の運行失調

経絡気血の運行は，経気の推動と臓腑の気機により行われている。したがって経気あるいは気機の昇降が失調すると，気血の運行障害や逆乱がおこりやすい。

【1】経絡気血の運行障害

経絡気血の運行障害とは，経気が不利であるため気血の運行が緩慢になる病的な状態をいう。これは経絡の循行部位および絡属する臓腑・組織・器官の生理活動に直接影響する。例としては，次のようなものがある。

1. 風寒が体表に影響して，太陽経の気血運行が阻害されると，全身の皮膚や筋肉にだるさ・しびれ・痛みなどの症状が現れる。
2. 湿熱が中焦に影響し，太陰経の気機が制約されて運化が悪くなると，胸脇部のつかえ・顔や身体が黄色を呈すなどの症状が現れる。
3. 情志内傷により，厥陰経の気血が鬱滞し，疏泄・条達の機能が失調すると，胸脇脹満・乳房の腫塊・瘰癧〔甲状腺腫〕・梅核気などの症状が現れる。
えいりゅう　　　　　ばいかくき

これ以外にも経絡気血運行の障害は，気血瘀阻の主要原因となることが多い。

【2】経絡気血の運行の逆乱

経絡の気血運行の逆乱とは，経気の昇降が失調しておこるもので，気血が上逆した病的な状態をいう。臨床所見には，陰陽の気が相接しないために厥逆証が現れる。

また経絡気血が突然上に突きあがり，そのために脈道が損傷して脳内に血が溢れると，「大厥」（中風に属する病証）という病証が現れる。

六経気血の逆乱による臨床所見

経　脈	臨　床　所　見
太　陽	後頸部の腫れ，頭重感，両足の歩行困難，眩暈してつまづき倒れる，人事不省
少　陽	突発性難聴，頬部の発熱・腫れ，両脇部の疼痛，両下肢の運動障害
陽　明	癲狂して奔走する，妄見妄語，顔面の紅潮・発熱，腹部脹満，落ち着いて横になれない，意識がはっきりしない
太　陰	腹部脹満，スッキリ排便できない，食欲不振，食べると嘔吐する
少　陰	腹満心痛，口が乾く，尿が赤い
厥　陰	少腹が脹って痛む，大腹部の脹満，二便不利，前陰の萎縮あるいは腫脹，脛部（膝からかかとの間）内側の発熱

5　臓腑病機

　臓腑病機とは，臓腑の病理機序のことである。疾病の発生・変化において，臓腑病機は，主として臓腑の機能失調と臓腑の陰陽気血の失調との2つに大別される。外感あるいは内傷のいずれを要因とする疾病であっても，臓腑の生理機能の失調と臓腑の陰陽気血の失調が内的な基礎となっている。

　臓腑病機は，中医病機学のなかでは最も重要な位置をしめており，臓腑弁証の理論的根拠となる。臓腑病機のうち，臓腑の生理機能の失調については，第3章の蔵象学説の説明のなかですでに述べてあるので，本節では臓腑自身の陰陽気血の失調について述べる。

五臓の病機

①　心病の病機

　心には「血脈を主る」「神志を主る」という2つの主な生理機能がある。この2つの機能は，心陰，心陽と心気，心血の機能に依存している。心陽心気は血脈の温煦と血液の循環を推動しており，精神・意識・思惟活動を正常に保つ。心陰心血は，血脈を満たし，心臓を滋養しており，心陽が亢進しないように制御している。また心神を蔵し，これを安定させている。したがって，心の陰陽気血が失調すると，心血の循環と精神情志に変化が現れやすくなる。心の陰陽気血の失調には，心陽心気の失調と，心陰心血の失調とがある。

1　心陽，心気の失調

　心陽心気の失調には，心の陽気偏衰と心の陽気偏盛があり，これらは心陽衰弱あるいは心火亢進として現れる。

【1】心陽衰弱

　心陽衰弱とは，心の陽気が虚弱となった病的な状態である。心陽衰弱となると身体が温煦作用を受けられなくなるので，虚寒現象が現れる。心陽衰弱は，その程度と臨床所見の相違から，軽症の心気虚と重症の心陽虚に分けられる。この2つの証には共通する部分が多いので，ここではまとめて述べる。

【成因】①久病による損傷
　　　　②体質的な素因
　　　　③老齢による臓気の衰弱
　　　　④強い邪気による心陽の暴脱

【病機分析】

心陽衰弱のために心神が奮わないと，心神不足となり，精神・意識・思惟活動が減退し，抑制状態となりやすい。症状としては精神疲労，精神不振，反応低下，傾眠，呼吸微弱，懶言などが現れる。

心陽衰弱のために心血の推動が悪くなると，血行が緩慢になったり凝滞したりする。また温煦が低下し，寒が内生して脈を凝滞させると血行障害がおこる。心脈を阻滞させることもある。症状としては，心悸・怔忡・前胸部の刺痛・寒がり・四肢の冷え・チアノーゼなどが現れる。

心陽がかなり衰弱したり，または衰竭すると，心陽が突然暴脱して顔面蒼白，四肢厥冷，多汗，脈微欲絶などが現れる。

心気虚衰とは，心の生理機能が低下または衰弱した病的な状態である。心気虚衰のために心の鼓動が減退すると，脈拍が弱くなったり，血脈が血で充足しなくなる。心気虚衰が肺に影響し，衛陽不固になると腠理が緩む。また気虚のために心神失養となることもある。症状としては，心悸・息切れ・精神疲労・倦怠・自汗・顔色晄白・舌質淡・脈細弱無力あるいは結代などの症状が現れる。

【2】心火亢進

心火亢進とは，心陽が亢進したものである。これは「炎上」という火の性質を特徴とする病理的な状態として現れる。心火亢進は，これを引き起こす原因の相違から，実火と虚火の2つに分類される。実火とは，火邪が強くなっておこる実証性の熱性の病状である。一方，虚火とは，真陰の不足によりおこる虚証性の熱性の病状である。

【成因】
1. 実火の成因
   ①邪熱の侵入
   ②痰火の内鬱
   ③五志化火
2. 虚火の成因
   陰血の損傷による心陽の相対的亢進

【病機分析】

実火と虚火では，その成因は異なるが，血脈と神志(しんし)（精神・意識）におよぼす影響という面では共通している。またこの両者は，しばしば相互に転化する。例えば，実火が強くて陰血を損傷すると，陰虚火旺という虚火証を引き起こすことがある。また虚火が長期にわたって身体に作用し，津液がこの影響を受けると痰を形成することがあるし，このような状態で邪熱を感受すると，実熱が強くなって実火証となる。心火亢進の病理的な変化には，次のものがある。

心火亢進により神明が影響を受けると，興奮状態となり，心悸・心煩・不眠・多夢・体をもだえ動かす・言動に異常がみられるなどの症状が現れる。また意識不明となることも

心病病機の概念図

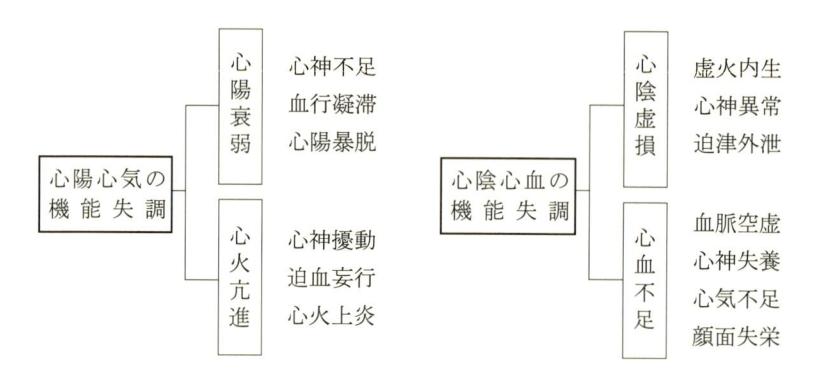

```
                ┌─心陽  心神不足              ┌─心陰  虚火内生
                │ 衰弱  血行凝滞              │ 虚損  心神異常
 心陽心気の──┤       心陽暴脱    心陰心血の──┤       迫津外泄
  機能失調    │                     機能失調    │
                │─心火  心神擾動              │─心血  血脈空虚
                  亢進  迫血妄行                不足  心神失養
                        心火上炎                      心気不足
                                                      顔面失栄
```

ある。

　心火亢進のために血熱となると，血流が速くなり，心悸，脈数，舌質紅絳で芒刺舌（ぼうしぜつ）などの症状が現れる。また血熱妄行により各種出血がおこることもある。

　心は舌に開竅しており，手少陰経の経別は「舌本に繋（つなが）る」ために，心火が循経により上炎すると口舌のびらん・舌尖部の痛みなどの火による症状が現れる。

2　心陰，心血の失調

　心陰，心血の失調は，主として心陰虚損・心血不足・心血瘀滞などの病理的な状態として現れる。

【1】心陰虚損

【成因】①過度の心労による心陰の損傷
　　　　②情志内傷による心陰の損傷
　　　　③心肝火旺による心陰の損傷

【病機分析】

　心陰虚のために陰が陽を制御できないと，心陽は相対的に亢進する。これは心陰虚による虚熱内生として現れ，五心煩熱・舌質紅・脈細数などの症状が現れる。

　心陰虚のために陰が陽を制御できないと浮陽となり，それが神に影響すると心神異常がおこる。症状としては，神志不安定・虚煩・不眠・心悸などが現れる。

　また心陰虚のために営陰が内守できないと，津は陽とともに外泄して盗汗がおこる。

【2】心血不足

【成因】①失血過多
　　　　②脾虚による血の生成不足
　　　　③情志内傷，心労過度による心血の損傷

【病機分析】

　心血が不足し脈内が充足しないと，血脈は空虚となり，脈は細弱となる。

　心血不足のために心神を滋養できないと，心神失養となり，精神意識が衰弱し，意識が散漫となったり精神恍惚となる。また不眠・多夢となることもある。

　心血不足のために心気の滋養が悪くなると，心気不足となり，心の機能は減退し心悸不安となったり，驚き恐れやすくなる。また心血不足のために，血によって顔面を滋養できなくなると，顔色につやがなくなり舌質淡となる。

【3】心血瘀滞

【成因】①陽気不足による血脈寒滞
　　　　②痰濁による血脈瘀滞
　　　　③労倦，寒邪，情志刺激などの誘因

【病機分析】

　これは心血の流れが悪くなり，心脈がつまる病変である。瘀血が心脈をつまらせて気血の流れが悪くなると心脈瘀滞となり，息苦しさや前胸部痛がおこる。

　また心血瘀滞となり気血が流れなくなると，心悸・怔忡・前胸部の激痛がおこる。心陽暴脱となって汗がとまらなくなり，四肢の冷え・伏脈が現れる場合もある。

② 肺病の病機

　肺には「気を主り，呼吸を主る」「宣発と粛降を主る」「通調水道を主る」「百脈を朝め，心脈のめぐりを助ける」などの生理機能がある。また肺気は，衛気を体表に宣発して肌膚を温煦し，外邪の侵入を防御している。肺の病変は外邪によるものが多い。これは肺が呼吸と皮毛を主ることにより，体外に通じているためである。ただし，他の臓腑の病変が肺に影響をあたえておこるものもある。

　肺の陰陽気血の失調は，主として肺気の宣降失調として現れる。これは気機の昇降出入に影響し，呼吸機能の異常・水液代謝や衛外機能の障害・血行障害を引き起こす。肺は気を主る臓であることから，肺陽は一般的には肺気に概括させて論じられている。また肺は百脈を朝めており，百脈の血は肺に集まることから，肺の血虚は極めてまれである。上記のような事情により，肺の陰陽気血の失調は，主として肺気の失調と肺陰の失調として現れる。

1 肺気の失調

　肺気の失調には，肺失宣降と肺気虚損とがある。

【1】肺失宣降

　肺失宣降とは，肺気の宣発機能と粛降機能が失調した病理的な状態である。

肺病病機の概念図

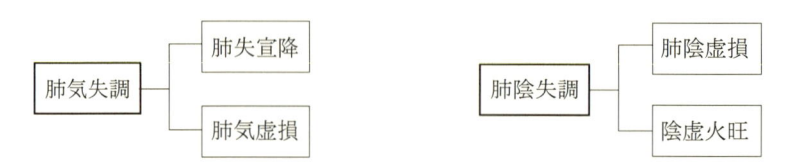

```
              ┌─ 肺失宣降              ┌─ 肺陰虚損
  肺気失調 ──┤              肺陰失調 ──┤
              └─ 肺気虚損              └─ 陰虚火旺
```

【成因】①外邪の侵襲
　　　　②痰湿や瘀血の停滞
　　　　③肝気の昇発過度

【病機分析】
　肺気の宣発が悪い状態を肺気不宣という。肺気不宣のために呼吸不利になると，咳嗽・胸悶・くしゃみ・鼻閉などの症状が現れる。また肺気不宣のために衛気が鬱滞して腠理（そうり）が閉塞すると，無汗となる。
　肺気の粛降が悪い状態を，肺失粛降という。肺失粛降となって肺気がつまったり上逆すると，喘息や気急（咳こむこと）がおこる。
　肺気不宣と肺失粛降は，ともに肺気上逆を引き起こし，咳嗽や喘息を引き起こす。また肺失宣降となって肺の通調水道の機能に影響すると，水液代謝が悪くなり尿量の減少や浮腫がおこる。

【2】肺気虚損

　肺気虚損とは，肺の生理機能が減退している病理的な状態であり，衛表（えひょう）不固と津液の輸送機能の失調が現れる。

【成因】①長期にわたる肺失宣降による肺気の損傷
　　　　②心労などによる生化の源（脾胃）の損傷
　　　　③病の慢性化による気の消耗

【病機分析】
　肺気虚損となると，宗気と津液の輸送機能に影響が現れやすい。例えば，肺気虚損のために宗気が虚弱になると，呼吸機能が弱くなり，咳嗽・喘息・息切れなどが現れる。これらの症状は疲労によって悪化する特徴がある。また肺気虚損が衛陽（えよう）虚弱を引き起こすと，腠理（そうり）がゆるみ，表虚となって自汗が出やすくなり，感冒を患いやすくなる。一方，肺気虚損のために津液の輸送機能が減退し，水の代謝や輸送が悪くなると痰飲や浮腫を生じる。

② 肺陰の失調

　肺陰の失調には，肺の陰津虚損と陰虚火旺とがある。肺陰の失調は，肺自身と鼻竅や皮毛などの組織器官が潤いを失い，虚熱が内生する病理的な状態である。

【成因】①燥熱の邪，外邪の化火による肺陰の損傷

②痰火による肺陰の損傷
③五志化火による肺陰の損傷
④久咳による肺陰の損傷，腎陰虚など他臓の陰虚の肺への波及

【病機分析】

　肺陰の失調は，肺燥となって潤いがなくなるために，乾いた咳がおこり，痰は少ないという特徴がある。また鼻の乾き・咽頭部の乾き・かすれ声などの一連の乾いた症状が現れる。陰虚により虚熱が内生すると，潮熱・盗汗・頬部の紅潮，五心煩熱などの症状が現れる。虚火が肺絡を損傷すると，痰に血が混じったり，あるいは咳血がおこったりする。

③ 脾病の病機

　脾には「運化を主る」「昇清（清を昇らせる）」「統血を主る」などの生理機能がある。脾陽脾気は水穀の精微と水湿を運化しており，また胃の腐熟機能を助けている。昇清と統血は脾の陽気により行われており，肌肉と四肢の温養も脾の陽気により行われている。また脾陰は，脾臓を滋養しており，脾の陽気の生理機能を助けている。

　脾の陰陽気血の失調には，脾の陽気失調と脾陰の失調があるが，脾の陽気失調が主である。その影響は，栄養素の消化吸収，津液の運化・輸送，血液の生成・固摂など，多方面にわたって現れる。脾血虚については，一般的には述べられていない。

1　脾陽，脾気の失調

　脾の陽気失調は，脾陽脾気の衰弱が主たる要因である。衰弱の程度とその影響がおよぶ範囲により，脾気虚損，脾陽虚損，水湿中阻といった異なる形で現れる。

【1】脾気虚損

　脾気虚損は，中気不足ともいわれる。運化機能の低下，気血の生成機能の低下を特徴とする病理的な状態である。

【成因】①飲食による内傷
　　　　②先天的な虚弱体質
　　　　③慢性疾患による脾気の損傷
　　　　④思慮過度・労倦による脾気の損傷

【病機分析】

　脾気虚弱のために運化機能が低下すると，消化不良や口淡無味，食欲不振となる。脾気虚弱のために昇清機能が低下し，そのために胃の降濁機能に影響がおよぶと昇降失調となり，清気が昇らないと眩暈がおこり，昇清降濁が悪くなると腹脹がおこる。また清気が昇らず下ると大便溏薄〔泥状便〕となったり，泄瀉〔下痢〕がおこる。また脾失健運となり水穀の精微を化生できなくなると，気血の生成が低下し，全身性の気血不足を引き起こす。脾気虚弱のために統血機能が低下すると，脾不統血となって出血がおこる。脾気虚弱のた

脾病病機の概念図

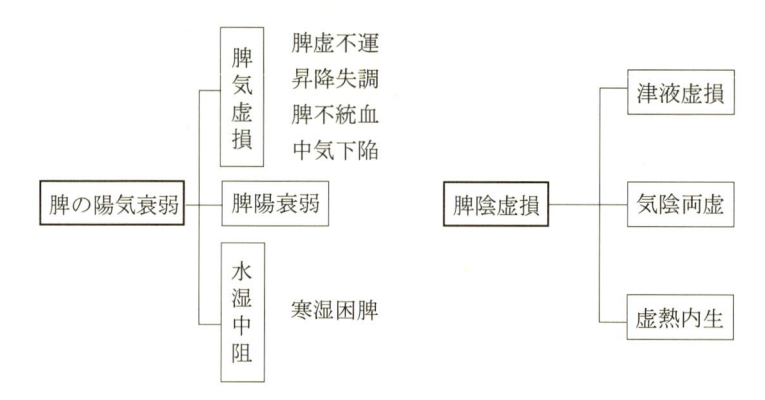

```
                    ┌ 脾虚不運
         ┌ 脾気虚損 ┤ 昇降失調              ┌ 津液虚損
         │          │ 脾不統血              │
         │          └ 中気下陥              │
脾の陽気衰弱 ┤ 脾陽衰弱              脾陰虚損 ┤ 気陰両虚
         │                                │
         └ 水湿中阻   寒湿困脾              └ 虚熱内生
```

めに昇挙無力となり，中気下陥となると，脱肛・久泄〔慢性下痢〕・内臓下垂がおこる。

【2】脾陽虚損

【成因】①脾気虚損による陽気不足と内寒旺盛
　　　　②命門火衰の波及

【病機分析】

　脾陽虚損は，脾気虚損の場合と同様の病理的な変化をともなうが，さらに陽虚のため温煦機能が低下し，内寒が生じるという特徴がある。そのために，腹部の冷痛・四肢の冷え・未消化物を下痢するなどの症状が現れる。また命門火衰のため脾陽の活動を補助できなかったり，逆に脾陽虚損が腎陽に影響すると，脾腎陽虚となって五更泄瀉(ごこうせっしゃ)がおこる。脾陽虚のために水湿を運化する機能が低下し，水湿が集まると，痰や飲を形成する。水が皮膚に溢れると，浮腫がおこる。

【3】水湿中阻

【成因】①外湿の感受
　　　　②水液代謝障害

【病機分析】

　脾の陽気が不足すると水湿の運化が悪くなり，水湿が停滞し，脾虚による水湿中阻となる。脾虚湿滞になると痰飲を形成したり，水腫がおこる。ところで諸因により体内に湿が停滞していると，寒化する場合と熱化する場合がある。一般的に体内が陽虚陰盛である場合には，湿が寒化して寒湿困脾となる。また体内が陽盛である場合には，湿は熱化して脾胃湿熱となる。

2　脾陰の失調

脾陰の失調とは，脾の陰液が不足した病理的な状態である。
【成因】①熱病，食傷，五志化火などによる陰液の損傷
　　　　②長期の下痢による陰津の損傷
【病機分析】
　この病態は，平素から脾気が虚しているために，津液を正常に運化できない人に多く見られる。したがって，脾陰虚損は，気陰両虚の証候として現れることが多い。脾の陰津が不足し，津液が咽喉に上らないと口乾がおこる。脾の気陰両虚のために脾の運化機能が正常に行われないと，食欲不振・腹部の膨満感・泥状便・消化不良などがおこる。脾陰虚のために陰が陽を制御できないと，虚熱が生じ，口舌の乾燥・舌質紅・少苔などの症状・所見が現れる。

④ 肝病の病機

　肝陽肝気は，疏泄（そせつ）を主っており，気機の調節，情志の調節を行うとともに，脾胃の昇清降濁を助けている。肝気はまた全身の筋腱の屈伸運動を主っている。肝陽と肝気を病理の観点からみると，亢進しやすく，横逆しやすく，鬱滞しやすいという特徴がある。肝陰肝血は肝を滋養しており，また肝陽が亢進しないように制御している。肝陰肝血はさらに目や筋腱が正常に機能するように，これらを滋養している。
　肝の病機には，肝気の疏泄機能の失調，肝血の滋養機能の低下，肝の陰陽の制約関係の失調がある。肝陽肝気は有余となりやすく，肝陰肝血は不足しやすいという特徴がある。

1　肝陽，肝気の失調

　肝陽肝気の失調は，主として肝気鬱結，肝陽上亢，肝火上炎として現れる。肝陽上亢は肝陰不足に起因することが多いので，肝陰虚の項で述べる。

【1】肝気鬱結

　肝気鬱結とは，肝の疏泄機能が失調して，気機が鬱滞した病理的な状態である。
【成因】①怒りなどの精神的刺激
　　　　②情志抑鬱
　　　　③他臓の気機失調の波及
【病機分析】
　肝気鬱結となり気滞が生じた部位には，膨満感と疼痛がおこる。肝に気滞がある場合には，右脇部に疼痛がおこったり，両脇部に膨満感がおこる。また停滞した肝気と痰飲が咽喉部に結すると，梅核気（ばいかくき）や瘻瘤（えいりゅう）が生じる。気機が鬱滞し気血が肝経に結すると，乳房の脹痛あるいは腫塊・少腹部痛・少腹部から睾丸に放散する脹痛・月経痛・閉経などがおこる。

肝病病機の概念図

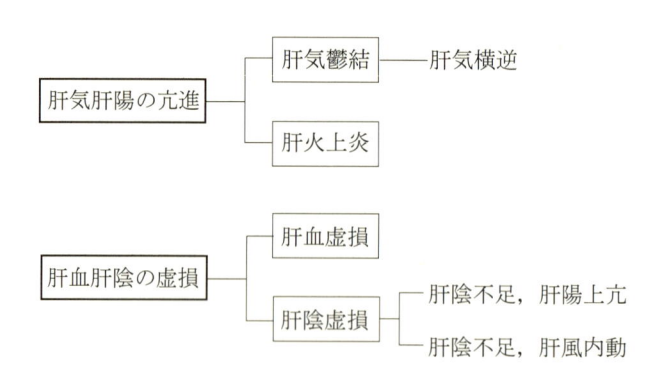

```
                  ┌─ 肝気鬱結 ── 肝気横逆
肝気肝陽の亢進 ──┤
                  └─ 肝火上炎

                  ┌─ 肝血虚損
肝血肝陰の虚損 ──┤              ┌─ 肝陰不足，肝陽上亢
                  └─ 肝陰虚損 ──┤
                                 └─ 肝陰不足，肝風内動
```

また肝気鬱結が胃に影響すると，胃痛がおこったり，胃気が上逆すると噯気（あいき）・呑酸（どんさん）・嘔吐などがおこる。肝気鬱結が脾に影響して運化機能が失調すると，腹痛・泄瀉がおこる。

【2】肝火上炎

肝火上炎とは肝火が旺盛となり，肝火が上部に上炎するという病理的な状態である。頭顔面部に症状が現れるという特徴がある。

【成因】①肝気鬱結の化火
　　　　②激怒による肝気暴張
　　　　③五志化火
　　　　④心火亢盛など他臓の火旺の波及

【病機分析】

肝火上炎となり肝の陽気の昇動が病的に強まると，頭痛・頭脹・顔面紅潮・目の充血・突発性難聴・耳鳴り・急躁〔イライラする〕・易怒〔怒りっぽい〕などの症状が現れる。肝火が肺や胃の絡脈を損傷すると，喀血・吐血・衄血〔鼻出血〕がおこる。また肝火により陰血を損傷すると，陰虚火旺となる。

2　肝陰，肝血の失調

肝陰肝血の失調は，陰血の不足が主である。肝血虚には，血による栄養機能の低下という特徴がある。また肝陰虚には陰虚陽亢，肝風内動という2つの状況がある。

【1】肝血虚

【成因】①失血過多
　　　　②慢性疾患による血の消耗
　　　　③脾胃虚弱による血の生成不足

【病機分析】

肝血が虚損すると，血による各部位の滋養が悪くなる。筋脈の栄養状態が悪くなると，

四肢の麻木感〔しびれ,知覚低下〕・関節の屈伸不利がおこる。血虚のために肝の開竅する目の栄養状態が悪くなると,目が乾いたり,目がかすむようになる。血虚のために潤いがなくなって燥となると,皮膚の瘙痒がおこり,虚風が内動すると,痙攣・瘛瘲*がおこる。

  *　瘛　瘲──「瘛」とは,筋が急に痙攣して縮むこと,「瘲」とは筋がゆるやかに伸びること。

【2】肝陰虚

　肝陰虚とは,肝の陰液が不足した病理的な状態であり,滋潤機能の低下が現れる。

【成因】①肝火による肝陰の損傷
   ②湿熱,熱邪などによる肝陰の損傷
   ③腎陰不足の波及

【病機分析】

　肝陰虚には,次の2つの状況が現れやすい。

1．肝陰不足,肝陽上亢

　肝陰が不足して陰が陽を制御できなくなると,肝陽は亢進する。肝と腎とは源を同じくしており,腎陰が不足すると肝陰も不足して肝陽上亢を引き起こす。肝陽上亢の場合は,眩暈・耳鳴り・顔面紅潮・目の充血・情緒不安定などの「上盛」の症状が現れやすく,脈は弦数が現れやすい。また同時に,肝腎の陰液不足による腰膝の軟弱化などの「下虚」の症状が現れやすい。

2．肝陰不足,肝風内動

　肝陰肝血の滋養・滋潤が不足すると筋脈失養が現れる。また,肝陰が肝陽を制御できなくなる。そのために肝陽の「昇」と「動」の性質が過剰にはたらき,筋脈の正常な運動機能を保持することができなくなり,肝風内動が現れる。眩暈,筋肉のピクつき,手足のふるえ,痙攣がおこる。また熱盛を伴えば,人事不省・半身不随などがおこる。

⑤ 腎病の病機

　腎には「精を蔵す」「生殖,成長発育を主る」「水液代謝を主る」「納気を主る」という生理機能がある。腎の陰陽気血が失調すると,腎の蔵精機能や水を主る機能に影響が現れる。蔵精機能が失調すると,精気が外泄して蔵されなくなったり,精気が不足すると,成長発育に影響したり,生殖機能が悪くなる。また水を主る機能が失調すると,水液代謝の機能が減退したり障害がおきたりする。腎中の精気は,腎陰腎陽の本であり,腎陰腎陽はまた全身の陰陽の根源である。腎の病機は,主として腎の精気不足,腎の陰陽失調として現れる。

1　腎の精気不足

　腎の精気不足には,腎精不足と腎気不固がある。

【1】腎精不足

【成因】 ①先天的な不足
　　　　②栄養の吸収不良などによる後天失養
　　　　③高齢や慢性疾患による腎精の消耗
　　　　④房事過多による腎精の消耗

【病機分析】
　腎精が不足すると，発育が悪くなったり，性の成熟および性機能に障害が現れたり，また老化が早まるなどの病理的な変化が現れる。腎精不足の影響とそれにともなって現れる証候は，成育期の段階により異なる。乳幼児期では，発育成長に影響し五遅や五軟がおこる。思春期では性の成熟過程に影響し，男性では髭がうすい，声が高くて細いなどが現れ，女性では初潮が遅れる，乳房の発育不良などが現れる。また壮年期では性機能に影響し，陽痿〔インポテンツ〕，早泄〔早漏〕，不妊症などがおこる。老年期では，早老化がおこったり，腰膝の軟弱化，歩行障害，精神不振，難聴，老眼などがおこる。

【2】腎気不固

　腎気不固とは，腎気不足により固摂機能が低下しておこる病理的な状態である。

【成因】 ①幼年期における精気の充足不足
　　　　②老年期における精気の衰退
　　　　③房事の不摂生
　　　　④慢性病による腎気の消耗

【病機分析】
　腎気不固は，腎の封蔵機能の失調と，二便に対する固摂の失調として現れる。封蔵機能が失調すると，腎中の精気が流失しやすくなり，遺精や滑精がおこる。二便に対する固摂が失調すると，大便失禁・遺尿などがおこる。また衝任二脈の機能が低下し，胞宮の固摂が低下すると，滑胎*1・小産*2となる。

　　＊1　滑　　胎──堕胎あるいは小産が連続して3回以上続くもの。
　　＊2　小　　産──妊娠3カ月以上で流産すること。

2　腎の陰陽失調

　腎陰と腎陽の失調は，すべて虚証として現れる。ここでは腎陰虚と腎陽虚について述べる。

【1】腎陰虚

【成因】 ①房事過多による真陰の損傷
　　　　②邪熱や五志化火による傷陰
　　　　③慢性病による腎陰の消耗や，他臓の陰虚の波及
　　　　④陰虚の体質素因

腎病病機の概念図

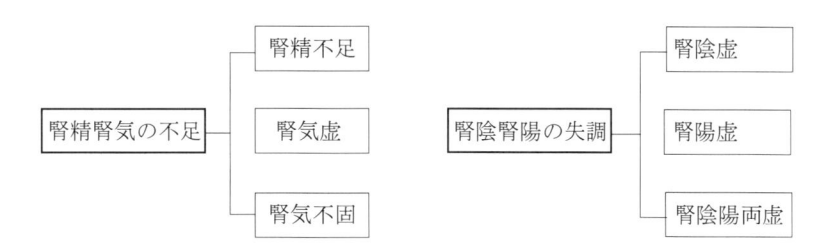

```
                    ┌─ 腎精不足              ┌─ 腎陰虚
  腎精腎気の不足 ──┼─ 腎気虚    腎陰腎陽の失調 ──┼─ 腎陽虚
                    └─ 腎気不固              └─ 腎陰陽両虚
```

【病機分析】

　腎陰が不足したために，腎陽を制御できなくなると，相火〔腎火のこと〕が亢盛となり，陰虚内熱や陰虚火旺などの病理的な状態が現れる。腎陰不足による身体の痩せ・腰膝の軟弱化がおこったり，相火の亢盛により五心煩熱，または骨蒸[*3]潮熱・のぼせ・盗汗などがおこり，舌質は紅で少苔・脈は虚細数となる。

　　＊3　骨　　蒸——陰虚により生じる潮熱の熱気が「裏」から突き出てくることを形容した表現。

【2】腎陽虚

【成因】①心脾陽虚など他臓の陽虚からの波及

　　　　②房事過多

　　　　③寒涼な薬剤の長期服用や慢性病による消耗

　　　　④陽虚の体質素因，老化による腎陽虚衰

【病機分析】

　腎陽は全身の陽気の根本であるが，腎陽が衰弱すると，陰寒が内生し，身体の各方面に寒象が現れる。腎陽虚損のために温煦（おんく）機能が低下すると，身体の冷え・寒がり・寒厥がおこる。命門の火が衰弱すると，男性では陽痿・早泄となり，女性では水様の帯下がでたり，不妊症となる。腎陽が衰弱して気化機能に障害が現れると，小便不利・遺尿・浮腫がおこる。また血脈が陽気の温煦を受けられなくなって陰寒が凝結したり，寒が経脈に凝結すると，瘖啞（いんあ）〔失声症〕・陰疽（いんそ）〔結核性寒性膿瘍〕がおこる。また腎陽虚損のため脾を温煦できなくなると，脾の運化機能が低下して未消化物を下痢したり，五更泄瀉となる。

六腑の病機

① 胆病の病機

　胆は，胆汁の貯蔵と排泄を行い，脾胃の消化と運化機能を助けている。こうした胆の生理機能は，肝により制御・調節されている。また胆は決断を主っている。胆の機能が失調すると，主として胆汁の分泌・貯蔵・排泄に障害がおこったり，決断力に障害がおこる。

　情緒不安定が原因となって，肝の疏泄機能が失調したり，中焦の湿熱が肝胆の気機を阻害すると，胆汁の分泌・貯蔵・排泄に障害がおこりやすくなる。こうした障害は脾胃の運化機能に影響することもあるし，また胆汁が外溢した場合には，黄疸が現れる。

　胆虚となり，決断を主る機能が低下すると，不機嫌になったり，驚きやすい・不安感・夢を多く見るなどの症状が現れやすくなる。胆気不利となり，胃にその影響がおよぶと，胸脇部の満悶感・両脇部の放散痛・噯気・悪心・嘔吐などの症状が現れやすくなる。

　胆経に熱が鬱し，さらに痰がからんで心神に影響すると，心煩・不眠などの症状が現れる。胆経の湿熱がうまく疏泄されず上逆すると，口苦・脇痛が現れる。また湿熱が経絡にそって下注すると，経気が鬱滞して水道不利となり，陰嚢部が湿っぽくなったり，腫脹や疼痛がおきたり，小便が混濁したりする。また女性では，外陰部の瘙痒や黄色くてにおいをともなう帯下が生じたりすることがある（肝胆湿熱下注）。

② 胃病の病機

　胃には「受納を主る」「水穀を腐熟する」機能がある。また消化の初期段階にある水穀を，下部にある小腸に運ぶ機能がある。このため胃の生理機能は，「和降」の言葉で表されている。胃の機能が失調すると，主としてこの受納，腐熟機能の障害，和降の状態の失調がおこる。胃病の病機には，次のようなものがある。

【1】胃気虚損

　胃の機能が低下した病理的な状態であり，長期にわたる飲食の不節制，病の慢性化による胃気の損耗などの原因によりおこる。先天的な胃の虚弱が原因となる場合もある。胃気虚になると，飲食物を受納する機能や水穀を腐熟する機能が低下して，食欲不振・飲食無味・胃脘部の膨満感などがおこる。また和降の状態が悪くなり，胃気が降りなくなると，胃脘部の脹痛がおこり，胃気上逆をきたすと，悪心・嘔吐・噯気・呃逆などがおこる。

【2】胃寒内盛

　冷たい物を過食したり，寒涼剤を過剰に服用して胃陽を損傷するとおこる。また平素から陽虚である場合，寒が内生して胃寒となるものもある。胃寒の場合は，腐熟機能が著し

く減退し消化が悪くなる。また胃寒のために気機が悪くなると，気滞が生じ，さらに寒のために血行が悪くなると，血瘀を形成することもある。このため激しい胃脘痛が生じる。ただし温めると寒勢が衰えるため，痛みが軽減するという特徴がある。

【3】胃火上炎

　胃火上炎とは，胃の鬱熱が盛んになり，そのために胃火が経にそって上衝するという病理的な変化である。温熱の邪が胃に影響しておこるもの，平素から辛い物や油っこい物，味のこい物をとりすぎたり，また飲酒の習慣によって，胃に熱がこもっておこるものがある。胃が肝鬱化火の影響を受けておこるものもある。胃火が盛んになって胃の腐熟機能が亢進すると，むねやけ・消穀善飢*などの症状が現れやすい。胃火が盛んとなり，胃中の津液を損傷すると強い口渇がおこり，燥熱が内結すると大便秘結となる。胃火のために胃の和降が失調して胃気が上逆すると悪心がおこったり，酸苦性の黄水を嘔吐することがある。また胃火が経にそって上炎すると，歯肉の腫脹・びらん，歯肉からの出血などがおこりやすくなる。

　　＊　消穀善飢──食欲が非常に旺盛で，食後すぐに空腹感を覚えること。

【4】胃陰不足

　胃陰不足とは，胃の陰液が不足し，そのために胃が栄養と潤いを失って生じる病理的な変化である。温熱病の邪熱がなかなかとれない場合，あるいは気持ちがふさがって気が鬱し化火した場合，大病や慢性病がなかなか改善しない場合に摂食習慣の影響などによっておこる。胃陰が不足しているために胃の受納，腐熟機能が減退すると，食欲不振・空腹感はあるが食欲がないなどの症状が現れる。虚熱が内生するので胃部の灼熱感や口内炎を生じ舌質は光紅で乾いている。胃陰が不足したために胃の和降機能が失調すると，胃脘部の膨満感がおこり，胃気が上逆すると乾嘔・しゃっくりなどがおこる。

【5】胃絡瘀滞と損傷

　胃絡瘀滞とは，瘀血が胃の脈絡に阻滞することによっておこる病理的な変化である。瘀血は有形の実邪であり，これが生じた場合，胃脘部の疼痛が主な症状として現れる。この疼痛の性質は刺痛（刺すような痛み）が多く，疼痛部位は固定している。また食後に疼痛がひどくなることがある。疼痛部位は拒按・舌質は紫暗・脈は細濇となりやすい。これが長期化して脈絡を損傷すると，吐血（紫黒色）やタール状の血便をともなうことがある。

③── 小腸病の病機

　小腸には，「水穀の受盛と消化」「清濁の分別」という生理機能がある。また余剰の糟粕と水分を，大腸や膀胱に輸送している。小腸の病機には，虚寒のものと実熱のものがある。

【1】小腸虚寒

小腸虚寒とは，小腸の消化機能の減退，清濁の分別機能の減退という形で現れる。寒邪の侵入により中陽（中焦の陽気）が損傷されておこるもの，腎陽不足のため温煦機能が低下しておこるものなどがある。小腸虚寒となり「受盛」機能が低下すると，食後の腹痛・泄瀉〔下痢〕がおこり，嘔吐することもある。また水穀の消化，精微の吸収ができなくなると，未消化物を下痢するようになる。清濁の分別機能が失調すると，清濁がまじりあい，腹痛・腹鳴・上吐下瀉などが現れやすくなる。

【2】小腸実熱

小腸実熱とは，湿熱が小腸や手太陽経にこもったり，あるいは心経の火熱が循経により小腸に影響しておこることが多い。尿の色が非常に濃くなる・排尿時の熱痛・淋濁（小便混濁）などの症状をともなう。

④ 大腸病の病機

大腸には，「糟粕を伝化する」生理機能がある。大腸の病機は，主として伝導機能の失調である。そのため，便通異常がおこる。大腸の燥熱，津液の不足，あるいは陽気虚弱による推動機能の低下などにより，大便燥結・便秘などがおこる。肺失粛降，胃失和降が合併すると便秘はさらに増悪する。飲食の不摂生により食滞が生じたり，寒湿や湿熱が大腸に下注すると，泥状便や泄瀉（下痢）などの症状が現れる。また積滞と大腸の気血がからみあうと，裏急後重・赤白痢などの症状が現れる。脾陽衰弱，腎気不固が大腸に影響すると久泄（または滑脱）・大便失禁・脱肛などの症状が現れる。

⑤ 膀胱病の病機

膀胱には，尿を貯蔵・排泄する機能がある。したがって，膀胱の病機には，排尿異常がその特徴として現れる。例えば，腎の陽気が不足して膀胱の気化機能が悪くなると，排尿不利あるいは尿閉などが現れる。腎気不固のために腎の気化機能が失調し，そのために膀胱の「閉蔵」機能が悪くなると，遺尿・小便失禁などの症状が現れる。湿熱が膀胱にこもると，頻尿・尿意急迫・排尿痛や尿の混濁・残尿などが現れる。また湿熱が長期にわたって膀胱にこもって津液に作用すると，砂石を形成し石淋を引き起こす。湿熱あるいは砂石が膀胱の血絡を損傷すると，血尿あるいは血淋を引き起こす。

⑥ 三焦病の病機

三焦は，気と津液の昇降出入の通路である。三焦の主な生理機能には気化機能がある。同機能は全身の気化機能において重要な役割を担っており，臓腑組織間の機能を協調させ

るはたらきをもっている。三焦の気化機能が失調すると，肺の通調機能，脾の運化機能，腎の蒸化機能，膀胱の気化機能，大腸や小腸の伝化機能と吸収機能，肝胆の疏泄機能，水液代謝などがそれぞれその影響を受けやすくなり，気の流通や津液代謝が失調する。すなわち三焦の気化機能の失調は，全身の気化機能に影響をあたえるため，一連の病理的な変化が個々に，あるいは関連しておこりやすくなる。

内生の風・寒・湿・燥・火の病機

　陰陽・気・血・津液や臓腑の機能が失調すると，風・寒・湿・燥・火などの六淫外邪が引き起こすものと類似した病理的な変化が生じる。これは外感六淫の邪とは異なり体内より生じるので，「内生五邪」と総称され，それぞれ内風・内寒・内湿・内燥・内火と呼ばれる。

1　内風

　内風は風気内動ともいう。疾病の進行過程にあって，陰虚，陽盛あるいは陰虚陽亢により眩暈・痙攣・振戦などの動揺現象が現れることがあるが，これらは風気内動の現れである。

【1】肝陽化風

　怒りなどの情志の異常により肝陽が亢進したり，心労過度などにより，肝腎の陰が損傷すると陰虚陽亢となる。陰が陽を制御できなくなって肝陽が亢盛となると内風も生じ，風気内動を形成する。

　風気内動では，筋肉の痙攣・四肢のしびれ・振戦・眩暈・頭痛・顔面麻痺などの症状が現れる。血が気とともに頭部に上衝すれば，突然の昏倒，あるいは意識障害などが現れ，半身不随がおこることもある。

【2】熱極生風

　熱性病の高熱期に現れやすい。邪熱が強く作用して津液や営血を損傷したり，肝経に影響すると，筋肉が滋養されなくなる。このように陽熱が盛んとなって内風を生じると，痙攣・鼻翼煽動・上視などの症状が現れる。この場合，高熱や意識障害をともなうことが多い。

【3】陰虚風動

　熱性病が長引いて陰津を損傷している場合，あるいは慢性疾患で陰液を損傷している場合によくみられる。陰液が損傷し，そのために筋脈が陰液の濡養を受けられないと内風が生じる。症状としては筋肉がひきつれ，ピクピク動く・手足の躍動などが現れやすい。

【4】血虚生風

　血の生成不足，失血過多，あるいは久病のため営血を損傷し，そのために肝血不足となって筋脈が滋養されなくなったり，血が絡に栄養分を供給できなくなると，内風を生じる。症状としては身体が揺れたり，手がふるえたり，四肢のしびれ感・筋肉がピクピク動く・あるいは手足の拘攣などが現れる。

【5】血燥生風

久病による血の損傷，高齢者にみられる精血不足，長期にわたる栄養失調，血の生成不足，あるいは瘀血内結による新血の生成障害などによりおこるものが多い。血が不足し滋潤作用が低下すると身体組織の潤いがなくなって化燥し，そのため肌膚が濡養を受けられなくなったり，経脈の気血が調和を失って血燥生風となる。症状としては皮膚が乾燥したり，カサカサし，また皮膚の瘙痒あるいは落屑を生じる。

2 内寒

内寒は陽気が衰弱して陽気の温煦機能が減退し，そのために虚寒が内生しておこる病理的な状態である。五臓の陽気はそれぞれ全身を温煦しているが，特に腎は陽気の根源といわれており，全身の臓腑組織を温煦する機能がある。

陽気が衰弱すると，内寒が現れやすくなる。症状としては顔面蒼白・寒がり・四肢の冷え・風邪を引きやすいなどがおこりやすくなる。

また陽気が不足して蒸化機能が低下すると，津液代謝の障害あるいは減退がおこり，そのために陰寒の邪〔水湿，痰飲の類〕が停滞する。この場合，症状としては頻尿・尿清長・浮腫などがおこりやすくなる。

また内寒が旺盛になると分泌物質は色が透明になり，臭いがなくなる。このタイプの人は抵抗力が弱まっているため，外邪の侵入を受けやすい。また寒冷刺激に対する抵抗力が減弱しているので，冷えると症状が増悪する。

3 内湿

内湿とは，水分を摂取しすぎたり，肺・脾・腎・三焦の機能が失調して水液代謝が悪くなり，水湿が停滞するという病理的な状態である。水液代謝は三焦に所属するそれぞれの臓腑が主っており，その標は肺にあり，その本は腎にあり，その制は脾にある。湿邪の粘滞性と重濁性は，気機を阻害しやすく，陽気を損傷しやすい。水湿の停滞部位の違いにより，症状の現れ方は異なる。ひどい場合には，表裏におよび，上下に泛溢し，三焦がその影響を受ける。

湿が上部や表にある場合は，宣肺により湿邪を宣化させることが多い。上焦を通じさせて津液を下らせ，水道を通利して膀胱に下輸させる。

湿が中焦に停滞している場合は，脾胃に原因がある。これは脾失健運となると，土が水を制することができなくなるためである。湿が胃腸に停滞するために，上下の通りを悪くしたり，肌膚に溢れることもある。

湿は陰邪であり，その性は潤下である。したがって湿は極めて下注しやすい。あるいは腎気不足のために気化不利になると，湿は下に溢れるようになる。

また内湿のある者が外湿を感受すると，内湿は増悪し，綿々としていつまでも解けにくくなり，さらに湿邪が久しく鬱すと，また湿熱に変化してしまう。

4 内燥

内燥は津液・血・精などの陰液が不足し、そのために各臓腑・組織・器官が潤いをなくして乾く、という病理的な状態のことである。

内燥を引き起こす原因としては、亡血・失精・大汗・大吐・大下による津液の損傷、熱性病の過程に現れる熱邪による陰液の損傷などがある。また、津液・精血の生成不足あるいは慢性疾患による津液の損傷がある。

陰液が不足すると陰虚内熱による燥熱の症状が、体内では臓腑に、また体表では腠理に次のように現れる。

皮膚が乾き光沢がなくなりカサカサする・しわが増える・口、唇、喉がかわく・舌に潤いがなくなる・舌紅となり亀裂が入ることがある・鼻と目がかわく・爪が割れやすくなる・大便燥結・小便短赤など。

この内燥の病変は、各臓腑・組織・器官におこるが、臨床上はとりわけ肺・胃・大腸によくみられる。

　　肺燥……………………乾いた咳、無痰、あるいは喀血。
　　胃燥（胃陰虚）……口渇、食欲の異常や口内炎、歯肉出血。舌質光紅、無苔。
　　腸燥……………………大便秘結が主症状である。

5 内熱、内火

内熱・内火とは、身体の陰陽が失調し、陽熱有余となって生じる機能亢進・興奮不安を主とする病理的な状態である。内熱は多くの場合、局限性の温熱現象として現れる。また内火には多くの場合、頭顔面部に炎上するという特徴がある。ただしこの2つは相互に関連しており、内熱が要因となって火熱上炎がおこる例もある。その病機は次のとおりである。

【1】陽盛化火

陽気は人体に必要不可欠なエネルギーであり、臓腑を温養し、生長・発育を促進する作用を有している。人体が正常な生理的状態にあるときの火について、『内経』では「少火生気」と述べている。もともと身体の陽気が有余であったり、また辛いものや油っこいものを食べすぎたり、温補の品をとりすぎたりすると、陽熱偏亢となり、化火傷陰、焦骨傷筋〔骨や筋を傷めること〕をきたす。このような陽気の亢進によって生じた邪火を「壮火」という。このことは「陽盛則熱」「壮火食気」「壮火の気衰」といわれている。

【2】邪鬱化火

風・寒・燥・湿を感受し、これらの外邪が速やかに解除されなかったり、痰濁や瘀血が速やかに去らないと、一定の時間鬱積した後、熱化して火熱の証となることがある。

【3】五志化火

　長期にわたって精神抑鬱状態にあると，とりわけ肝気鬱結，鬱怒して気持ちが晴れない状態が続いている場合には，肝気の疏泄が悪くなり，気鬱化熱を引き起こす。さらに精神的な刺激が加わると，鬱熱化火，心肝火旺を引き起こす。

【4】陰虚火旺

　陰虚火旺は，精血・陰津が不足して陰が陽を制御できなくなり，そのため陰分の不足と陽熱の有余が生じ虚火が内生しておこる。陰虚火旺は，虚性の興奮および火熱病理として現れる。これは「陰虚は内熱を生じる」といわれているものである。

[復習のポイント]

1) 病機とは何か，また病機の種類について説明できる。
2) それぞれの病機学説の内容と役割を説明できる。
3) 臓腑病機では病因と関連させて各臓腑の代表的な病態を説明できる。

【第5章】
中医学の診察法［四診］

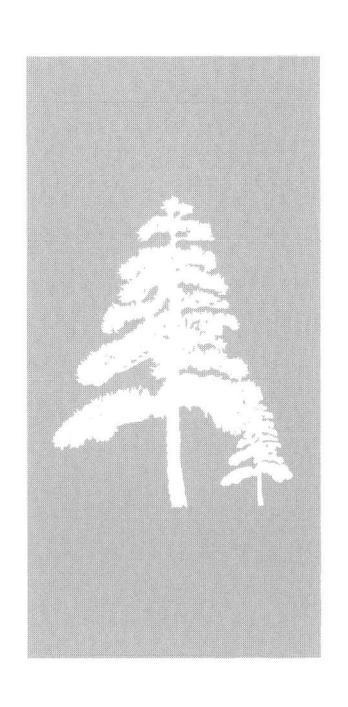

［学習のポイント］

❶——中医学独特の診察方法として，四診の意義と目的を理解する。
❷——四診のそれぞれの特徴的な内容を理解する。
　　1）望診では，患者の神・色・形・態・舌象および分泌物・排泄物の変化と証との関連性を理解する。
　　2）聞診では，嗅覚と聴覚により得られる情報と証との関連性を理解する。
　　3）問診では，寒熱・汗・疼痛・睡眠・飲食・口味・月経・帯下などの変化と証との関連性を理解し，さらにその重要性を認識する。
　　4）切診では，脈診・按診の意義と一定の内容を理解する。
❸——四診の相関性を理解することにより，診察方法の偏りによる危険性を理解する。
❹——たえず陰陽・表裏・虚実・寒熱を意識しながら，四診が行える態度と習慣を養う。

第5章 中医学の診察法［四診］

　中医の診法とは，望・聞・問・切の4つの内容から成る診察法であり，「四診」ともいわれている。

　視覚により患者の全身および局所の状態を観察することを望診，聴覚と嗅覚により患者の声や分泌物などのにおいの異常を知ることを聞診，患者あるいはその家族から疾病の発生や進行の経過，現在の症状およびその疾病に関連のある状況などを詳しくたずねることを問診，患者の脈をみたり，腹部や手足およびそのほかの部位を触診することを切診という。

　人体は1つの有機的な総合体であり，局所の病変は全身に影響をおよぼし，内臓の病変は五官・四肢・体表などの各方面に反映する。このため舌を観察し，声を聞き，症状をたずね，脈を診るなどの手段を用いて，各方面に現れた症状や兆候を多面的に診察することによって疾病の原因，性質およびその内部との関連を知ることができる。これは弁証論治の根拠となるものである。

　望・聞・問・切は，疾病の性質・状態を深く認識するための4種の方法である。各診法には固有の役割があり，臨床においては必ず四診を有機的に結びつけなければならない。すなわち「四診合参」である。中医学では，四診合参により系統的に病状を知ることができ，正確な判断を下すことができると考えている。

第1節 ● 望　診

　望診とは，患者の神・色・形・態・舌象および分泌物，排泄物の色や質の病的な変化を視覚的に観察し，内臓の病変を推測し，疾病の状況を知る診察法である。中医学は，長期にわたる医療実践のなかでしだいに体の外部の様子，とりわけ顔面部・舌質・舌苔と臓腑の状態には密接な関係があると認識するようになった。また，臓腑のみならず，気血・陰陽の変化も体表に反映される。したがって，望診によって，体の内部の病変を知ることができるのである。

① 全身の状況

1　望神

　望神とは，患者の精神の状態，意識がはっきりしているか否か，動作に調和がとれているか，反応は鋭敏であるかどうかなどの状況を観察することである。これにより，臓腑・陰陽・気血の盛衰と疾病の予後を判断する。特に「目」は五臓六腑の精気が注ぐところであり，それは脳に通じ，肝の竅であり，心の使いである。したがって，望神に際して目の観察は重要である。望神では，次の3つの状況に注意する必要がある。

【1】得神

　神は精気を基礎物質としているため，精気が充足していれば神は旺盛となる。この精気の反応は目に現れやすい。患者の目が活発に動き，輝いて生き生きとして，また精神状態がはっきりとしており，反応も鋭敏で，言語が明朗な状態を「得神」または「有神」という。この状態は正気が損傷しておらず，臓腑機能にも衰弱がみられないことを表しており，たとえ病状が重くても予後は一般的に良好であることを示している。

【2】失神

　患者の眼光が暗く，瞳に生気がない・また精神状態がおもわしくなく，反応が鈍い・呼吸が弱い・ひどい場合には意識が昏迷して，衣服や布団を手でさぐり，空をつかんで糸をさぐっているような動作をする・卒倒する・目を閉じ，口を開き，手をだらりとし，失禁するなどの状態を総称して，「失神」または「無神」という。これは正気がすでに損傷し，病状も重いことを示している。

【3】仮神

長く病気を患っている場合や，重症者で精気が極度に衰弱している場合によくみられる。例えば，以前は話したがらず，声も低く，弱々しかったものが，突然活発に話しだして止まらなくなる。あるいは精神が極度に衰退し意識のはっきりしなかったものが，急に頬に赤みがさす。これらは「仮神」といわれる状態である。これは陰陽が拒絶しあい，陰が陽を収斂(しゅうれん)できず，陰陽がまさに離れようとしているときにおこる現象ととらえられる。比喩的には「回光反照」（反射してもどった光がまた照り返す），「残灯復明」（消えようとした灯がまた明るくなる）と称される仮象で危険な兆候である。

2 顔色の望診

顔色の望診では，患者の顔色と光沢を観察する。古来，医家たちは望診に際して五行学説にもとづいて色調を青・赤・黄・白・黒の5つに分類し，これにもとづく望診を「五色診」と称している。五色の変化は顔面部に最もはっきりと現れるので，ここでは顔色による五色診を説明する。

【1】顔色の診断原理とその臨床意義

経絡を通しての連絡により，臓腑の気血は顔面部に反映される。このため顔面部の色とつやを望診することにより，臓腑気血の盛衰および邪気の所在を知ることができる。

陰陽五行と蔵象学説の理論にもとづき，五臓と五色の関係は，青肝・赤心・黄脾・白肺・黒腎となっている。色とつやの異常な変化は，それぞれ特徴的な病証を反映しており，つやは精気の盛衰を反映している。このため顔色とつやの有無は，疾病の程度の診断，病状の進退を判断するのに重要な意義がある。

一般的に，顔色が鮮明でつやがあれば病は軽く，気血も衰えていないと判断できる。したがって，病も治癒しやすく，予後も良好である。一方，顔色が暗く，やつれている場合は，病は重く精気はすでに損傷しており，予後も楽観できないとされている。

【2】顔面部と臓腑の相関部位

顔面部の各部位は，それぞれ所定の臓腑と関係しており，これが，顔面部における望診の基礎となっている。したがって，顔面各部位を色という視点から観察することにより，的確に病状を理解することができる。

しかし，病の進行状況，色の明暗，発病メカニズムの相異によって，顔面に現れる変化もさまざまである。そのため，部位の観察を機械的に行ってはならず，四診合参により臨機応変に対応していく必要がある。そのうえで部位の望診を行うのである。部位の区分は，色診の基礎と位置づけられることを理解しておきたい。

顔面望診臓腑相関図

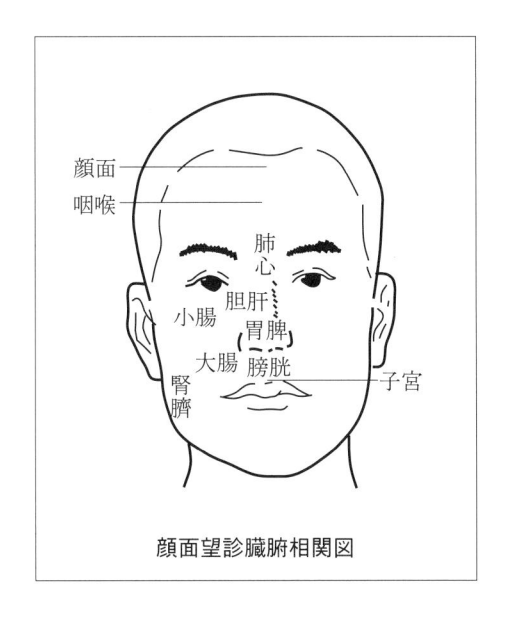

顔面部の名称と五臓の相関的位置

庭……………………………顔面
眉間の上……………………咽喉
眉間の中（印堂）…………肺
眉間の下（下極，山根）…心
下極の下（年寿）…………肝
肝部の左右…………………胆
肝下…（准頭）……………脾
方上（脾の両側）…………胃
中央（顴下）………………大腸
挟大腸………………………腎
明堂（鼻の先端）以上……小腸
明堂以下……………………膀胱

【3】常色と病色

1．常色

　常色とは生理的な顔面部の色つやのことを指している。顔面部が常色であれば，精神・気血・津液が充足し，臓腑の機能が正常であることを示している。精気が満ちてそれが容貌に現れるため，正常な人の顔色は明るく潤いがあり光沢がある。

2．病色

　病色とは，疾病をわずらった状態の顔面部の色つやのことを指しており，常色を除くそのほかすべての異常な色つやを指してこう呼ぶ。これには主として次の5つがある。

①**青色**：寒証・痛証・瘀血・驚風（きょうふう）に現れやすい。

　　　　寒邪により気滞血瘀となり，経脈が拘急・収引すると顔色が青くなり，ひどいときには青紫色となる。経脈が血瘀により通じなくなると痛みがおこる。また血が筋を栄養できなくなり，肝風内動となると驚風〔ひきつけ〕がおこる。

②**赤色**：熱証に現れやすい。

　　　　赤色の強いものは実熱によくみられ，微かに赤いものは虚熱によくみられる。気血は熱によりめぐりがよくなるが，熱が盛んになり血脈が充満して血がいっそう上昇すると，顔面は赤色となる。

③**黄色**：虚証・湿証に現れやすい。

　　　　黄色は脾虚湿蘊〔蘊とは，こもること〕の兆候である。脾の運化機能が失調して，水湿が内に停滞し，気血を満たすことができなくなると，顔色は黄色となる。

④**白色**：虚証・寒証・脱血・奪気に現れやすい。

　　　　白は気血不栄の兆候である。陽気が虚すと，気血の運行が悪くなる。あるいは気を消耗したり失血すると，気血は不足する。あるいは寒邪により血が凝滞して，

経脈が収引する。これらはすべて白色の顔面を呈す。
⑤**黒色**：腎虚・寒証・痛証・水飲・瘀血に現れやすい。
　　　　黒は陰寒水盛の色である。腎陽が虚したために水飲不化，陰寒内盛となると，血は温養されず，経脈が拘急して気血が滞り，顔色は黒くなる。

　臨床上よく見られる病的な顔色としては，顔色萎黄，顔色㿠白，顔色蒼白，顔色紅，顔色不華（淡泊または萎黄），顔色黧黒などがある。黄色くて光沢のない顔色を顔色萎黄といい，脾虚証や血虚証に多く見られる。白くて光沢のない顔色を顔色㿠白といい，陽虚証に多く見られる。青白い顔色を顔色蒼白といい，裏寒証に多く見られる。紅潮している顔色を顔色紅といい，熱証に多く見られる。顔色が淡白であったり萎黄であるなどの場合は，顔色不華ともいう。不華とは，色や光沢がすぐれないことをいう。顔全体がどす黒いものを顔色黧黒といい，腎虚証や血瘀証に多く見られる。

3　形体の望診

　主として患者の体形から受ける印象が頑健か虚弱か，また太っているか痩せているかなどを観察する。

　人体の外見における強弱の印象は，五臓の機能の盛衰と一致しており，内臓が盛んであれば外も壮健で，内臓が衰えていれば外も虚弱であると一般的には判断できる。

　疾病の過程においては，太っていて肌が白くつやがなく，元気のないものを「形盛気虚」といい，これは陽気不足の証であることが多い。痩せこけていて，顔色が青白く，胸郭が狭く，皮膚が乾燥している場合は，陰血不足の証であることが多い。例えば，肌肉がひどくやせており，精気が疲弊している様子のうかがわれる患者などが，これに相当する。「鳩胸」・「亀背」などの奇型は，先天不足によるものが多く，肺気の消耗・脾胃虚弱・腎精損失であることが多い。「肥人多痰，痩人多火」といわれるが，これは望診上一定の意義をもっている。

4　姿勢，体位の望診

　主として患者の動作と，静止しているときの状態，および疾病に関係のある体位の変化を観察する。

　疾病の種類によって，患者の姿勢と体位には一定の特性がみられる。動的なものは陽証に属し，逆に静的なものは陰証に属す。

例1．患者が寝ていて，仰向きで寝，よく寝返りを打つものは，陽・熱・実の証であることが多い。逆にうつ伏せで寝て，あまり寝返りを打たないものは，陰・寒・虚の証であることが多い。

例2．患者が寝ているときに暑がって布団をはねのける場合は，熱証であることが多い。また寝ているときに寒がって丸くなって身を縮め，布団を重ねてかけたがる場合は，寒証であることが多い。

例3．坐っているときに，上向きがちなものは，痰涎が滞っている肺実証のことがある。

また坐っているときにうつむきがちで息切れがするものは、肺虚あるいは腎不納気の証であることが多い。

例4．横たわると気が上逆するものは、心陽不足による水気凌心(りょうしん)であることが多い。また毎年秋や冬になると咳が頻発し、横たわることができなくなるものは、内に伏飲があることが多い。

患者の動作に異常が認められる場合、これを手掛かりにして病証を鑑別していく。

例1．急性熱病で、まぶた、口唇あるいは手指や足指が震えるものは、動風による発痙〔痙攣発作〕の前兆である。また長い間病気をわずらっている患者にこれらの症状が現れた場合は、気血不足により経脈が栄養分を失ったためと考えられる。

例2．四肢の痙攣は風病に多くみられる。これには癇証、破傷風、小児の急性および慢性の驚風〔ひきつけ〕などがある。また手足がひきつり関節を曲げることができない場合は、肝病による筋急、あるいは寒凝筋脈や血液損傷による筋脈の栄養不良であると考えられる。

例3．四肢が軟弱で力がなく、動作の鈍いものは、痿証であることが多い。左右どちらか半身の手足が意のままに操れなかったり、しびれて感覚がない場合は、中風による半身不随であることが多い。また左右どちらか半身の手足に疼痛があり筋肉が萎縮している場合は、風邪により血が消耗し、正気が虚して邪が留まっていることが多い。項背強直・角弓反張・四肢の痙攣は痙病である。

② 局部の状況

1 頭と髪

主として頭の外形、動きそして髪の色つやの変化をみる。頭は諸陽の会、精明の府であり、脳髄を納めている。髄は腎が主っている。また髪は腎の華、血の栄(えい)である。したがって、頭と髪を望診することにより、腎と気血の盛衰の状況を知ることができる。

【1】頭

主として頭の形状と異常な動きがないかを観察する。例えば、小児の場合、頭の形が大きすぎたり、小さすぎたりし、智力の発育不全をともなっている場合は、腎精が不足していることが多い。大泉門が陥没している場合は、虚証のものが多く、高く突き出しているものは熱証のものが多い。大泉門の閉鎖が遅く、頭や首が安定していない場合は、腎気不足による発育不全であることが多い。また老若を問わず、頭部を固定した状態が保てないものはすべて風証と考えられる。

【2】髪

主として髪の質と色の変化を見る。例えば、髪が薄く、梳かすと抜けやすいもの、ある

いは髪質が乾いているものは，精血不足の証であることが多い。束で髪が抜けるのは，血虚受風であることが多い。若年で髪が抜ける場合は，腎虚ではなく血熱によるものが多い。青年における白髪は，他に症状がなければ病態に属さない。

2 目

目は肝の竅(あな)といわれ肝との関連が密接であるが，五臓六腑の精気はすべて目に注いでいる。このため，目に現れる病的な変化は肝のみならず，他の臓腑の病変をも反映している。

目の望診にあたってはまず眼光を観察し，さらにその外形・色・動きなどの変化にも注意をはらわなければならない。

まぶたが赤く腫れている場合は，肝経の風熱によることが多い。眼窩が微かに腫れているのは，水腫の始まりである。眼窩が内陥しているものは，津液の損傷による場合が多い。目じりが赤くただれているものは，多くの場合，湿熱による。瞳孔が散大しているのは，精気が疲弊しているためである。鞏膜が黄色く染まっている場合は，黄疸が疑われる。目じりが淡い色をしているのは，気血不足である場合が多い。諸経の熱が盛んであると，結膜が充血する。両目の上視や斜視，うつろに凝視したりするものは，肝風あるいは動風の前兆である。

3 耳

耳は腎の竅であり，少陽経に属し，宗脈の集まるところである。耳の観察は，耳の色つやおよび耳の中の状態に注意をはらう。例えば，耳殻がひからびて黒くなっているものは，腎精が消耗し，精が上に昇れないためにおこる危証であることが多い。耳の後ろに細絡があり，つけ根が冷たくなる場合は，多くは麻疹の前兆である。耳の中に膿が満ちている，いわゆる膿耳は，肝胆の湿熱による場合が多い。

健常な耳殻は赤く潤っている。耳殻が黄色・白色・黒色・青色などを呈している場合は，病象に属す。耳殻が薄く白か黒いものは，腎精が損傷している場合が多い。

4 鼻

鼻は肺の竅であり，胃経の通るところであり，呼気と吸気の通路である。鼻を望診する場合には，主として鼻の分泌物と鼻の形態を観察する。

鼻から清涕(せいてい)〔透き通った鼻水〕を流すのは，風寒の外感であり，黄色の濁涕(だくてい)〔ねっとりした鼻水〕を流すのは風熱によるものが多い。長期にわたり濁涕を流し，なまぐさいにおいがあるのは，鼻淵〔副鼻腔炎〕である。これは外邪を受けたり，また胆経蘊熱(うんねつ)によりおこる。鼻の頭やその周囲が充血したり，赤色の丘疹ができたりするものは，酒皶鼻(しゅさび)といい，多くは肺と胃に熱があるためにおこる。鼻翼の煽動は，肺熱あるいは腎肺の精気が衰えて喘息がおこっているときに多く見られる。

③ 排泄物

　排泄物には，痰涎・吐物・大小便・涕・涙・帯下などが含まれる。排泄物の色・質・量およびその状態の変化は，弁証分析に必要不可欠な情報である。

　一般的に，排泄物が薄くて澄んでいるものは寒証，黄色く濁って粘稠なものは熱証に属する。寒が凝結すると陽気の作用が悪くなり，機能が減退して水湿不化となるため，水液を澄んだ冷たいものにし，排泄物を薄く澄んだものにする。また熱邪により津液が熱の作用を受けると，排泄物は黄色く濁り，粘着性をおびる。

④ 小児の指紋

　指紋とは示指の内側に浮かびでる脈絡のことである。これは手太陰肺経の分枝のひとつである。このため指紋の望診と寸口脈の切診とは，臨床上同じような意義をもっている。小児の場合，脈をとることのできる部位が短く，また静止した状態を保たせることが難しいため，正確に脈象を取ることが困難である。しかし，示指の内側の皮膚はうすくて柔らかく，脈絡が現れやすく指紋がはっきりしている。このため3才以下の子供の診察にあたっては，脈を切診するより指紋を観察する方が正確に診断できる。

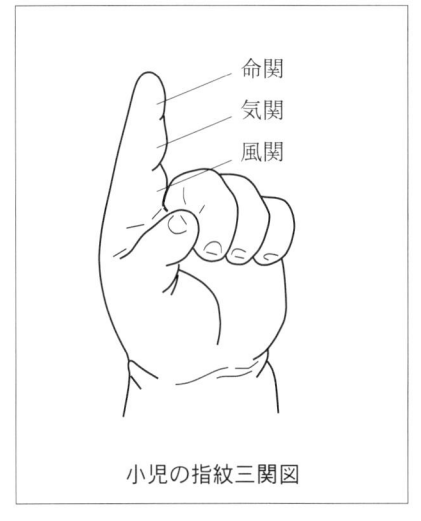

小児の指紋三関図

　指紋は「風」「気」「命」の三関に分かれており，示指の第1節を「風関」，第2節を「気関」，第3節を「命関」という。(図参照)

1 観察方法

　左手の示指と拇指で小児の示指末端を握り，右手の拇指で小児の示指の内側を指先から指のつけ根に向けて適度な力で2～3回擦り，指紋を浮き上がらせて観察しやすくする。

2 観察内容

　主として色つや，長短および浮沈の3方面の内容を観察する。

【1】色つや

　正常な指紋の色は淡紅色であり，風関の内側にうっすらと見える。色が鮮紅色のものは，外感風寒の表証に属する場合が多い。紫がかった深紅色のものは，熱証に属す場合が多い。紫がかった黒色のものは，血絡瘀閉による危篤な状態である場合が多い。色の淡い

ものは虚症に属し，色の暗いものは実証に属す場合が多い。青い色は驚風によくみられ，痛証にもみられる。

【2】長短

一般的に指紋が風関にあるものは，邪気は浅く病は軽い。指紋が気関を突き抜けると邪気が深く入り込み，命門に達すると病状はさらに重くなる。指紋が爪の先までのびている場合は，「透関射甲」(関を透して爪を照らす) といい，病状は重篤である。

【3】浮沈

指紋がはっきりと表面に現れている場合は病は表にあり，深く隠れてはっきりしない場合は病は裏にある。

指紋の色つやの変化と現れる部位，長短，浮沈などに異常な変化がみられる場合，それは，病邪の性質，正気の盛衰，病証の深さや重さを反映している。そのため，指紋を診察することは，病状と予後を判断する助けとなる。しかし，指紋から得られる情報は，他の診察法から得られた情報と併せて総合的に分析する必要がある。

⑤ 舌

舌を望診することを舌診という。舌診は重要な意義をもち，中医診断学の特色の1つとなっている。

1 舌と臓腑との関係

舌は「心の苗」「脾の外侯」といわれており，心・脾二臓の状態を反映するが，舌は経絡を通じて直接・間接的に他の多くの臓腑とも関連している。手少陰心経の支脈は舌根につながり，足太陰脾経は舌根に連絡し舌下に分散している。足少陰腎経は舌根を挟み，足厥陰肝経は舌根を絡い，足太陽の経筋は舌根に結しており，手少陰の経筋は舌根に入るなど，他臓も経脈・経別・経筋を通じて舌と関連がある。このため臓腑の精気は舌に現れ，その病変もまた舌象の変化として現れる。したがって，舌診からは内臓の病理的な変化に関する多くの有益な情報を得ることができるのである。

長期にわたる臨床観察から，医家たちは舌の一定の部位は所定の臓腑と相関関係を結んでおり，臓腑の病理変化が舌に反映することを発見した。中医学の舌診では，舌

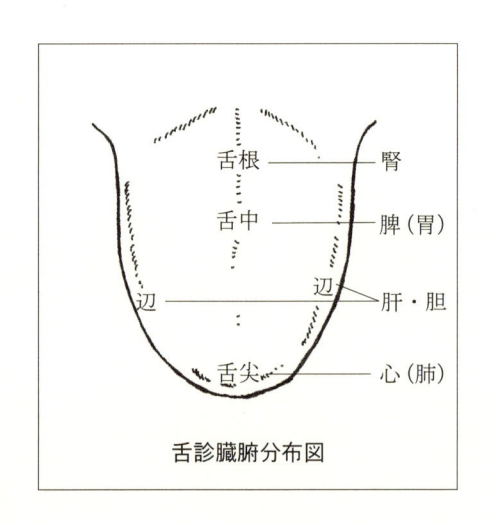

舌診臓腑分布図

を舌尖・舌中・舌根・舌辺の4つの部分に区分し，それぞれ心肺・脾胃・腎・肝胆と関連させている。

2　舌診の臨床意義

舌象の変化には，人体の気血の盛衰，病邪の性質，病位の深さ，病状の進退状況が反映されており，舌診によって疾病の変化と予後をも判断できるため，弁証において大きな意義をもつ。

舌質と舌苔の異常は，それぞれ異なった角度から病理状態を反映している。このため舌質と舌苔の所見は，臨床診断においてそれぞれの意義をもっている。一般的に，内臓の虚実を判定するには，舌質の観察に重点をおき，病邪の深さと胃気の存亡を知るためには，舌苔の観察に重点をおく。舌診の臨床意義は，以下の4点にまとめることができる。

【1】正気盛衰の判断

臓腑気血の盛衰は，舌に反映される。例えば，舌質紅潤は気血旺盛，舌質淡白は気血虚衰，薄白苔で潤いのあるものは胃気旺盛，舌光で苔がないものは胃気の衰退あるいは胃陰のかなりの損傷を表している。

【2】病位の深さを見分ける

外感病においては，病位の深浅を舌苔の厚さから判断できる。例えば，薄苔であれば，疾病が初期段階にあり，病位はまだ浅いと判断できる。逆に苔の厚いものは疾病が裏に入っており，病位が深いことを表している。舌質が絳であれば，熱が営血に入り病位がさらに深く，病状がさらに重いことを表している。

【3】病邪の性質の区別

舌象からは，病邪の性質あるいは種類を鑑別することもできる。例えば，黄苔は熱に多くみられ，白苔は寒に多くみられる。膩苔は食積や痰濁に多くみられる。また舌質に瘀点や瘀斑がみられる場合，それは瘀血の現れである。

【4】病勢の進退の判断

舌苔には，正邪の盛衰と病位の深浅が反映しているため，舌診により病勢の進退を判断することができる。特に急性熱病の場合，舌苔の観察は，きわめて重要な意義をもつ。例えば，舌苔が白から黄に変わり，その後黒に変化した場合，これは病邪が表から裏へと入り，病が軽から重へ，寒から熱へと変化したことを意味する。舌苔が潤から燥へと変わった場合は，熱が盛んなために津液が損傷したものと判断できる。逆に舌苔が燥から潤に，厚から薄に変わった場合は，津液が再生され，病邪がしだいに退いていることを表している。

しかし注意すべき点は，重篤な病であっても舌象には変化があまりみられなかったり，逆に健康な人に異常な舌象が現れることがあることである。したがって舌の観察とともに，

患者の病歴やそのほかの症状，兆候とを統合したうえで，全面的な分析を行わなければならない。

3 舌診の方法

　舌診では，主として舌質と舌苔の変化を観察する。舌質とは舌の肌肉・脈絡組織すなわち舌体の性状である。舌苔は舌体の上に付着している一層の苔状のものであり，胃気によりできるものである。健康状態にあれば，舌体は柔らかく，動きが自然で，色は淡紅色，舌面には粒が均等で適度な湿り気のある薄い白色の舌苔がある。この状態は「淡紅舌，薄白苔」と称されている。

　舌の望診を行う際には，色調を正確に確認するために，自然光が差し込む場所で行う必要がある。人工的な照明下では，舌の色調を見誤るおそれがあるため，舌診はできる限り昼間に行う方がよい。

　舌診に際しては，患者は自然に舌を口の外に伸ばし，舌体を充分に出し，舌尖はやや下に向け，巻きこんで縮めたり，必要以上に力を入れて舌を伸ばさないようにする。力が入ると舌質が暗紅色になるなど色調に影響をおよぼすことがある。

　まず舌苔の有無・厚さ・腐膩（ふじ）・色つや・潤いなどの状況を観察し，次に舌体の色つや・斑点・太さ・堅さ・動きなどの状況を見る。部位的には舌尖から舌根へと見ていく。

4 舌診の所見

【1】舌質

　舌質からは，臓腑精気の盛衰・存亡および疾病の予後の判断における重要な情報を得ることができる。望診にあたっては主として，舌質の色と形態の異常を観察する。

1．舌色

①淡舌（たんぜつ）：正常な舌色より淡白なものを淡舌という。淡舌は，陽気虚弱や気血不足の象であり，虚寒証と関係がある。血虚の病証にもみられる。

②紅舌：正常より紅みの強いものを紅舌という。紅舌は，熱証と関係がある。熱が盛んになると気血のめぐりが活発になり，舌体の脈絡が充盈するため紅色となるのである。裏実熱証によくみられるが，陰虚内熱にもみられる。

③絳舌（こうぜつ）：舌色が深紅色のものを絳舌という。重症の内熱にみられる。絳舌は，外感熱病では熱が営分あるいは血分にあることを表している。また内傷病では，多くは陰虚火旺によるものである。

④紫舌：舌質の色が紫のものには，寒と熱の2つのケースがある。色が深い紫で乾いて潤いのないものは，邪熱熾盛（しせい）による陰液損傷である場合が多く，血気がふさがり滞っている兆候である。また色が薄紫あるいは青紫で湿潤しているものは，陰寒内盛，血脈瘀滞が考えられる。舌に紫色の斑点がみられるものを瘀斑あるいは瘀点といい，これは血瘀の兆候である。

2．舌形

舌形に関しては主として舌質の栄枯，老嫩〔堅さ〕および形態異常の変化を観察する。舌体が明るく潤いのあるものは栄であり，津液が充足していることを表している。逆に舌体がひからびているものは枯であり，津液が損なわれていることを表している。きめが粗く，形が堅く縮まり，色が灰色の舌質は老であり，実証・熱証に現れやすい。きめが細かく，ふっくらと肥満し弱々しい舌質は嫩であり，虚証・寒証に現れやすい。また舌体の太りぐあい，大小，裂紋や歯痕，芒刺の有無なども観察する必要がある。

①胖大舌：正常な舌体より太って大きいものを胖大舌という。これは胖嫩と腫脹とに分けられる。舌体が胖嫩で，舌質淡であれば，脾腎陽虚の現れであることが多く，これは津液不化により水飲や痰湿が停滞することによりおこるものである。舌体が口いっぱいに腫脹し，深紅色であるものは，心脾熱盛であることが多い。

②痩薄舌：舌体が痩せて薄いものを痩薄舌という。これは陰血が虚し舌体を満たしていない象である。舌質が淡のものは，気血両虚に多くみられ，舌質が紅絳で乾いているものは，陰虚火旺に多くみられる。

③裂紋舌：舌の表面にはっきりとした亀裂のあるものを裂紋舌という。これは陰液を損傷し舌面を潤すことができないためにおこるものが多い。舌質が紅絳で裂紋のあるものは，熱盛傷津や陰精虚損に多くみられ，舌質が淡で裂紋のあるものは，血虚に多くみられる。

④歯痕舌：舌体のふちに歯のあとがみられるものを歯痕舌という。これは舌体が，胖大して歯に圧迫されるためにおこるものが多い。このため歯痕舌は胖大舌と同時に現れるが，これは脾気虚あるいは湿盛の場合に多くみられる。

⑤芒刺舌：舌体にとげ状の隆起が認められる場合，これを芒刺舌という。芒刺が乾いているものは，熱邪亢盛である場合が多く，熱が盛んであればあるほど芒刺は多くなる。芒刺が現れている部位により，邪熱がどの臓腑にあるかを知ることができる。例えば，舌尖に芒刺のあるものは，心火亢盛である場合が多く，舌辺に芒刺のあるものは，肝胆火盛である場合が多い。また舌中央に芒刺のあるものは，胃腸熱盛である場合が多い。

【2】舌態

ここでは主として舌体の動きを観察する。

①強硬：舌体が強直して，スムーズに動かず，明瞭に発語できない場合は舌強と表現する。外感熱病では，熱入心包や痰濁内阻，あるいは熱盛傷津によくみられる。また雑病では中風の兆候であることが多い。

②痿軟：舌体が軟弱で力がなく，滑らかに動かせない場合は舌痿と表現する。舌痿は気血または陰液がかなり虚した場合にみられる。久病で舌淡，かつ痿軟であるものは，気血両虚が多く，舌絳で痿軟であるものは，陰液を損傷している場合が多い。新病で舌が乾き紅，かつ痿軟であるものは，熱盛傷津である場合が多い。

③顫動：舌体が震えて止まらないものを「舌体顫動」という。久病で舌体顫動である場合は，気血両虚または陽気虚弱であることが多い。また外感熱病でみられるものは，熱極生風あるいは虚風内動であることが多い。

④吐弄：舌が伸長し弛緩している状態を吐舌という。舌を微かに口外に出したかと思うとすぐ口内にもどしたり，舌で唇の上下や口角の左右をなめるのを弄舌という。これらは心脾有熱によくみられる。吐舌は疫毒攻心または正気衰弱にみられ，弄舌は動風の前兆または小児の知能発育不全によくみられる。

⑤歪斜：舌を伸出したときに左右一方にゆがむものを歪斜舌という。中風または中風の前兆によくみられる。

⑥短縮：舌体が縮まって口外に伸出できないものを短縮舌という。これは重篤な証候の現れである。舌が淡または青色で湿潤し短縮しているものは，寒凝筋脈に多くみられる。舌胖で短縮しているものは，痰湿内阻に多くみられる。また舌紅絳で乾き短縮しているものは，熱盛傷津に多くみられる。

【3】舌苔

　舌苔は胃気が上蒸して生じたものである。健康な舌には一層の薄白苔があり，適度に湿潤している。これは胃気が正常であることを示している。病的な舌苔は，胃気と邪気の盛衰に影響されて現れる。舌苔の診察は，苔色と苔質の2つを観察する。

1．苔色

　苔色には，主として白・黄・灰・黒の4色がある。苔色を観察することにより，疾病の性質を推察することができる。

①白苔：表証・寒証によくみられる。

　　薄白苔は，本来は健康状態の舌苔である。外邪を受けても，病がまだ表にとどまっている場合は，舌苔にはっきりとした変化がみられないことが多く，依然として薄白苔がみられる。舌質淡舌苔白は裏寒証によくみられる。

②黄苔：熱証・裏証によくみられる。

　　一般的には，苔色の黄色が深いほど熱邪が旺盛なことを表わしている。淡黄色は熱が軽く，深黄色は熱が重く，焦黄色〔焦げたような黄色〕は熱結を表している。外感病において苔が白色から黄色に変化するのは，表邪が裏に入り熱化した兆候である。黄苔は熱証・裏証によくみられるので，紅絳舌と一緒にみられることがある。舌質が淡胖嫩でかつ舌苔が黄滑潤であるものは，陽虚による水湿不化を考慮する必要がある。

③灰苔：裏熱証や寒湿証によくみられる。

　　灰色とはすなわち浅黒色であり，黒苔に発展する可能性があり，灰苔と黒苔が一緒にみられることがある。灰苔は白苔から変化することもあるし，黄苔と一緒にみられることもある。灰苔でかつ潤であるものは，寒湿内阻または痰飲内停によ

くみられる。灰苔で乾いているものは，熱盛傷津または陰虚火旺によくみられる。

④**黒苔**：裏証，熱極または寒盛にみられる。

黒苔は，灰苔または焦黄苔から発展して生じる場合が多く，重症な段階によくみられる。黒苔でかつ乾燥して亀裂があり，あるいは芒刺(ぼうし)ができているものは，熱極津枯によくみられる。黒苔でかつ潤滑なものは，陽虚寒盛によくみられる。灰苔と黒苔における寒熱の鑑別ポイントは，舌の乾燥と潤滑をみることにある。

2．苔質

ここでは主として舌苔の厚薄・潤燥・膩腐(じふ)・剝脱(はくだつ)・有根と無根などの所見を観察する。

①**厚薄**：苔質の厚薄は，一般に「見底(けんてい)」できるものを薄，「見底」できないものを厚とする。見底とは，薄い舌苔を透してぼんやりと舌体が見えることである。舌苔の厚薄は，病邪の程度や病状の進退の程度を知る助けとなる。一般に，疾病の初期で病邪が表にあり病状が軽ければ舌苔は薄であり，病邪が裏に入り病勢が盛んであれば，または内に食積や痰湿が滞っていれば舌苔は厚となる。舌苔が薄から厚になるものは，病邪が表から裏へと移り，病状は軽症から重症となり，病が進行していることを表している。また厚から薄へと変わるものは，邪気が衰えるか裏から表へと出てゆき，病状は重症から軽症へと変化し，病勢が衰退していることを表している。

②**潤燥**：正常な舌苔には津液によって滋潤されて適度な潤いがある。舌苔の潤燥の観察により，津液の状況を知ることができる。

舌苔が乾燥しているものを燥苔という。熱盛傷津または陰液損耗によくみられる。また陽気虚のために津液を上に昇らせ舌に分布することができず，燥苔となるものもある。舌苔が水分過多となり，触るとつるつるして湿っているものを滑苔といい，水湿内停の証によくみられる。

舌苔が燥から潤に変わるのは，熱邪がしだいに退いているか，津液がしだいに回復している表れである。また潤から燥に変わるのは，津液が損傷し熱の勢いが強いか，邪が熱化したことを示している。

③**膩腐(じふ)**：舌面が一層の粘膩物(ねんじぶつ)〔ねっとりした苔〕でおおわれ，顆粒は細かく緻密であり，剝離しにくいものを膩苔(じたい)という。これは痰飲・湿温などの病証によくみられる。腐苔は苔質の顆粒がやや大きく，柔らかくて厚みがあり，あたかもおからが舌面に積もったようで，剝離しやすい。食積・痰濁などの病証によくみられる。

④**剝落**：苔の有無とその変化は，正邪の闘いの状態の現れである。舌苔が突然剝落し，舌面が鏡のように滑らかなものを光剝舌，または「鏡面舌」という。これは胃陰枯竭・胃気虚弱の現れである。舌苔が全部は剝落せず，剝落したところが光滑で無苔なものを「花剝苔(かはくたい)」という。これも胃の気陰両傷の現れである。花剝でかつ膩苔のあるものは，痰濁がまだとれておらず，正気も損傷している現れであり，病状はかなり複雑である。

⑤**有根と無根**：舌苔が舌面にしっかり付着して剥離しにくく，あたかも舌面から根が生えているように生じているものを有根苔といい，または真苔という。また舌苔が舌上に浮いたように付着し，剥離しやすく，舌上から生じたように見えないものを無根苔，または仮苔という。舌苔の有根・無根を観察することは，正邪の虚実，胃気の有無をみわけるうえで重要な意義がある。一般に有根は実証，熱証にみられ，胃気があることを示し，無根は虚証，寒証にみられ，胃気が衰えていることを示している。

5 舌質と舌苔の関係

舌質と舌苔の所見は，疾病の発展過程における複雑な病変が舌のうえに反映したものである。舌診にあたっては，舌質と舌苔の所見から病証をしっかり掌握し，さらに舌質と舌苔の関係にも注意をはらわなければならない。そのうえで両者の変化を総合的に分析していくのである。

一般に，舌質と舌苔の変化には一定の法則性がある。例えば，裏に実熱があれば舌質は紅，舌苔は黄で乾く。また虚寒の病であれば，舌質は淡，舌苔は白で潤となる。ただし舌質と舌苔の変化を法則的にとらえることができない例もある。例えば紅絳舌は本来熱証によくみられ，白苔は寒証によくみられるが，紅絳舌と白苔が同時に現れることもある。臨床的には紅絳舌で舌苔が白滑膩のものは，外感温熱病では営分に熱がありかつ気分に湿のある病証によくみられ，内傷雑病では陰虚火旺でかつ痰濁や食積をともなう病証によくみられる。また紅絳舌で舌苔が白く乾いているものは，燥熱傷津の病証によくみられる。前者は湿により熱が伏しているためにおこり，後者は燥気化火が迅速なために病状の発展がはやく，舌苔が黄色くなるまえに燥熱がすでに営分に入り，さらに津液を損傷しておこる。

[復習のポイント]

1) 得神・失神・仮神の特徴とその臨床的意義について説明できる。
2) 常色と病色の特徴とその臨床的意義について説明できる。
3) 形体，姿勢，体位の望診内容について説明できる。
4) 局部の状況をどのように望診するか，それぞれについて説明できる。
5) 舌と臓腑との関係を知り，さらに舌診の臨床的意義について説明できる。

第2節 ● 聞　診

　　聞診の「聞」には，「聞く」だけでなくにおいを確認するという意味がある。聞診とは患者が発語する際の音声を確認し，また気味〔におい〕を確認する診察法である。
　前者は，主として患者の声の高低・強弱・清濁・緩急などを確認し，同時に音声の異常——例えば噯気〔げっぷ〕・哮喘・太息〔ため息〕など——から，病状の寒熱虚実を鑑別する。後者は，主として患者の息・分泌物・排泄物のにおいを確認することにより，病状を鑑別する。

① 声調

　発声は，肺・喉・喉頭蓋・舌・歯・唇・鼻などの協調によってなされるものであり，これらの部位の病変は声調に異変をもたらす。また音声は内臓とも密接な関係があり，音声の異常な変化にもとづいて，全身の変化を診察することができる。健康状態では，人の声調は自然でのびやかである。また声は情志の変化につれて，その調子を変える。

1　病的な声調

【1】発声

　病の初期段階で，発声が困難になるのは，外感風寒で肺気不宣に陥っている場合が多い。長く病を患い失声するものは，肺の衰弱による場合が多い。発声が重濁で，声が高く粗いものは多くは実証であり，発声が軽く，低微で細弱なのは，多くは虚証である。

【2】言動

　患者の会話の様子から，表裏・寒熱・虚実を大まかに鑑別することができる。沈黙して話したがらないのは，虚証・寒証であることが多く，落ちつきがなく多言なのは実証・熱証であることが多い。

【3】呼吸

①**微弱な呼吸と粗い呼吸**：呼吸が微弱なのは肺腎の気虚によることが多く，内傷虚損である。また呼吸に力があり，声が高く息が粗いものは，熱邪内盛による気道不利の現れであり，実熱証である。
②**哮と喘**：呼吸困難，呼吸が短く，切迫している，あるいは鼻翼が煽動し，肩で息をし横たわることができない状態を喘という。また喘息時に，喉の中で喘鳴音のする

ものを哮という。

喘は虚実に分けられる。息が粗く，呼吸音が高くて大きく，息を吐き出すと楽になるものは実喘である。これは肺に実邪があり，気機不利となっておこる場合が多い。また喘して息が弱く，呼吸の音が低い。また呼吸が短くて呼気が多く吸気が少ない，息がとぎれとぎれになるものは虚喘である。これは肺腎気虚によりおこる。

③少気と嘆息：呼吸が微弱で円滑に続かない状態を「少気」という。これは気虚によりおこる。また，嘆息〔ためいき〕は情志が抑鬱して，肝の疏泄が失調するとおこる。

④咳嗽：咳嗽は肺疾患の主症状である。咳嗽の音とその兼症により寒熱虚実を鑑別できる。咳の音が重く，痰が水様で白く，鼻がつまる場合は，外感風寒によるものが多い。咳の音がこもり，痰は濃く黄色で咳出しにくく，咽喉が乾いて痛みがあり，鼻息が熱いものは，肺熱によるものが多い。

咳にともなって，痰が多く咳出しやすいものは痰飲によるものが多い。白沫を咳出したり，あるいは咳に力がなく，息がせわしくなるものは，肺虚によるものが多い。

乾いた咳で痰がなく，あるいは少量の粘液を咳出するものは，燥咳あるいは火熱による咳嗽である。

⑤呃逆〔しゃっくり〕・噯気〔ゲップ〕：呃逆，噯気は胃気上逆によりおこる。その現れ方により，主病も多少異なる。

呃逆：古くは「噦」という。音が高くよく響き，かつ短く力のあるものは，実熱によるものである。音が低く小さく，弱く無力なものは，虚寒によるものである。もし長く病を患って胃気が衰え，音の低い力のないしゃっくりがおこるものは危証である。

噯気：古くは「噫気」という。これは食物が胃腸に停滞したり，肝胃不和や胃虚気逆などの原因によりおこる。食後に酸腐のにおいをともなっておこるゲップは，宿食の停滞や消化不良によるものである。

② ── 気味

口臭は，胃熱あるいは消化不良によりおこるが，虫歯や口腔の不衛生によってもおこる。口から酸臭を出すものは，胃に宿食がある。腐臭気を出すものは，歯槽膿漏あるいは癰〔化膿巣〕があることが多い。

各種の排泄物と分泌物には，大小便・痰液・膿液・帯下などが含まれる。悪臭のあるものは実熱証によくみられ，ややなまぐさいにおいのあるものは虚寒証によくみられる。例えば，大便が臭いのは熱で，なまぐさいのは寒である。小便が臭いのは多くは湿熱である。放屁が異臭を放つのは消化不良，宿食の停滞などによる。また濁った痰や血膿を吐き出し，においの強いものは熱毒熾盛による膿か，あるいは肺癰の膿である。

[復習のポイント]

1）発声・言語・呼吸・咳嗽・嘔吐・しゃっくりの音声の高低・強弱・清濁などの変化の臨床的意義について説明できる。
2）異常な気味の臨床的意義について説明できる。

第3節 ● 問　診

　　問診とは，患者やその付添いの者に質問をすることにより，発病の時期・原因・経過・既往歴・痛みの部位および生活習慣・飲食における嗜好などの疾病にかんする情報を収集する診察法である。

　　問診ではまず患者が訴える主な苦痛をとらえ，その後にそれに関連する事項を堀り下げながら質問していき，情報を集める。また問診では症状の重点をとらえるだけでなく，一般的な情報も得る必要がある。一般的な情報がなければ，病状を確認することができないからである。

　　問診の範囲は広いが，明代，張景岳の『十問歌』にその重点が要約されている。十問の内容は「一に寒熱を問い，二に汗を問う，三に頭身を問い，四に便を問う，五に飲食を問い，六に胸を問う。七に聾（ろう），八に渇ともにまさに弁ずべく，九に脈色により陰陽を察し，十に気味より神見を章（あきら）かにす。」となっている。ここでは『十問歌』を基礎とし，以下いくつかの方面について述べる。

① ─── 寒熱

　　寒熱，すなわち悪寒と発熱は，疾病のなかでもよくみられる症状である。悪寒とは，患者が寒けを感じることである。就眠時に衣服や布団を加えたり，暖房のそばに近寄り暖をとってもなお寒く感じることもある。寒けを感じるものの，就眠時に衣服や布団を加えたり，また暖をとることにより緩解するものは畏寒（いかん）〔寒がり〕という。一方，発熱とは体温が正常よりも高いという他に，患者が全身あるいはある局部に熱があると感じる主観的な感覚をも含む。例えば「五心煩熱（はんねつ）」がこれにあてはまる。

　　悪寒と発熱の発生は，主として病邪の性質と身体の陰陽盛衰の両要素により決定される。一般に邪気の性質からいうと，寒邪は悪寒をまねき，熱邪は悪熱（おねつ）〔あつがること〕をまねく。陰陽の失調からいうと，陽が盛んであれば発熱し，陰が盛んであれば悪寒する。また陰虚陽盛であれば発熱し，陽衰陰盛であれば悪寒する。寒は陰の兆候であり，熱は陽の兆候である。したがって患者に悪寒発熱の状況をたずねることにより，病変の性質と陰陽の盛衰を弁別することができる。

　　寒熱の問診ではまず，患者に悪寒発熱の症状の有無をたずねる。例えば寒熱のあるときには悪寒と発熱が同時に出現するのか，それとも単独で出現するのかはっきりたずねる必要がある。また寒熱の軽重，出現する時間，寒熱の特色およびそれにともなう症状などをたずねる必要がある。よくみられる寒熱症には，次のものがある。

1 悪寒・発熱

　疾病の初期に悪寒と発熱があるものは，外感の表証に多くみられる。これは外邪が肌表に入ることにより，衛陽と邪気が相争っている状態の現れである。外邪には風寒，風熱があり，いずれを感受するかによって，悪寒・発熱には悪寒が重く発熱が軽い場合と，悪寒は軽いが発熱が重い場合がある。

　悪寒が重く発熱が軽いのは，外感風寒の特徴である。これは寒邪束表(そくひょう)により体表の陽気を損傷すると，寒性の反応が主となり，したがって悪寒が重くなる。寒邪束表により，衛陽が体表全体に行きわたらず，局部に鬱結すると，そこに鬱熱が生じ発熱する。また寒には収引・凝滞という性質があるために頭や身体が痛み，無汗・浮緊脈などの症状をともないやすい。

　外感風熱では，発熱が重く悪寒は軽い。これは陽邪である風熱が病を引きおこすため，陽が盛んとなり発熱が重くなるのである。風熱が表を犯し，衛外(えがい)不固となり腠理が開くと，軽度の悪風寒がおこり，さらに口渇・自汗・浮数脈などの症状をともないやすい。

　表証における寒熱の程度は，病邪の性質と関係があるだけでなく，正気の盛衰とも密接な関係がある。例えば，邪気が軽く正気が衰えている場合は，悪寒・発熱が比較的軽く，邪正ともに盛んな場合は，悪寒・発熱も比較的重くなる。邪気が盛んで，正気が衰えている場合は，悪寒は重いが発熱は軽くなることがある。

2 但寒不熱(たんかんふねつ)

　疾病の過程において，畏寒はあるが発熱しないものは，多くは虚寒証である。陽気が虚すと内寒が生じ，また肌表(きひょう)を温めることができないので顔面蒼白，四肢が冷え，就眠時に寒けを訴えるという虚寒証の症状をともなう。寒邪が臓腑に直中(じきちゅう)し陽気を損傷することがあるが，この場合も畏寒あるいは病変部位に冷えと痛みがおこる。これは「陰盛んなれば則ち寒」といわれるものである。

3 但熱不寒

　発熱のみで悪寒せず，悪熱(おねつ)するもののことである。これには次のものがある。

【1】壮熱

　高熱が下がらず悪寒せず，逆に悪熱するものを壮熱という。風寒が裏に入り熱化したもの，あるいは風熱が内に伝わった裏実熱証によくみられる。正盛邪実のために裏熱熾盛となり，熱の勢いが激しいものは「陽盛んなれば則ち熱」の状況で，多汗・煩渇(はんかつ)などの症状をともなうことが多い。

【2】潮熱(ちょうねつ)

　発熱が潮の干満と同じように時間が定まっていて，一定の時間に発熱する，あるいは一

般的には午後に熱がさらにひどくなるものを潮熱という。これには次の3タイプがある。

1. 陰虚潮熱

午後あるいは夜になると発熱するもので，これは「陰虚内熱」といわれており，五心煩熱を特徴とする。ひどいものでは熱が体の深部から湧き出してくるような感覚を覚える。このため「骨蒸潮熱」ともいう。盗汗・頬が赤い・口や咽頭の乾燥・舌紅少津などの症状をよくともなう。

2. 湿温潮熱

温病の湿温病でみられる。午後になると熱がひどくなり，「身熱不揚」を特徴とする。病人の自覚的熱感は強いが，皮膚に触れてもはじめは熱く感じない。しばらく手を当てていると手に灼熱感を感じる。このような熱を身熱不揚という。胸悶・嘔悪・頭や身体が重い・大便溏薄〔泥状便〕・膩苔などの症状をともなうことが多い。

3. 陽明潮熱

胃腸燥熱が内に結することによりおこり，日晡（午後4時ごろ）の陽明の盛んなときに熱がひどくなる場合が多いので，「日晡潮熱」ともいう。腹満・腹痛（拒按）・大便燥結・手足に汗が出る・舌苔黄燥などの陽明腑証の症状をよくともない，舌に芒刺がみられることもある。

【3】長期微熱

気虚によりおこる長期の微熱を，「気虚発熱」という。気虚発熱は一般に発熱が長く続くが体温はあまり高くない。顔面㿠白，食欲はなく，力がなく，息切れし，しゃべりたがらず，疲れてだるく，舌淡，脈虚弱などの症状をともなう。この発熱は脾気虚損により中気下陥し，清陽が上昇せずそれが鬱結することによりおこる。

4 寒熱往来

悪寒と発熱が交替に出現することを寒熱往来という。これは少陽病の半表半裏証の特徴である。正邪が半表半裏の病位で争っているために寒熱往来がおこるのである。

強い悪寒と壮熱とが交替に出現し，しかも周期性があるものは瘧疾である。

② ── 汗

汗は心の液といわれる。陽気が津液を蒸化し，それが体表から出たものが汗である。発汗の異常は，外感病でも内傷病でもみられる。

汗の状況をたずねるときは，まず汗の有無をたずね，さらに汗の出る時間，その部位，汗の量の多少およびその他の症状をたずねる。

よくみられる汗症には次のものがある。

【1】表証の汗

表証の病位は肌表にある。表証では汗の有無を知ることにより，受けた外邪の性質と正気の盛衰を弁別することができる。表証で汗の出ないものは寒邪を感受した傷寒表実証がその代表である。寒には収斂作用があり，そのために腠理がしまると汗孔が閉じ無汗となる。表証で汗の出るものは，風邪を感受した太陽中風証がその代表である。衛陽虚弱の人が風邪を受けておこる表証である。風の性は開泄，熱の性は昇散であるために腠理がゆるみ汗が出るのである。衛陽がもともと虚していれば肌表不固となり，いっそう汗が出やすい。

【2】自汗

日頃から汗をかきやすく，少し動いただけで汗をかく，あるいは何もしなくても汗がでやすいのを自汗という。これは気虚のため衛陽不固となり生じることが多い。精神疲労・無力感・息切れ・畏寒など陽気虚損の症状をともなう場合が多い。

【3】盗汗

就眠時の寝汗を盗汗といい，陰虚によるものが多い。陰虚のために陽亢となり，虚熱を生じ陰津を蒸化すると汗が出る。これには五心煩熱・不眠・頬が赤い・口や咽喉が乾くなどの症状をよくともなう。

【4】大汗

汗が多量に出ることを大汗という。これには寒熱虚実の区別がある。

汗がとめどもなく出て，高熱があるときもそれによって解熱せず，煩渇し，冷たい飲みものを好み，脈洪大などの症状がみられるものは，陽熱内盛により汗が出る裏実熱証である。

大汗がしたたり止まらず，短くあえぐような呼吸をし，精神疲労・四肢厥冷〔四肢の冷え〕・脈微欲絶などの症状をともなう場合は，津が気とともに外にもれて陽気が絶えそうになり，元気が虚脱状態となりかけている危険な兆候である。これを「絶汗」または「脱汗」という。

【5】頭汗

汗が頭部に限定して出るものは，上焦の邪熱または中焦の湿熱によるものが多い。前者には煩渇・黄苔・浮数脈などの症状をともなう場合が多く，後者には身体が重い・倦怠・小便不利・黄膩苔などの症状をともなう場合が多い。また大病の後，あるいは高齢者などが呼吸があえぎ額部から汗を出す場合は，多くは虚証である。重病の末期で突然額部からたくさんの汗が出る場合は，多くは虚陽浮越によるものである。これは陰津が気とともに脱してしまう危険な兆候である。

【6】半身の汗

これは特定の部位のみに汗が出るものである。これは左側または右側，上半身または下

半身にみられる。風痰または風湿の邪が経脈に滞ったり，あるいは営衛不固や気血不和などによりおこる場合が多い。

【7】手足の汗

手のひらや足の裏にみられる少量の汗は一般的な生理的現象である。しかし発汗量が多く，口や咽喉が乾き便秘し，尿は黄色，脈細などをともなうものは，陰経に鬱熱があることが原因である。上記のように考えられる根拠は手のひらや足の裏には，手厥陰や足少陰の経脈が走行しているからである。

臨床上は以上の各種の汗症を識別するだけでなく，さらに冷汗と熱汗の識別にも注意をはらう必要がある。冷汗は陽虚や衛気不足により，肌表不固となるためにおこることが多く，熱汗は外感風熱あるいは内熱により津液が蒸化されておこることが多い。

③ ── 疼痛

痛みは，臨床上最もよくみられる自覚症状の1つである。これは身体の各部位に発生する。実証の痛みは，外邪の感受や気滞血瘀・痰濁凝滞・虫積・食積などにより経絡が阻滞し気血の運行が滞ると生じる。また虚証の痛みは，気血不足あるいは陰精の損傷により，臓腑経脈がうまく栄養されないと生じる。痛みに関して問診するときには，その疼痛の部位，性質および時間などに重点をおいてたずねなければならない。

1 疼痛の部位

身体の各部位はすべて所定の臓腑経絡と連絡しあっているため，疼痛部位を知ることは病変のある臓腑経絡を知るための大きな手掛りとなる。

【1】頭痛

頭は諸陽の会であり，脳は髄の海である。十二経脈と奇経八脈はすべて頭部と連絡しているが，なかでも陽経は直接頭部を循っている。

風・寒・暑・湿・火および痰濁や瘀血の阻滞，あるいは清陽への影響によりおこる頭痛は，多くの場合，実証である。気血精液を損傷したために頭に栄養分を供給できず，脳海が空虚となっておこる頭痛は，多くの場合，虚証である。

六経による頭痛の分類：
太陽経頭痛：後頭部から項背にかけて痛む。
陽明経頭痛：前額部あるいは眉骨にかけて痛む。
少陽経頭痛：両側あるいは太陽穴付近に痛みがひどい。
太陰経頭痛：頭痛，頭重感があり，腹満，自汗がある。
少陰経頭痛：脳や歯にかけて痛み，爪が青い。
厥陰経頭痛：頭頂部から頭角にかけて痛みがあり，気上逆の自覚があり，嘔吐すること

もある。

【2】胸痛

心肺は胸にある。そのため陽気不足，瘀血阻滞，痰濁阻滞，寒邪や火熱などによりおこる心肺の病変は，胸部の気機を滞らせ疼痛をひきおこす。

胸痛，胸悶，痞満するものは，痰飲によくみられる。
胸部脹痛，噯気により軽減するものは，気滞によくみられる。
胸痛，膿血を咳出するものは，肺癰（はいよう）によくみられる。
胸痛，発熱，鉄さび色の痰を咳出するものは，肺熱によくみられる。
胸痛，潮熱，盗汗，痰に血が混じるものは，肺癆（はいろう）によくみられる。
胸痛が背部に放散するものは，心陽不振，痰濁阻滞による胸痺によくみられる。
胸部刺痛，顔色が浅黒く，冷汗がしたたりでるものは，真心痛〔狭心症などに類似〕である。

【3】脇痛

脇部には肝胆の2経が分布している。したがって肝気鬱滞，肝胆湿熱，血瘀気滞および懸飲などの病変は，脇痛をひきおこしやすい。

【4】脘痛

脘とは上腹部を指し，胃のある部位であり，「胃脘」ともいう。
胃脘部の疼痛は，寒邪犯胃・胃脘食滞・肝気犯胃などの病証によくみられる。

【5】腹痛

腹部は大腹・小腹・少腹の3つに分けられる。臍より上部を大腹といい脾胃と関係があり，臍より下部を小腹といい腎，膀胱，大腸，小腸および女子胞と関係がある。また小腹の両側を少腹といい，ここには肝経の経脈が通っている。したがって疼痛の部位に基づいて，上記の臓腑と疼痛の関係を推察することができる。

腹痛には虚と実とがある。例えば，寒凝・熱結・気滞・血瘀・食滞・虫積などによるものは実証であり，気虚・血虚・虚寒などによるものは虚証である。

【6】腰痛

腰は腎の府であり，腰痛は腎の病変によくみられる。風・寒・湿邪が経脈に阻滞したもの，あるいは瘀血が絡脈に阻滞しておこる痛みは実証である。腎精不足あるいは陰陽虚損により温煦・滋養がうまくいかないためにおこる痛みは虚証である。

【7】四肢痛

四肢の疼痛は，関節や肌肉や経絡が風・寒・湿などの邪に襲われ，気血の運行が妨げられることによって生じる。また脾胃虚損により，水穀の精気が四肢にいきわたらなくなる

ためにおこることもある。疼痛が足跟部に限定しているもの，あるいはそれが腰脊部にいたるものは，腎虚である場合が多い。

2　疼痛の性質

疼痛を引き起こす病因や病機が異なると，疼痛の性質も異なる。したがって疼痛の性質を知ることは，疼痛の原因と病機を知るための手掛りになる。

【1】脹痛(ちょうつう)

脹痛は多くの部位にみられるが，胸脘や腹部に最も多くみられる。これは痛みに膨満感をともなうものであり，気滞によるものが多い。例えば，胃脘脹痛は中焦の気滞によりおこり，胸脇脹痛は肝鬱気滞によりおこる。また頭部脹痛は，肝陽上亢あるいは肝火上炎によくみられる。陽熱が上亢し頭部に充満するためである。

【2】重痛

疼痛に重い感覚をともなうものを重痛という。頭部，四肢および腰部によくみられ，湿邪が気血の運行を阻害することによりおこるものが多い。湿には重濁性，粘滞性があるので，湿が経脈に滞ると重い感覚が生じる。頭部の重い痛みや，四肢の重だるい痛み，腰の重く落ちそうな痛みは，すべて湿証との関連からとらえられる。

【3】刺痛

針を刺したような疼痛のことを刺痛という。これは瘀血による疼痛の特色の1つであり，胸脇・少腹・小腹・胃脘部に多くおこる。

【4】絞痛(こうつう)

絞られるような痛みを絞痛という。有形の実邪が気機を阻害するためにおこる場合が多い。例えば，心に瘀血が阻滞すると真心痛がおこり，石淋（尿路結石）では小腹部に絞痛がおこる。

【5】灼痛

痛みに灼熱感があり，冷やすと楽になるものを灼痛という。両脇部あるいは胃脘部によくみられる。これは火邪が経絡に侵入したり，あるいは陰虚のために陽熱が盛んになるとおこる場合が多い。

【6】冷痛

痛みに冷感をともない，温めると軽減するものを冷痛という。頭・腰・脘腹部の疼痛によくみられる。これは，寒邪が経絡に阻滞したり，または陽気不足のために臓腑経絡が温養されず虚寒が生じ筋脈の気血の流通が凝滞されておこる。

【7】隠痛(いんつう)

我慢できる程度の疼痛であるが，痛みに持続性がある場合，これを隠痛という。これは気血不足による栄養低下や陽虚による温煦低下により起こるものが多い。頭・脘・腹・腰部によくみられる虚性の疼痛である。

【8】掣痛(せいつう)

ひっぱられるような痛みを掣痛という。これは筋脈失養あるいは筋脈阻滞によりおこる場合が多い。肝は筋を主っているので，掣痛は肝病と密接に関連する。

④ 睡眠

睡眠には，陰陽の盛衰の状況が反映される。臨床上よくみられる睡眠異常には，主として不眠と嗜睡(しすい)がある。

【1】不眠

不眠の症状としては，入睡困難，眠っても覚醒しやすく一度目を覚ますと再び寝つくことができなくなる，小さな物音でも驚いて目を覚まし安眠できない，熟睡感が得られないなどがある。不眠の原因には次のようなものがある。1つは臓腑の陰陽平衡の失調により心神不安，入睡困難となるものである。例えば，心腎陰虚のために心火熾盛(しせい)となっておこる心煩・不眠，あるいは心脾両虚のために血が心を養えずおこる心悸・怔忡(せいちゅう)・不眠などがある。もう1つは痰火や食積などの邪気によるものであり，これには胆鬱痰擾(たんじょう)による不眠や食滞内停による不眠がある。

【2】嗜睡(しすい)

常に眠気がし，場所を選ばず入眠してしまう状態を嗜睡という。これは陽虚陰盛，痰湿困滞(こんたい)の病証によくみられる。例えば，頭や目がぼんやりして嗜睡する場合は，痰湿に阻止され清陽が昇らないことが原因である。また精神疲労があって眠く，目を閉じるとすぐに眠ってしまうが起こすとすぐに目覚める，あるいは半覚半睡の状態にある者は『傷寒論』の条文に「ただ寐(い)ねんと欲す」と表現され，少陰心腎陽虚の証である。急性熱病で昏睡状態となるものは，熱入心包の象である。

⑤ 飲食と味覚

飲食と味覚の問診では，口乾や口渇の有無，飲食の多少，食欲，食べる量，冷たいものを好むか熱いものを好むかをたずね，さらに口のなかの異常な味覚や気味をたずねる。

【1】口渇と飲水

　口渇の有無は，人体の津液の盛衰および輸送・散布の状況を反映している。口渇がなければ，津液は損傷されてないということであり，寒証によくみられ，熱証であれば熱邪の勢いは強くない。口渇があるものは，多くは津液の損傷によるが，津液が内停し気化できないためにおこることもある。鑑別する際には，口渇の特徴，飲水の状況および随伴する症状にもとづく。

　口渇があり多飲するものは，熱証によくみられる。強い口渇があり，冷たい飲み物を好むものは，熱盛傷津の証である。口渇があり熱い飲み物を好むが，飲む量は多くないもの，あるいは口渇して飲みたいと思うが，水を飲むとすぐに吐きだしてしまい，小便不利のあるものは，痰飲内停により津液が昇らないためにおこる。

　急性熱病の際に，口渇はあるが多く飲まないものは，熱が営血に入っている場合にみられる。

　口渇はあるが水で口をすすぐだけで飲みたがらないものは，瘀血にみられる。

　強い口渇がありよく飲み，小便の量が多いものは，消渇〔糖尿病に相当〕である。

【2】食欲と食べる量

　例えば，患者の食欲または食べる量の多少をたずねることは，脾胃の機能状態および疾病の予後を判断するうえで重要である。

　食欲の減退は，脾胃の機能失調の現れである。久病で食べる量が少なく，顔色が萎黄で身体が痩せており倦怠感などの症状をともなうものは，脾胃虚弱と考えられる。食べる量が少なく，胸悶，腹脹，四肢や身体が重だるく厚膩苔のものは，脾湿不運によくみられる。

　食物を嫌ったり食物のにおいを嫌がったりするものは，厭食または「悪食」といい，これは傷食によくみられる。

　油っこく，こくのあるものをいやがるものは，肝胆湿熱，脾胃湿熱の病証によくみられる。食欲が異常に旺盛で，食後すぐに空腹を感じるものは，消穀善飢といい，この場合，体重は減少する。これは胃火のために腐熟作用が亢進しておこるものであり，消渇病によくみられる。

　空腹感はあるが食べたがらない，あるいは少ししか食べないものは，胃陰不足のために生じる虚火によりおこる場合が多い。空腹になりやすく多食するが，大便は軟便であり，消化が悪いものは，胃強脾弱によりおこる。

　病のなかにあって食べる量がしだいに増えてくるのは，胃気が次第に回復している現れであり，逆に食べる量がしだいに減るのは，脾胃機能が衰退している現れである。

　長く病を患い，食も細かったものが突然暴食することがある。これは中焦の脾胃の気が絶えようとしている兆候であり，「除中」という。

【3】味覚

　ここでは主として患者の口中の異常な味覚や気味をたずねる。

　口が苦いものは，熱証によくみられ，とりわけ肝胆実熱によくみられる。

口が甘くねばねばするものは，脾胃湿熱によくみられる。
口中に酸水が溢れるものは，肝胃蘊熱によくみられる。
口中に酸腐臭がするものは，食積内停によくみられる。
味覚が鈍くなるのは，脾虚不運によくみられる。

⑥ 二便

ここでは主として大小便の性状・回数・量の多少および排便時の感覚などをたずねる。

1 大便

【1】便秘

大便が硬く，数日間も通じないものには，寒熱虚実の区別がある。しかし，いずれも直接的には腸内の津液不足か気虚または気滞による大腸の伝導失調のためにおこる。さらに脾胃の機能，肝の疏泄機能，肺の粛降機能の失調などが関係している。便秘に潮熱・口渇・腹部の硬満などがともない，舌苔が黄燥であるものは，熱証・実証である。老人の血燥津枯や産後の女性，あるいは病後で気血がまだ回復していないためにおこる便秘は，多くは虚証である。また便秘で顔面蒼白，熱い物を好んで飲み，六脈が沈遅のものは冷秘であり陽気不足による伝導無力による。

【2】溏泄（とうせつ）

大便がゆるく固形をなさず，ひどいものは水様便となり，回数が増えて排便の間隔が短いものを溏泄という。脾失健運となり，小腸が清濁を分けることができなくなって，水湿が大腸に停留する病証によくみられる。

大便が始めは硬く，後が軟らかいものは，脾胃虚弱である場合が多い。

大便がときには硬く，ときには薄く軟便であるものは，肝鬱脾虚・肝脾不和である場合が多い。

水と便とが混じったり，未消化便や五更泄瀉（ごこうせっしゃ）〔夜明け前に下痢をする〕は，脾腎陽虚のために寒湿内盛となりおこるものが多い。

黄色い粥状の不消化便を下すものは，大腸湿熱によることが多い。

大便に未消化の食物が混じり，酸腐臭のあるものは，傷食積滞によるものが多い。

排便時，肛門に灼熱感のあるものは，熱迫大腸によるものが多い。

大便を我慢することができず，肛門の下垂感または脱肛となるものは，脾虚下陥による久泄〔慢性下痢〕である場合が多い。

裏急後重（りきゅうこうじゅう）は痢疾によくみられる。

大便溏泄ですっきり排便しないものは，肝失疏泄の現れである場合が多い。

2　小便

　水液の代謝は肺・脾・腎の気化機能によって支配される。水液代謝が失調したり，膀胱の気化機能が失調すると尿量に影響する。
　尿量が多いものは，うすい尿であれば虚寒による場合が多いが，口渇・多飲をともなうものは消渇証が多い。
　小便短少は，熱により津液を損傷したり，汗・吐・下によりひどく津液を損傷するとおこる。また肺・脾・腎の機能が失調して気化不利となり，水湿が内停している病証にもよくみられる。

⑦── 月経と帯下

　女性には男性とは異なり，月経・帯下・妊娠・出産などの生理現象がある。婦人病でなくても，これらの状況について問診する必要がある。例えば，既婚か未婚か，妊娠しているかどうか，出産の経験があるか，何人出産したかなどについてたずねる必要がある。また月経・白帯については，過去の状況や現在の症状をしっかり知る必要がある。

1　月経

　ここでは月経の周期・日数・経血の量・色・質およびそれにともなう症状をたずねる。必要に応じては，最終月経の期日および初潮や閉経の年令をたずねる。

【1】経期
①月経先期：周期が8～9日以上早まるもの。経早ともいう。これは邪熱が血に影響したり，気虚のため血行をコントロールできなくなるとおこる。
②月経後期：周期が8～9日以上遅れるもの。経遅ともいう。これは寒凝気滞により血行が滞ったり，血が少ないために任脈が充足されなかったり，あるいは痰の阻滞や気滞血瘀によりおこることが多い。
③前後不定期：周期が乱れ，早くなったり遅くなったりし不定期であるもの。経乱ともいう。肝気鬱滞または脾腎虚損や瘀血積滞によりおこることが多い。

【2】経量
①月経過多：経血の量が病的に多いものである。これは血熱により衝任脈が損傷したり，気虚のために摂血(せっけつ)できないとおこる。
②月経過少：経血の量が病的に少ないものである。これは血虚（生化不足）や寒凝，血瘀，痰湿の阻滞などによりおこる。
③閉　　経：月経の停止が3カ月を越えたもので，かつ妊娠していないものをいう。生化不足による気虚血少，または血瘀不通や血寒凝滞などによりおこる。生活環境の変化により月経が停止することもあるが，他に特別な症状がないものは

必ずしも病的なものではない。

【3】経色・経質

正常な月経の色は紅であり，質は薄くもなければ濃くもなく，血塊はない。
淡紅色で経質の薄いものは，多くは血少によるものであり，虚証である。
深紅色で経質の濃いものは，血熱によるものであり，実証が多い。
紫暗色で血塊のあるものは，寒凝血滞である。
暗紅色で血塊のあるものは，血瘀である。

【4】月経痛（痛経）

月経時に腰部や腹部が痛み，あるいは激痛となり，かつ月経周期ごとにこの痛みがおこるものを痛経という。
月経前または月経中に小腹部に脹痛がおこるものは，気滞血瘀に多くみられる。
小腹部に冷痛があり，温めると痛みが緩解するものは，寒凝に多くみられる。
月経中または月経後に小腹部に隠痛があり，腰がだるく痛むものは，気血両虚にみられる。

2 帯下

帯下の色が白で稀薄なものは，虚証，寒証であることが多い。
黄色または赤色で，濃くて臭いものは，実証，熱証であることが多い。

⑧ 小児への問診

小児に病状をたずねるのは成人に対するより難しい。本人がうまく説明できなかったり，まったく説明できない場合もある。その場合，主として家族に質問することになる。

小児病についてたずねる場合は，一般の問診内容に加えて出生前後（妊娠中や出産時および授乳期を含む）の状況，発育の状況・麻疹・水痘・高熱・痙攣などの既往歴，予防接種の内容の確認，食事の与え方，歩行や発語の状況，および父母や兄弟姉妹の健康状況などをたずねる必要がある。

発病の原因に関することは，例えば，風邪を引いていないか（外邪の関与の有無），食傷していないか，ひどく驚くなどの精神情緒の面に病因がないかなど，病状に応じてしっかり知っておく必要がある。

[復習のポイント]

1）問診の目的と意義について説明できる。
2）問診の内容について熟知し，それぞれの臨床的意義について説明できる。

第4節 ● 切　診

切診には脈診と按診の2つがある。これは医師が手で患者の所定部位を触れたり，撫でたり，按圧したりして病状を知る方法である。

① ─── 脈診

脈診は「切脈」あるいは「候脈」「按脈」「持脈」ともいう。手指の先端で病人の脈拍を触圧し，脈象を調べ病状の変化を知る診断法である。

1　部位

古代の脈診には，頭・手・足を診る「遍診法」や，人迎・寸口・趺陽の3カ所を診る「三部診法」があったが，これらは，現在ではあまり用いられなくなった。現在一般に行われている切脈の部位は「寸口」である。これは病人の橈骨動脈拍動部（腕関節後縁の浅表部）を診るものである。

「寸口」はまた「気口」あるいは「脈口」といい，寸関尺の三部に分ける。(図参照)

寸関尺の部位

手掌に近い高骨（橈骨茎状突起）の部位を「関」とし，関前（遠位）を「寸」，関後（近位）を「尺」とする。両手にそれぞれ寸，関，尺の三部があり，合わせて六脈という。三部の脈に対応する臓腑と部位は右表のようになっている。

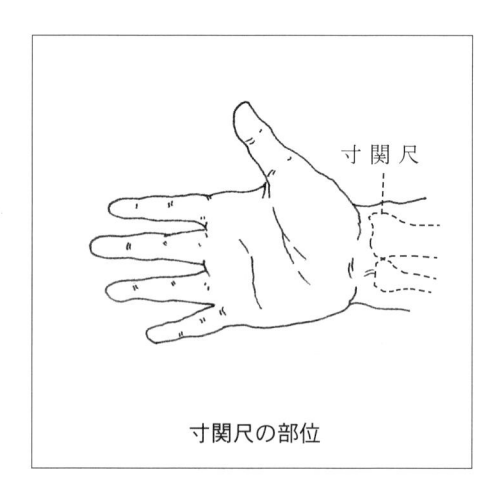

	左	右
寸	心，膻中	肺，胸中
関	肝，胆と膈	脾，胃
尺	腎，小腹	腎，小腹

脈診には総じて，「上（寸脈）で上（身体上部）を候い，下（尺脈）で下（身体下部）を候う」という原則があてはまる。しかし，三部で臓腑を候う方法を機械的にとらえてはならない。実際には具体的な病症と他の身体所見とを総合的に分析し，正確な診断をしていくことが必要である。

「寸口」を脈診の部位にする理由として次の3つがあげられる。

1．寸口とは，すなわち手太陰肺経脈の大会であり，五臓六腑の経脈はすべて肺に集まっている。
2．足太陰脾経と手太陰肺経とは相通じており，手太陰肺経はまた中焦（脾，胃）より起こっている。脾胃は各臓腑気血の源であるため，全身の臓腑・経脈・気血の状況はすべて寸口脈に反映される。
3．寸口部は骨格の指標がはっきりしており，脈拍が最もよく触れる部位である。

2 方法

患者を坐位あるいは仰臥位にさせ，腕と心臓をほぼ同じ高さにする。腕を伸ばし手掌を上に向け血流を滑らかにさせる。

成人の切脈には，3指を用いる。まず中指で手掌に近い高骨を按じ関を定める。その後，食指で関の前を按じ寸とし，環指で関の後を按じ尺とする。3指を弓形にし，指先をそろえ，指腹で脈を切する。指を置く間隔は病人の身長にあわせて決める。体が大きければ指を少し広げて置き，身体が小さければ指の間隔を密にする。小児の寸口脈はとても短く3指で寸関尺を候うことが難しい場合があるので，「一指定関法」（拇指1指で脈を按じる法）を用いればよい。この場合は三部を細かく分けない。

切脈では，指の力を3段階に使い分けて脈象を調べる。軽く皮膚上を按圧して脈象を得るのを「浮取」または「挙」という。力を入れ筋骨まで按ずるのを「沈取」または「按」という。また両者の間の中くらいの力で肌肉まで按ずるものを「中取」または「尋」という。寸関尺三部それぞれに浮・中・沈の三候があり，合わせて「三部九候」という。

3指を同時に切脈することを「総按」といい，一般にはこの方法がよく用いられる。さらに特定の脈象をはっきり理解するために，1本の指を用い切することを「単按」あるいは「単診」という。臨床上，総按と単診はしばしば併わせて用いられる。

切診のときは，患者に安静状態を保たせなければならない。病人が運動後間もない場合は，まずしばらく休ませ，それから切脈する。切脈する際は，呼吸を調え，落ち着き，指の下に注意力を集中させなければならない。診脈の時間について先人は，五十動を満たすという方法を用いた（五十の脈拍を数えた）。現在でも1分以上かけなければならないといわれている。

診脈では主に脈象を調べる。脈象とは，指に感ずる脈拍の拍動の形象をいう。脈象にはサイクル・リズム・充満度・脈が現れる部位・血液流動の程度，および波動幅などが包括される。

脈象の変化を調べることにより，病証の部位，性質，正邪盛衰などの状況を弁別することができる。

3 正常な脈象

正常な脈象を「平脈」「常脈」という。平脈の至数〔一呼一吸（合わせて一息という）の時間内に脈拍が拍動する回数〕は四至であり，脈象は緩和で有力，リズムがあり，速く

も遅くもない。これは生理的変化，および気候・環境の変動により変化する。平脈には主に3つの特徴がある。1つは「有神(ゆうしん)」，これは脈象が緩和であるだけでなく有力でもあること。2つめは「有胃気（胃気がある）」，これは脈の去来に余裕があって平均していること。3つめは「有根」，これは尺部を沈取したときにも一定の力があることである。

脈象と人体内外の状況とは，密接な関係がある。年令，性別，体質および精神状態の違いにより，脈象にも生理的変化が生ずる。例えば，年令が若いほど脈は速くなる。乳児の脈は急数(さく)，青壮年の体力は強く脈は有力，また老人の場合体力が弱いため脈はやや弱くなりやすい。成人女性の脈は成人男性に比べて濡弱(じゅ)でやや速い。身体の大きい人は脈の触れる部位が長く，小さい人は反対に短い。痩せた人の脈はやや浮であることが多く，太った人の脈はやや沈であることが多い。また肉体労働や激しい運動，長距離の歩行，飲酒，満腹，感情の高揚などにより脈は速くしかも有力になる。反対に空腹時の脈は弱くなる。さらに四季の変化もまた次のように脈象に影響を与える。

　　春……やや弦　　　秋……やや浮
　　夏……やや洪　　　冬……やや沈

臨床上，これらの脈象の変化は，注意して病脈と鑑別しなければならない。

寸口部に脈が触れず尺部の斜め手背寄りに触知するものを「斜飛脈」という。また寸口部の背側に触れるものを「反関脈」という。これらは橈骨動脈の解剖的走行部位の異常によるものであり，病脈とはいえない。

4 病脈と主病

病脈とは，疾病により変化した脈象をいう。主な病脈には28種類がある。脈象は脈位・回数・形状と脈の気勢の4つから観察する。例えば，浮沈は脈位の違いによる分類であり，遅数は回数の違い，大小は形状の違い，また虚実は力の強弱（気勢）による分類である。

【1】各種の脈象と主病
①浮(ふ)脈
脈象：軽取して脈が得られ，重按すると拍動する強さが相対的に減弱するが空ではない脈である。挙（浮取）では有余となる。

主病：表証，虚証に現れやすい。

説明：浮脈は表を主る。これは病邪が経絡肌表にあることを表している。邪が肌腠(きそう)を襲うと，衛陽(えよう)が外邪に抵抗し，そのために脈気が外に向かって鼓動するので，指に浮いて感じられる。ただし慢性病で体が虚しているタイプにも浮脈はみられる。その場合は浮大にして無力であることが多く，外感と鑑別しなくてはならない。

②沈脈
脈象：浮取，中取では脈象は手に触れず，沈取してはじめて脈拍の拍動の形象が得られる脈である。

主病：裏証。有力なものは裏実，無力なものは裏虚。

説明：邪が鬱して裏にあり，気血が内に拘束されると，脈は沈んで力のある脈象となる。臓腑が虚弱で正気が不足したり，陽虚気陥して脈気を昇挙できなければ，脈は沈んで力のない脈象となる。

③遅脈

脈象：脈拍が緩慢で一息四至に満たない脈である。

主病：寒証。有力なものは寒積，無力なものは虚寒。

説明：寒凝気滞となり，陽気が正常な運行を失うと脈象は遅となる。遅にして有力なものは寒積による実証，遅にして無力なものは多くは虚寒証である。ただし邪熱が結集し血脈の流れが阻滞しても遅脈になることがある。この場合は遅にして有力，按じて実であり，傷寒陽明病のように脈が遅でも攻下すべき場合があり，遅脈を一律に寒証とみなしてはならない。脈と証を合参すべきである。

④数脈

脈象：脈拍が速くて一息に五至以上の脈である。

主病：熱証。有力なものは実熱，無力なものは虚熱。

説明：邪熱が盛んであると，気血の流れが速くなるために数脈となり，しかも力がある。久病で陰虚のものには虚熱が内生するために，脈は数となるが力はない。陽虚外浮によって数脈となるものは，大にして無力，これを按ずると広々として空虚である。この3者もやはり脈と証を合参して鑑別する必要がある。

⑤洪脈

脈象：洪脈は波涛が激しく押し寄せるような大きな脈である。脈が来るときの力が去るときの力に比して大きいので，「来盛去衰」ともいわれている。

主病：気分熱盛

説明：内熱が充満し，脈道が拡がり，気盛んにして血湧きあふれると洪脈となる。久病で気虚あるいは虚労，失血，久泄〔慢性下痢〕などの病証に洪脈が現れるのは，邪盛正虚の危険な兆候であることが多い。

附・大脈

大脈の脈形はゆったりと大きいが，湧きあふれる象がないことが，洪脈との区別のポイントである。大脈は邪気が盛んで病が進行している病証と虚証に現れやすい。邪正の盛衰は大脈が有力か無力かにより区別される。

⑥微脈

脈象：極めて細，軟の脈をいう。あるかないかはっきりしないもので，按ずると絶えそうな脈である。

主病：陽衰，少気，陰陽気血の諸虚。

説明：陽が衰え気が微かになると，鼓動が無力となり微脈が現れる。軽取して微のものは，陽気が衰えており，重按して微のものは，陰気が枯れている。久病で微脈のものは，正気が絶えようとしていることを示し，新病で微脈のものは，陽気暴脱を示している。

⑦細脈（小脈ともいう）
脈象：脈形が糸のように細いものをいう。しかし指にはっきりと触れる脈である。
主病：気血両虚，諸虚労損，湿病
説明：細脈は気血両虚によりおこる。営血が不足すると，脈道を充たすことができず，脈体は細く小さくなり，気が不足すると，脈体は軟弱化し無力になる。また湿邪が脈道を阻んだ場合にもこの脈象がみられることがある。温熱病で昏迷，譫語がおこり，かつ細数脈のものは，熱邪が営血に深く入ったか，邪が心包に入った証候である。

⑧散脈
脈象：脈拍が散漫で根がなく，至数がそろっていない脈である。
主病：元気の離散
説明：散脈は挙すれば浮散して集まらず，やや力を入れて按ずれば脈を感触できないという脈である。これは正気が消散し，臓腑の気が絶えようとしている危険な兆候である。

⑨虚脈
脈象：三部の脈が挙では無力，按じれば空虚な脈である。
主病：虚証
説明：気が不足し血を運行できないと，脈来は無力となる。また血の不足によって脈が充足しないと空虚な脈となる。虚脈は気血両虚と各種の臓腑の虚証に現れる。

⑩実脈
脈象：三部の脈を軽く押さえても強く押さえても有力な脈である。
主病：実証
説明：邪気が亢盛で正気が虚しておらず，邪気と正気が相搏ち，気血が脈道に充満しているので，指に力強く感じられる。

⑪滑脈
脈象：脈の流れがなめらかで，あたかも盆に珠をころがしたような脈で，円滑に指に触れる脈である。
主病：痰飲，食滞，実熱
説明：実邪が内にて盛んとなり，気が実し血が湧くと，脈の往来はなめらかになる。健康人の脈で滑にして穏やかなのは，営衛が充実している現れである。そのためにこれを平脈ともいう。また妊娠の場合にもよくこの脈がみられる。これは気血が充実して調和している現れである。

⑫濇脈（渋脈）
脈象：脈の流れかたがなめらかでなく，ナイフで竹を削るときの手応えに似ており，滑脈と相対する脈である。
主病：傷精血少，気滞血瘀，挾痰，挾食
説明：精気が傷つき血が少なくなると，経脈を濡養できなくなり，そのため血行が滞り，

脈気の往来がなめらかでなくなるので，力のない濇脈となる。また気滞血瘀や食痰があると，気機が滞り，血行が阻まれ，力のある濇脈となる。

⑬長脈

脈象：脈形が長く，寸と尺の部位を超える脈である。

主病：肝陽有余，陽盛内熱などの有余の証

説明：脈象が長で穏やかならば中気が充足しており，昇降の流れがスムーズで，気血がともに不足していない健康人の脈象である。しかし肝陽有余，陽盛内熱となると，脈象は長で弦硬となる。一般に長脈に他の脈象が同時にみられる場合は，多くは病脈である。

⑭短脈

脈象：脈形が短く，三部（寸関尺全部）に満たない脈である。

主病：有力なものは気鬱，無力なものは気損。

説明：気虚により血行無力となると，脈は短く無力となる。また気鬱や血瘀あるいは痰飲や食積によって，脈道が阻まれ脈気が伸びない場合には，短にして有力な脈がみられる。このように短脈を一律に不足の脈としてとらえることはできず，脈の有力無力に注意しなければならない。

⑮弦脈

脈象：脈形は長くてまっすぐで，琴の弦を按じるような脈である。

主病：肝胆病，諸痛，痰飲，瘧疾

説明：弦は脈気の緊張の現れである。肝は疏泄を主り，気機を調節し柔和を貴としている。邪気が肝に滞って疏泄機能が失調し，気機が不利になると諸痛がおこり，このために脈気が緊張すると弦脈が現れる。また痰飲により気機が阻まれると脈気が緊張し弦脈が現れる。虚労の内傷で中気不足となり，それに肝が乗じた場合にも弦脈がよくみられる。弦で刀刃をなでるような細く力強い脈は，胃気がまったくないからであり，多くは難治である。春，健康人によくみられる弦で柔和な脈象は，病脈ではない。

⑯芤脈

脈象：浮大で中空，葱の管を按じるような脈である。

主病：失血，傷陰

説明：芤脈とは浮大で無力，按ずると中空となる脈である。すなわち上下両側には脈を触れるが，中間が空となる脈である。この脈は突然の大量出血により血量が減少し，営血が不足して脈を充たすことができなくなった場合にみられる。また津液を大量に損傷し，血を充足できなくなると，陰が不足して陽気が収まるところがなくなり外に散じるので，この脈象が現れる。

⑰緊脈

脈象：脈来が緊張していて張りつめた感じがある。ちょうど縄をよったロープのような状態の脈である。

主病：寒，痛，宿食
　　説明：寒邪が人体に侵入すると，陽気を阻み寒邪と正気が相争う。そのために脈道が緊張し拘急すると緊脈が現れる。寒邪が表にあると脈は浮緊となり，裏にあると沈緊となる。また激痛，宿食に現れる緊脈も，寒邪・積滞と正気が相争うためにおこる。

⑱緩脈
　　脈象：一息に四至で，脈の去来が緩慢な脈である。
　　主病：湿病，脾胃虚弱
　　説明：湿には粘滞性がある。気機がこの湿により妨げられたり，あるいは脾胃虚弱によって気血が不足すると，脈は緩慢になる。病んでいる人の脈が緩和に転じるものは，正気が回復した兆候である。また脈が落ち着いており平均して緩和であれば，正常な脈と見ることができる。

⑲革脈
　　脈象：浮にして指を搏ち，中空で外が堅く，太鼓の皮を按じているような脈である。
　　主病：亡血，失精，半産〔流産のこと〕，漏下〔不正性器出血〕
　　説明：革脈は外は弦，中は空の脈で，あたかも張りつめた太鼓の皮のような脈である。正気不固となり，精血を蔵することができないと，気は引きつけられるところがなく外に浮越する。したがって亡血・失精・半産・漏下にこの革脈がよくみられる。

⑳牢脈
　　脈象：沈按して実大弦長の脈である。
　　主病：陰寒内実，疝気，癥瘕（ちょうか）
　　説明：牢脈は実大弦長の脈であり，軽取，中取ではともに触れず，沈取して得られる堅牢な脈象である。病が重く固定化したものによくみられ，陰寒内積，陽気沈潜の証に現れる。牢脈は実証と関係があるが，これには気血の区別がある。癥積で有形の腫塊があるものは，実が血分にあることを示し，無形の痞結（ひけつ）は実が気分にあることを示している。もし失血，陰虚などの証に牢脈がみられた場合は，危篤の象である。

㉑弱脈
　　脈象：沈細で無力な脈である。
　　主病：気血不足
　　説明：弱脈とは沈取して初めて触れ，細にして弱，無力な脈である。気血不足の諸証によくみられる。血が虚すと脈道が満ちず，気が虚すと拍動が弱くなる。病後で正気が虚しているときにみられる弱脈は順証であり，新しく病気になり邪気が実しているときに弱脈がみられれば逆証であり，病情が重篤なことが多い。

㉒濡脈（じゅ）
　　脈象：浮にして細軟の脈である。
　　主病：諸虚，湿

説明：濡脈の脈位は表面に浮いており，細軟にして無力で軽く触れただけでわかるが，強く押さえるとかえって感じなくなる。精血が虚すと脈を養うことができず，したがって諸虚によくみられる。また湿気が脈道を阻み圧迫したときにも濡脈がみられる。

㉓伏脈

脈象：重按して筋肉を圧し，骨にあたるほど押えてはじめて触れることができ，ひどい場合には伏して触知されない脈である。

主病：邪閉〔邪気が内部に閉塞すること〕，厥証，激痛

説明：伏脈とは，脈の拍動する部位が沈脈にくらべて筋骨に着くほどさらに深い脈である。邪閉・厥証・激痛によくみられ，邪気が内に伏し脈気が宣通しないためにおこる。両手の脈が伏で，同時に太谿と趺陽脈がともに触れないならば危険な証といえる。

㉔動脈

脈象：脈形は豆のようで，ころがるようにゆれ動き，滑数で有力な脈である。

主病：疼痛，驚

説明：陰陽が相争って昇降が失調すると，気血が衝動する。動脈とは脈道がこの気血の衝動を受けて，滑数で有力となる脈のことである。ただし脈体はかなり短である。痛みがおこると陰陽が不和になり，気が血によって阻滞する。また驚くと気血が乱れ，脈が落ち着かず不安定になる。痛と驚には，このため動脈がみられる。

㉕促脈

脈象：脈来は数で時々１つ止まるが，止まり方は一定していない脈である。

主病：陽盛実熱，気血・痰飲・宿食の停滞，腫痛

説明：陽が盛んで実熱があるために，陰陽の平衡が失調すると脈来が急で速くなり，ときに１つ止まる。気血・痰食・腫痛などの実熱証では，いずれも有力な促脈がみられることがある。促で細小無力な脈は，多くは虚脱の象であり，臨床上注意しなければならない。

㉖結脈

脈象：脈来は緩慢で時に１つ止まるが，止まり方は一定しない脈である。

主病：陰盛気結，寒痰，血瘀，癥瘕（ちょうか），積聚（しゃくじゅ）

説明：陰が盛んなために陰陽の平衡が失調すると，脈は緩慢になり，ときに１つ止まる。寒痰や瘀血，気鬱があると，脈気が阻滞して結脈がみられる。

㉗代脈

脈象：規則的に１つ止まり，間歇時間が比較的長い脈である。

主病：臓気の衰微，風証や痛証，七情の驚恐，打撲傷

説明：臓気が衰えると，気血が欠損し，元気も不足することから，脈気をつなぐことができず，規則的に止まるようになる。風証や痛証，驚恐，転んで受ける損傷などで代脈がみられるのは，これらの病により脈気がうまくつながらなくなるからで

ある。これらの病的な代脈とは異なり体質の異常あるいは妊娠初期にも代脈を見ることがある。

㉘疾脈(しつ)

脈象：脈来は急疾であり，一息に七～八至の脈である。

主病：陽極陰竭，元気がまさに脱しようとしているもの。

説明：疾脈は真陰が下で竭(つ)き，孤陽が上に亢ぶって，脈気がその影響を受けて躁急となる脈象である。傷寒や温病では，熱が極まったときによくこの疾脈がみられる。疾でこれを按じるとますます堅くなるのは，陽が亢じて制されず，真陰が危険な状態にある兆候である。また疾にして虚弱で無力なものは，元陽がまさに脱しようしている兆候である。労瘵(ろうさい)病でもまた疾脈がみられることがあるが，これは多くは危険な兆候である。乳幼児の脈は一息に七至が平脈であり，これは疾脈とはいえない。

【2】類似脈の鑑別

①浮脈，虚脈，芤脈，散脈

共通点：脈位が表面にある。

相違点：浮脈 ―― 挙で有余，重按すると減弱するが空虚ではない。脈形は不大不小。

　　　　虚脈 ―― 脈形は大で無力，重按すると空虚。

　　　　芤脈 ―― 浮大で無力，中間が空虚であり，葱を按じるようなもの。

　　　　散脈 ―― 浮散で無力，無根，少し力を入れると触れなくなる。

②沈脈，伏脈，牢脈

共通点：脈位が深部にあり，軽取しても触れない。

相違点：沈脈 ―― 沈取すると得られる。

　　　　伏脈 ―― 沈取の部位よりさらに深く，筋骨につくところではじめて得られる。

　　　　牢脈 ―― 沈取すると得られ，実で大きく弦で長いしっかりした脈象。

③遅脈，緩脈

共通点：脈来が緩慢。

相違点：遅脈 ―― 一息に四至に満たない。

　　　　緩脈 ―― 遅脈より少し速く，一息に四至，穏やかで緩やかな脈象。

④数脈，滑脈

共通点：脈来がなめらかで円滑。

相違点：滑脈 ―― 形と勢がなめらか。必ずしも至数は多くない。

　　　　数脈 ―― 一息に五至以上。

⑤数脈，疾脈

共通点：脈の搏ち方が速い。

相違点：数脈 ―― 一息五至以上。

　　　　疾脈 ―― 数脈より速く，一息七～八至。

⑥実脈，洪脈

　共通点：脈勢が充実しており有力。

　相違点：洪脈 ── 波涛が激しくおしよせるような盛大な脈で，来るときの力が去るときより大きい。浮取すると著明。

　　　　　実脈 ── 挙でも按でも脈が長大で堅実であり，力がある。来るときも去るときもともに盛。

⑦細脈，微脈，弱脈，濡脈

　共通点：脈形が細小で軟弱にして無力。

　相違点：細脈 ── 脈形は小にして指にはっきりと触れる。

　　　　　微脈 ── 極めて細く軟らかく，按ずるとなくなりそうで，至数がはっきりしないことがある。

　　　　　弱脈 ── 沈細にして無力。

　　　　　濡脈 ── 浮細にして無力，脈位が弱脈と異なる。軽取して触れ，強く按じるとはっきりしない。

⑧芤脈，革脈

　共通点：中空の脈象。

　相違点：芤脈 ── 浮大にして無力，葱を按ずるような感じ。脈の手ごたえは軟らかく感じられる。

　　　　　革脈 ── 浮大にして指を搏つ。弦急にして中空，あたかも太鼓の皮を押すようであり，手ごたえはわりと硬く感じられる。

⑨弦脈，長脈

　共通点：脈形が長くまっすぐ。

　相違点：長脈 ── 脈が三部を超える，（長竿に従うようで）長く不急。

　　　　　弦脈 ── 脈気が緊張して琴の弦を按じているかのように指に感ずる。

⑩弦脈，緊脈

　共通点：脈気が緊張。

　相違点：弦脈 ── 琴の弦を按じているような感じで，脈勢は緊脈ほど張りつめていない。

　　　　　緊脈 ── 張りつめたロープを按じるようであり，脈勢は緊張し，脈形は弦脈より大きい。

⑪短脈，動脈

　共通点：脈形が短く，縮んでいる。

　相違点：短脈 ── 脈形は短で渋，さらに遅を伴い，三部に満たない。

　　　　　動脈 ── 脈形は豆のような形をし，常に滑数で有力な脈象をともなっている。

⑫結脈，代脈，促脈

　共通点：脈拍のリズムが乱れ間歇のある脈。

相違点：結脈 　　　　　　　　　　　　　　　　　　　　[遅]
　　　　　　　　不規則な間歇，短時間止まる
相違点：促脈 　　　　　　　　　　　　　　　　　　　　[数]

相違点：代脈 ── 規則的な間歇，長時間止まる

5 相兼(そうけん)（複合）する脈象と主病

　正気の盛衰の状況によっては，また2種類以上の邪気が存在する場合，その影響によっては，単一の脈象が現れるとは限らず，しばしば2種類あるいはそれ以上の脈が同時に現れる。例えば浮緩，沈緊などである。これらを「相兼脈」または「複合脈」という。28脈中のいくつかの脈は，もともといくつかの単一脈から合成されたものである。例えば，濡脈は細に浮をともなう脈であり，弱脈は沈に細をともなう脈である。2種類の性質がまったく相反している単一脈，例えば浮と沈，遅と数，虚と実などはそれぞれ相兼脈としては現れないが，そのほかの単一脈は病状の変化により，いろいろな相兼脈が現れる。相兼脈の主る病は，一般的に各単一脈の主病の組み合わせを示すことが多い。

例：
- 浮緊脈 ── 浮脈は表証を主る／緊脈は寒証を主る ── 表寒証を主る
- 沈遅脈 ── 沈脈は裏証を主る／遅脈は寒証を主る ── 裏寒証を主る
- 沈細数脈 ── 沈脈は裏証を主る／細脈は虚証を主る／数脈は熱証を主る ── 裏虚熱証を主る

臨床上よくみられる相兼脈と主病：

浮緊脈：外感寒邪による表寒証，風痺疼痛によくみられる。
浮緩脈：風邪傷衛，営衛不和による太陽中風の表虚証によくみられる。
浮数脈：風熱襲表による表熱証によくみられる。
浮滑脈：風痰，あるいは表証挾痰を主る。平素から痰盛であり，さらに外邪を受けたものによくみられる。
沈遅脈：裏寒証を主る。脾胃陽虚・陰寒凝滞の病証によくみられる。
弦緊脈：寒痛を主る。寒滞肝脈や肝鬱気滞などの病証によくみられる。
弦数脈：痰熱・痰火・内熱・食積を主る。
洪数脈：気分熱盛を主る。多くは外感熱病にみられる。
沈弦脈：肝鬱気滞・水飲内結を主る。
沈濇脈：血瘀を主る。とくに陽虚で寒凝血瘀のものによくみられる。

弦細脈：肝腎陰虚・血虚肝鬱・肝鬱脾虚を主る。
沈緩脈：脾腎陽虚・水湿停留の諸証を主る。
沈細数脈：陰虚・血虚有熱を主る。
弦滑数脈：肝火挾痰・風陽上擾（じょうじょう）・痰火内蘊（ないうん）などの病証を主る。

6 脈証の順逆と従捨（じゅうしゃ）

　脈証の順逆とは，脈と証の相応と相反により疾病の順逆を判断することを指す。一般的に脈と証は同一の病証を反映するので一致する。しかし脈と証が一致しないことがある。あるいは相反する状況も現れることがある。脈と証が相応するものを順，相応しないものを逆という。

　例えば，病が有余の証であるものに，洪，数，実の脈がみられる場合は，脈と証は相応しているので順である。これは邪実正盛〔邪気が実し正気も盛ん〕で，正気が抗邪できることを表している。これとは反対に沈，細，微，弱の脈象がみられる場合は，脈と証が相反しており，逆証である。これは邪盛正衰〔邪気が盛んで正気が衰えている〕で病状が進行していることを表している。

　もう1つの例として暴病〔突然の発病〕の脈は，浮・洪・数・実が順であり，これらの脈象が見られれば，正気が充実しており抗邪できることがわかる。

　慢性病の脈は沈・微・細・弱が順であり，これは邪が衰え正気が回復した現れである。新たに罹患した病気に沈・細・微・弱の脈がみられるものは，正気がすでに衰えていることを表している。また慢性病に浮・洪・数・実の脈がみられるものは，正気が衰え邪気が退かないことを表している。これらはともに逆証である。

　脈と証が相反する場合は，脈と証の真仮をはっきりと弁別して取捨を決めなければならない。すなわち，あるときは捨証従脈（証を捨て脈に従う）し，またあるときは捨脈従証（脈を捨て証に従う）する。脈に従捨の別があるのは，脈象は疾病の1つの臨床所見にすぎず，それを唯一の診断根拠としてはならないからである。全般的に四診を行い，四診合参〔望聞問切から得られた情報を総合的に分析すること〕によって適切に取捨がなされてこそ正確な診断ができる。

脈象図

脈の去来が速く，一息に五至以上。

数脈の脈象図

沈実で有力であり，脈形は大で弦で長。沈取すると有力で堅牢。

牢脈の脈象図

脈の去来が滑らかでなく，ナイフで竹をけずる感覚。細，遅，短である。

濇脈の脈象図

沈細にして軟らかく，重按するとなくなりそうになる。

弱脈の脈象図

脈来は急速で，時々1つ止まる。

促脈の脈象図

骨部まで強く按じて初めて触れる。

伏脈の脈象図

脈象・脈のイメージ図

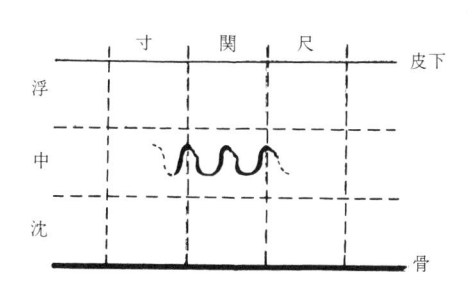

脈は早くなめらかで，豆のようである。関部によく見られる。

動脈の脈象図

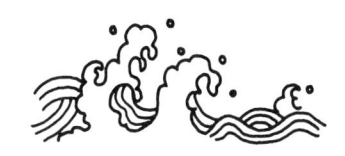

脈形は大きく，波のように来るときは激しく，去るときは衰えている。かつ浮脈で，数脈である。

洪脈のイメージ図

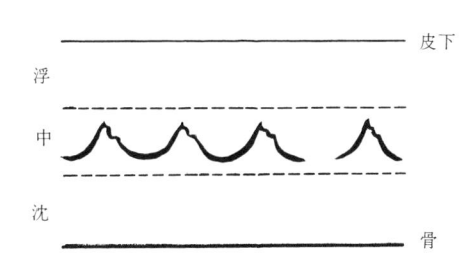

脈来は緩慢で，時に1つ止まる。

結脈の脈象図

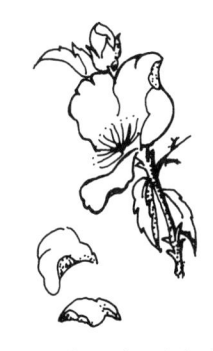

浮取すると散じ，根がなく，脈の至数もはっきりしない。

散脈のイメージ図

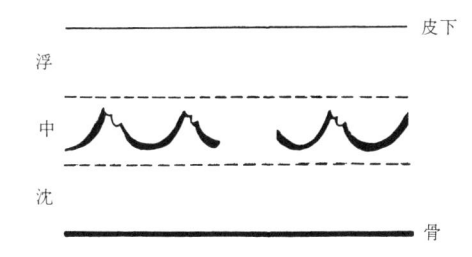

脈来は緩慢で，規則的に1つ止まり，なかなか回復しない。

代脈の脈象図

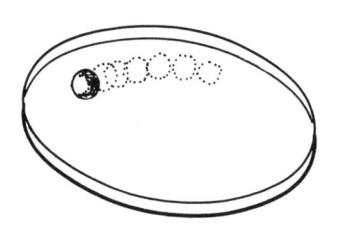

脈の流れがなめらかで，あたかも盆に珠をころがしたような感じの脈で，おさえてもゆるめても指に円滑に触れる脈。

滑脈のイメージ図

第5章 中医学の診察法［四診］

脈のイメージ図

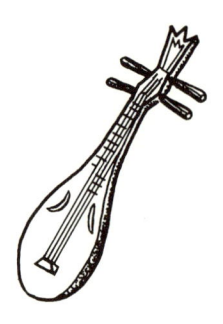

脈形は長くまっすぐで，琴の弦を按じる感覚。

弦脈のイメージ図

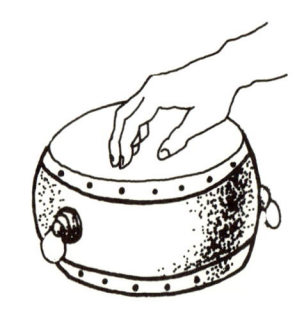

浮取にて弦，中取にて虚であり，太鼓の皮を按じる感覚。

革脈のイメージ図

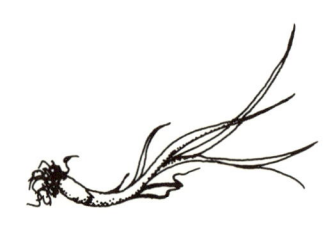

ネギをねじるような感覚であり，外側は実であるが，なかは空虚である。

芤脈のイメージ図

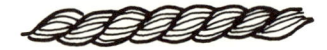

ぴんと張った縄が指を弾くような感覚の脈。

緊脈のイメージ図

脈の比較図

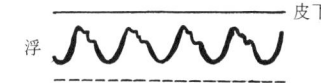

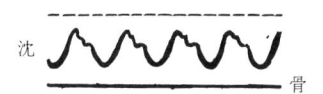

浮脈：浮（上）部にて脈拍を触れる。
沈脈：沈（下）部にて脈拍を触れる。

浮脈と沈脈の比較図

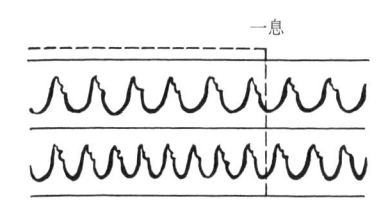

数脈と疾脈の比較図

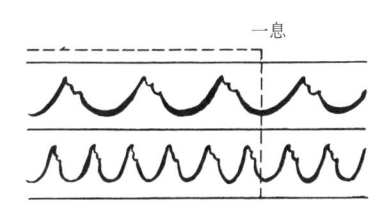

遅脈と数脈の比較図

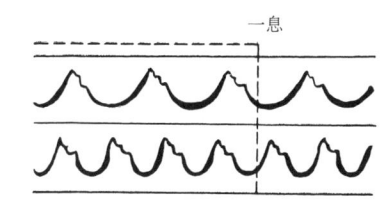

虚脈と実脈の比較図

大脈：脈形が大きく勢いがあり，満ち満ちている。
小脈：脈形は細く線のようであり，普通のより小さい。

遅脈と緩脈の比較図

大脈と小脈の比較図

脈の比較図

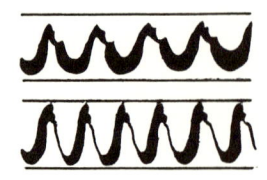

大脈：脈形が大きく勢いがあり，満ち満ちている。
洪脈：脈形は大きく来るときは盛んで去るときは衰えている。

大脈と洪脈の比較図

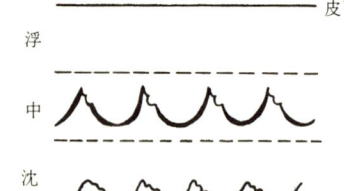

緩脈：浮いても沈んでもおらず，中取すると触れる。
弱脈：沈細で軟らかく，重按するとなくなりそうになる。

緩脈と弱脈の比較図

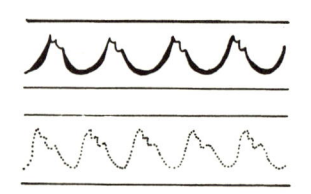

緩脈：脈は大きくもなく小さくもなく，浮いても沈んでもいない。
微脈：脈はきわめて細く軟らかく，脈があるようでないようである。

緩脈と微脈の比較図

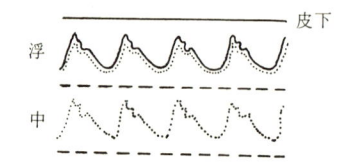

濡脈：浮細で軟らかく，重按すると弱い脈。
微脈：きわめて細で軟らかく，あるようでないような脈。
弱脈：沈細で軟らかく，重按するとなくなりそうになる脈。

濡，微，弱3脈の比較図

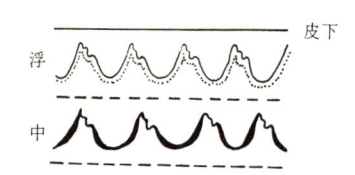

濡脈：浮細にして軟らかく，軽取すると触れる。
緩脈：浮いても沈んでもおらず，中取すると触れる。

濡脈と緩脈の比較図

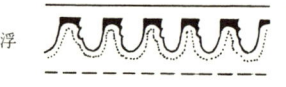

革脈：浮取すると弦脈で，なかは空虚。太鼓の皮を按じる感覚。
弱脈：沈細で軟らかく，重按するとなくなりそうになる。

革脈と弱脈の比較図

第4節●切　診

脈の比較図

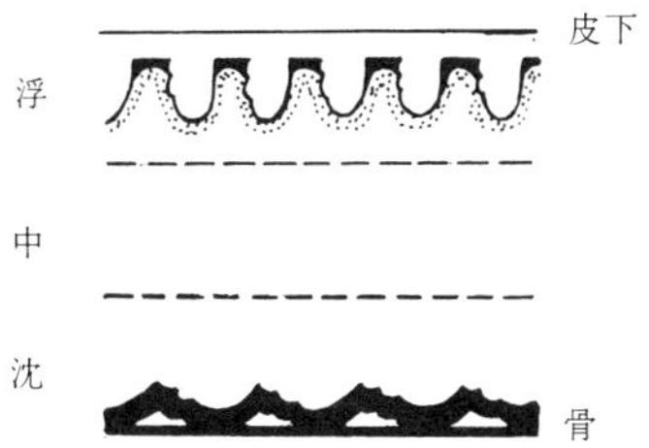

革脈：浮取すると弦脈で，なかは空虚。太鼓の皮を按じる感覚。 牢脈：沈取すると実脈であり，強く按じても有力。 **革脈と牢脈の比較図**	促脈：脈来は急速で，時々1つ止まる。 結脈：脈来は緩慢で，時々1つ止まる。 **促脈と結脈の比較図**
濇脈：細，遅，短で渋り，去来が滑らかでない。 結脈：脈来は緩慢で，時に1つ止まる。 **濇脈と結脈の比較図**	代脈：脈来は遅く，1回止まるとなかなか回復しない。 結脈：脈来は遅く，1回止まってもすぐ回復する。 **代脈と結脈の比較図**
長脈と短脈の比較図	代脈：脈来は遅く，1回止まるとなかなか回復しない。 促脈：脈来は速く，1回止まってもすぐ回復する。 **代脈と促脈の比較図**

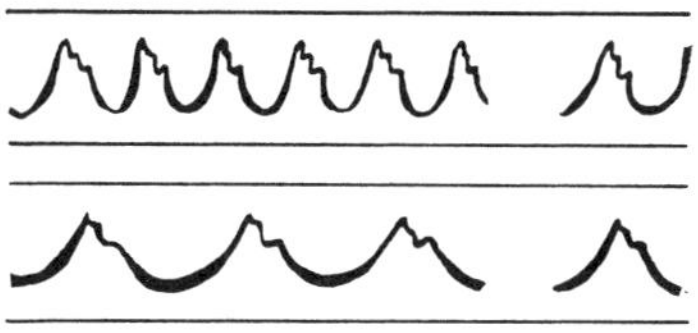

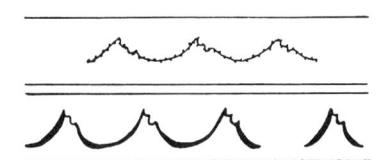

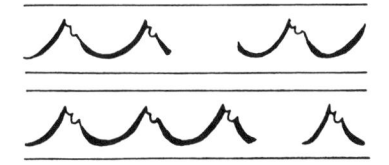

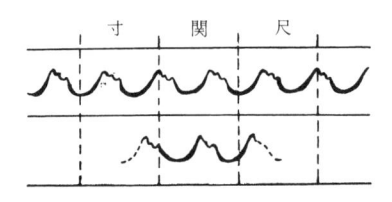

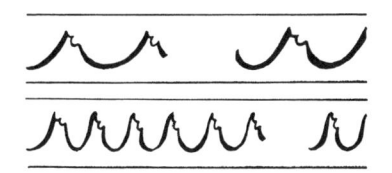

② 按診

　按診とは患者の筋肉・皮膚・手足・腹部など身体部位や病変部に触れたり，撫でたり，按じたり，圧したりして，局部の寒熱・硬軟・圧痛・痞塊あるいはその他の異常な兆候を調べ，疾病の部位と性質を診察する方法である。

1　肌表を按じる

　主に肌表の寒熱・栄養状態・潤燥および腫脹の有無などを調べる。一般的に熱邪が盛んであれば肌表が熱していることが多く，陽気が衰えているものは身体が冷えていることが多い。身熱があるとき，皮膚を按ずるとはじめは非常に熱いが長く按じると熱が軽くなってくるものは，熱が表にあることを示している。長く按じていると熱が強く感じられるものは，熱が内から外へ蒸発しており，熱が裏にあることを示している。また肌膚の表面が熱く，熱が内から上がってこない場合は虚労発熱である。

　軽く肌表を触れると皮膚の潤燥がわかり，患者が発汗しているか，津液が損なわれているかを確認することができる。皮膚が潤沢であれば，多くの場合，津液は損傷されていない。皮膚が乾燥していたり甲錯〔乾燥して粗く光沢がないこと〕があれば，多くの場合，津液がすでに傷ついているか，内に乾血があることを表している。腫脹を調べるには強く按じる。この場合，水腫があると強く按じても陥凹がすぐにもとにもどらない。一方，気腫では按じた指をはなすと陥凹はすぐにもどることから，両者の弁別ができる。

　このほか「尺膚」を触診する方法がある。これは温熱病の診断において大きな意義をもっている。尺膚とは肘の内側から手関節横紋までの皮膚のことである。尺膚がとても熱いものは，外感病のときにみられ，温熱証であることが多い。

2　手足を按じる

　主に寒熱を調べる。手足の温冷を診ることにより，陽気の盛衰を判断することができる。手足がともに冷たいものには陽虚寒盛が多く，ともに熱いものには陽盛熱熾が多い。また掌心と手背を按じることにより，病が外感によるのか内傷によるのかを知ることができる。すなわち，掌心の熱が盛んなものは多くの場合内傷であり，手背の熱が盛んなものは多くの場合外感である。

3　脘腹を按じる

　軽く表面を触れることにより，皮膚の潤燥を調べることができる。局部を触圧することにより，疼痛の有無がわかり，さらに力を入れて推按することにより，その硬軟を調べることができる。このようにして，臓腑の虚実と病邪の性質および積聚の程度を知ることができる。

【1】脘腹を按じる

脘部とは胸骨以下の部位を指し，また「心下」ともいう。心下の硬軟と圧痛の有無により，痞証（ひしょう）と結胸（けっきょう）とを鑑別することができる。心下を按じると硬く痛むものは，多くは結胸であり実証である。心下を按じると濡軟であり痛まないものは，多くは痞証である。

【2】腹部を按ずる

腹痛し喜按〔押すと痛みが軽減〕であるものは虚，拒按〔押すと痛みが増強〕であるものは実である。

腹部脹満し，叩くと鼓のようであり，小便自利のものは気脹である。按じると水を入れた袋のように感じられ，小便不利なものは水臌（すいこ）である。

腹内に腫塊があり，按じると石のように硬く，動かず，痛む部位が定まっているものは癥・積（ちょうしゃく）である。多くは血瘀が関与する腫塊である。また腫塊がときに集まり，ときに散じ，あるいは按じても形がなく，痛む部位が固定していないものは瘕・聚（かじゅ）である。多くは気滞が関与する腫塊である。

　　　癥積………痛みの部位が動かない………血瘀
　　　瘕聚………痛みの部位が動く……………気滞

[復習のポイント]

1）正常脈の有神，有胃気，有根について説明できる。
2）各種の脈象の特徴と主病について説明できる。
3）類似脈の鑑別ポイントを説明できる。
4）脈診の順逆と従捨の意義について説明できる。
5）按診の種類と意義について説明できる。

付 ● 経絡診断法

　経絡診断は中医診断学の一部分であり，経絡学説に依拠している。これは観察あるいはある種の方法や器具を使って経絡系統の機能変化を測り，それにより病変部位や病理性質・転機・予後を推定するというものである。

① ――― 経絡現象診断

　経絡は気血運行の通路であり，ある経絡の病変はその循行部位，あるいはそれと関係のある経絡部位に（病変）反応をおこす。これらの病変の一部は，患者の体表に直接現れる。例えば望診によってみられる病変部位の発赤・蒼白・晄白（こうはく）・瘀点（おてん）・丘疹・落屑・赤線などがある。また自覚的に経絡の病変部位にたいして異常な感じを覚えることもある。例えば疼痛，しびれ，腫脹，涼感，熱感，感受性が強まるなどの現象がそれである。医師の観察による経絡循行上の病変反応と，患者が主観的に感じる経絡循行上の病変反応を経絡現象という。次に臨床でよく用いられる経絡現象診断を示す。

1　背部兪穴の異常現象による診断

　背部兪穴は背部の脊柱両側に循行する足太陽膀胱経にある経穴であり，臓腑の経気が注ぎ流れる部位である。臓腑はすべてこの背部兪穴と一定の密接な関係をもっている。現在では臨床試験を通じて，「経絡内臓皮膚」の相関関係が客観的に証明されている。五臓六腑の病変はすべて相応する兪穴に特異的な反応を現しやすい。臨床では背部兪穴のこのような異常現象にもとづき，病変部位の所在を知ることができる。

　　例：胃兪の疼痛……………………………………胃病
　　　　肺兪，膏肓兪の酸痛……………………………肺病
　　　　志室，腎兪の酸痛（あるいは叩打痛）………腎病・生殖器・泌尿器系統疾患
　　　　八髎穴（はちりょうけつ）〔上・次・中・下髎〕の鈍痛………婦人科生殖器系疾患

2　胸腹部募穴の異常現象による診断

　募穴は臓腑の気血が胸腹部に集まるところであり，募穴の異常現象は臓腑の病変を反映していることが多い。背部兪穴は五臓の病変の診断によく用いられ，募穴は六腑の病変の診断によく用いられている。

　　例：肺の募穴，中府の酸痛………………………肺病
　　　　肝の募穴，期門の隠痛，脹満…………………肝病

胃の募穴，中脘の疼痛……………………………胃病
　　　心包の募穴，膻中の絞痛，悶痛………………心疾患
　　　小腸の募穴，関元の疼痛……………………泌尿生殖器系疾患
　　　三焦の募穴，石門の脹痛……………………泌尿器系疾患

3　下合穴の異常現象による診断

　下合穴は六腑の気血が下肢の陽経に集まるところである。下合穴の異常感は六腑の病変を反映していることが多い。
　例：小腸の下合穴，下巨虚の疼痛………………腸 癰（ちょうよう）

4　耳穴の異常現象による診断

　耳と五臓六腑ならびに全身の経絡系統とは密接な関係がある。耳介の特定部位の異常現象は，身体の特定部位の機能変化を表している。

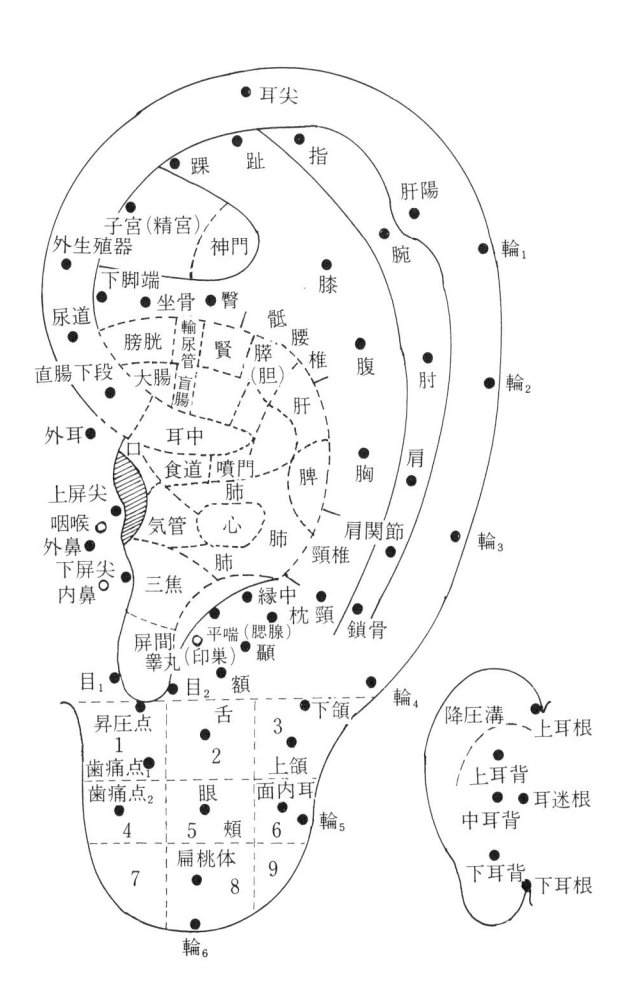

耳穴の異常現象と身体の機能変化（例）

胃区	点片状の発赤，光沢	急性胃炎
	点片状の白色，縁が不明瞭 少数は皮膚が厚みを増す	慢性胃炎
	片状の白色隆起 縁が不明瞭	胃下垂
	点状の白色，縁が明瞭 あるいは白色，暗灰色，縁が赤く光沢あり	胃潰瘍
闌尾区	点状あるいは丘疹状の充血	急性虫垂炎
心区	点片状の白色，縁が不明瞭，少数は光沢あり	リウマチ性心疾患
脳点 脳幹 額 皮質下	点状発赤あるいは点状の白色 縁が赤い 光沢あり	各種の頭痛，めまい
相応部位に現れる皮下結節隆起 押すと移動し縁が明瞭で圧痛なし		良性腫瘍
相応部位に現れる軟骨隆起 縁は不明瞭，移動しない あるいは片状の白色，暗灰色で圧痛が著明		悪性腫瘍

相応部位の点片状の発赤……………………………………… 急性関節損傷
相応部位の点片状の白色……………………………………… 慢性関節炎
肝区の点片状の発赤隆起……………………………………… 急性肝炎，肝腫大
子宮区の点片状の発赤あるいは落屑………………………… 婦人科疾患
小児の脾胃，腎区の片状の乾黄あるいは落屑…………… 疳積

5　阿是穴の異常現象による診断

それぞれ異なった部位の異常現象は，ある種の特殊病変を表していることが多い。
例：第7頸椎棘突起と第5腰椎棘突起の両側から後腋窩線の区域内に現れる米粒大で淡紅色，褐色の発疹…………痔疾
　　肩甲下角より上の脊柱両側に現れる米粒大の紅い発疹………頸部リンパ結核

6　経絡循行上の異常現象による診断

上述した特定の経穴にみられる異常現象のほかに，体表には経絡の流れにそった線状の皮膚病が現れることが多く，これも診断の助けになる。ある経絡循行上には，ある種の皮膚病が発生しやすいことが観察されている。

経絡循行上の皮膚異常（例）

心包経，肺経，腎経，胃経	線状の神経性皮膚炎
心経，肝経，脾経	線状の湿疹
心包経，腎経，大腸経，督脈	線状の強皮症
心包経	線状の汗孔角化症
心包経，肺経，腎経，大腸経	線状の偏平の苔癬
心包経，腎経，肺経，大腸経，脾経　小腸経，膀胱経，督脈，任脈	線状の母斑　（淡い色の母斑，いぼ状母斑）

② 経絡経穴測定による診断

　体表を観察して，はっきりした経絡現象がみられないときは，経絡経穴の変化を測定し，臓腑経絡の病位と病理を調べることができる。この経絡経穴測定診断には，次のようなものがある。

1 点圧による経穴測定診断

　指腹あるいは器具（探り針，毫針の針柄など）を用い経穴を点圧して過敏点を探し，反応した経穴と関係のある経絡の病変を推測するというものである。この方法は経絡現象のみられない病変に多く使われる。

【1】測定部位
　点圧は全身のどの部位にも適用できる。主として経穴・耳穴・鼻穴・顔面穴，および手足の掌部の経穴などが用いられる。

【2】操作方法
　右手母指の指腹（あるいは右手で点圧器具をもつ）か左手母指の指腹で点圧しようとする部位の一側を軽く点圧する。あるいは左手で点圧する部位を支えてから，右手で力を徐々に均等に加えていき測定を行う。一般的には患者の主訴あるいは初歩的な分析にもとづき，測定する部位を決定する。まず主症のある本経（絡）あるいは部位を測り，次にこれと関係のある経絡や部位を調べる。そして上から下，左から右，外から裏，背部から腹部の順に点圧していく。

【3】経穴反応
　患者の主訴にもとづき経穴の異常現象を調べる。一般には痛・酸・麻・脹・沈・灼熱・

刺針様感・感電感・伝導感などが多くみられる。

【4】診断方法

過敏点を測り，その他の臨床所見を参考にしながら，まず過敏点のある経絡とその臓腑の病変を分析する。次にそれと関係のある経絡臓腑の病変と性質を推測する。

例：肝病の過敏点・・・・・・・・・・・・・・・・・・・・・中都，耳介の肝区
　　腎病の過敏点・・・・・・・・・・・・・・・・・・・・・三焦兪，腎兪
　　心胸部疾病の過敏点・・・・・・・・・・・・・・・郄門（げきもん）
　　胃病の過敏点・・・・・・・・・・・・・・・・・・・・・梁丘，足三里
　　腸病の過敏点・・・・・・・・・・・・・・・・・・・・・足三里，上巨虚，陰陵泉，地機
　　腹部の疾病（肝胆病の過敏点）・・・・・・・期門，日月，膈兪，肝兪，胆兪など

【5】臨床例：手掌の経穴の点圧測定診断法

1．手掌の経穴区分と内臓反応の分布概況

手掌を6つの区に分ける。(下図参照)

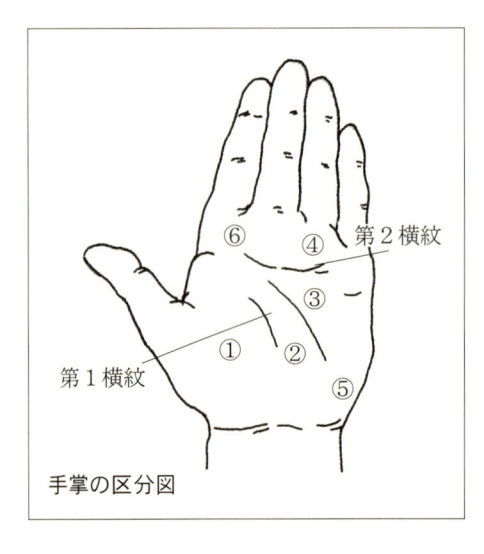

内臓，組織の手掌上の反応（図参照）

①上　区・・・・・・・・・・・・胸腔臓器
②中1区・・・・・・・・・・・・腹腔臓器
③中2区・・・・・・・・・・・・腹腔臓器
④下　区・・・・・・・・・・・・骨盤腔
　　　　　　　　　　　　（生殖，泌尿器）
⑤小魚際区・・・・・・・・・呼吸器官
⑥食指根区・・・・・・・・・直腸，肛門

手掌の区分図

基本的には大小魚際と手掌横紋を自然の指標として区分する。

人体内部の臓腑と手掌とは，経絡系統を通じて密接な関係をもっている。内臓の手掌における反応の現れかたは，胎児が手のひらで仰臥（伏臥）している形と似ている。(次頁の図参照)

付 ● 経絡診断法

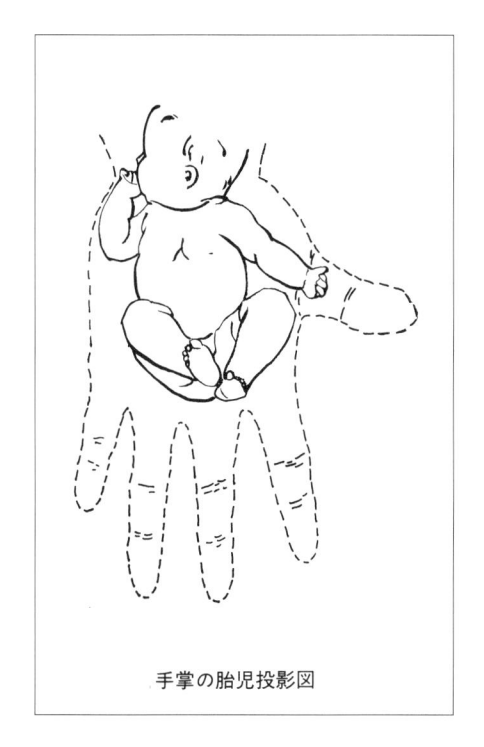

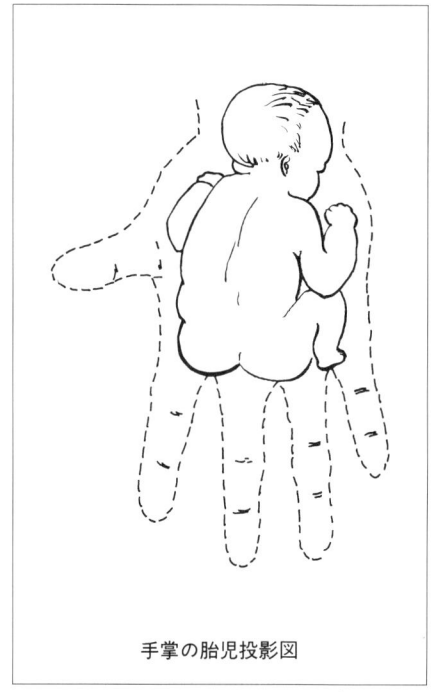

手掌の胎児投影図

手掌の胎児投影図

　その臓腑, 組織は区ごとに分かれるがこれらの分布は固定的なものではなく, 点圧診断法によりその過敏点を探さなければならない。

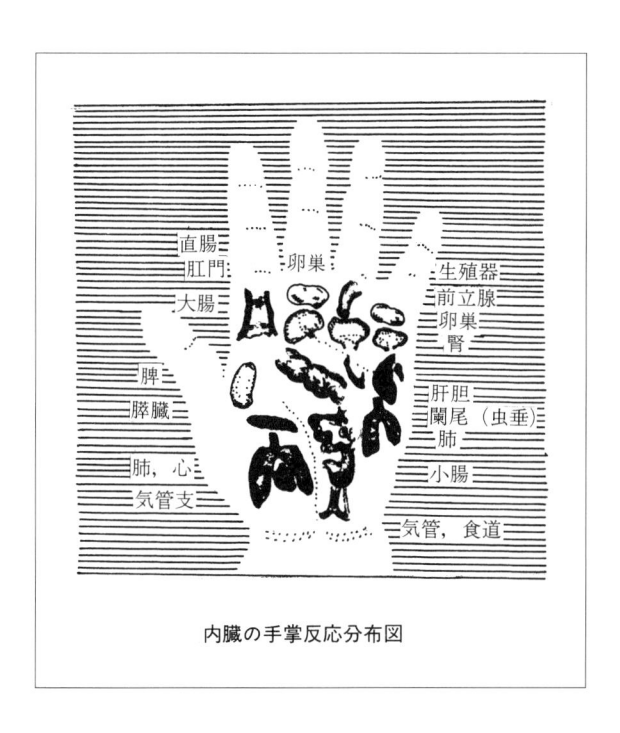

直腸
肛門
大腸

脾
膵臓

肺, 心
気管支

卵巣

生殖器
前立腺
卵巣
腎

肝胆
蘭尾（虫垂）
肺

小腸

気管, 食道

内臓の手掌反応分布図

2. 点圧診法

母指腹で患者の手掌を均一な力で触圧する。まず縦，次に横というように，分布状況に沿って上から下へと圧診していく。診察を受けるものの局部に酸・麻・痛などの感覚がおきたら，くりかえし点圧を行い診断点を決める。

左手に感覚があれば，右手も同様に点圧する。一般的に片手に反応があれば，対側にも反応があることが多い。ただしその程度には違いがあることが多い。

2 点圧診断反応の病理的意義

点圧反応は圧診時に患者に生じる酸・麻・脹・痛・沈などの感覚のことである。ある局部に現れた反応は，その区の臓器の機能失調を現している。

脹痛感：炎症病変
酸麻感：多くは慢性の疾病（例：肺結核）
麻木感：難病　　　　　（例：肝硬変）

1つの手に2つの腎区，2つの卵巣区があるが，反応が左右で違うときは疾病の程度の違いとともに，位置（左右）の違いも考慮しなければならない。

3 臨床応用

特定の区域で得られる反応は，その区の器官の病，あるいは臓器の機能異常があることを意味している。臓腑には表裏と属性の関係があることから，臨床では臨機応変に同法を用い，弁証を行う必要がある。

臨床上はさらにこの反応区に刺針，割治〔皮膚を切開する治療法〕，穴位注射などの方法を用いて治療を行うことができる。また手掌に明確な反応がみられないときは，手掌上の臓器分布にもとづいて治療を行うこともできる。

同法はまた，健康検査や疾病予防にも利用することができる。

③ ── 経絡触診

経絡触診とは，経絡上の特定穴にみられる陽性反応物を客観的な指標として，経絡の病変を診察する方法である。

経絡触診は経穴の点圧診断を基礎にできた診断法である。経穴の点圧診断では，主に患者が感じる反応を診断の基準としているが，操作上，指の力が不均等だったり，患者の力の感じ方の違いによりその感覚が一定でなかったりして診断を誤ることがある。経絡触診はこの欠点を補うことができる。これは兪穴（背部兪穴），募穴，郄穴および新しく発見された特定穴下に客観的に存在する結節・索条・線状・卵円状などの陽性反応物を根拠として行われるからである。陽性反応物の状態を把握するには，反復してトレーニングを行わなければならない。

付●経絡診断法

1　常用の触診法

【1】兪募循摸法(ゆぼじゅんもほう)

主として背部兪穴と胸腹部の募穴に母指あるいは食指を用い触診する方法である。
兪募穴の陽性反応物を探る操作法には，次の4種類がある。

①**滑動法**：指腹を使い経絡に沿って軽く旋回させながら移動させていく方法である。軽い力で行うので，経穴の表層にある陽性反応物を見つけることができる。

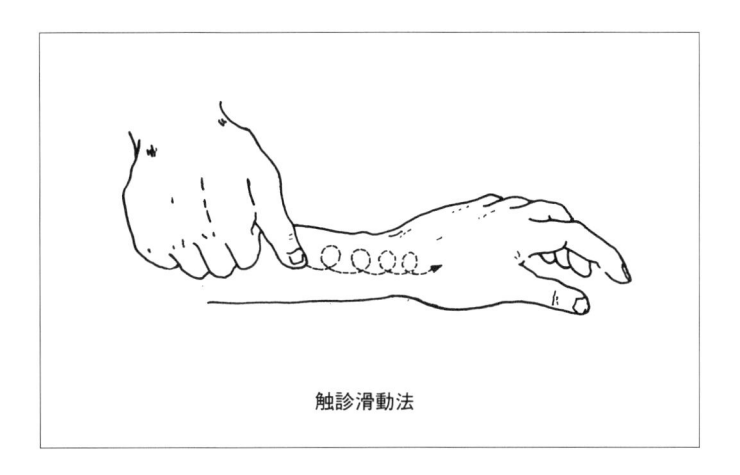

触診滑動法

②**按揉法**：滑動法と似ているが，指に少し力を入れる方法である。経穴の皮下組織の陽性反応物を調べることができる。(図参照)

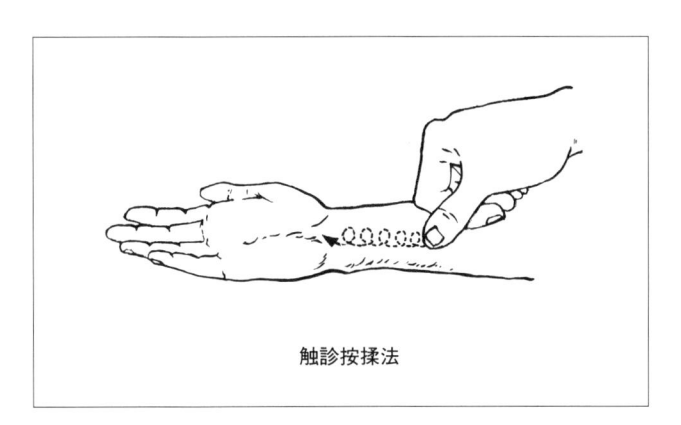

触診按揉法

③**移動法**：強く力を入れ，母指の尖端に力を集中させ，左右に動かして皮膚を按摩する方法である。経穴の皮下組織の深層にある索条の陽性反応物を見つけることができる。

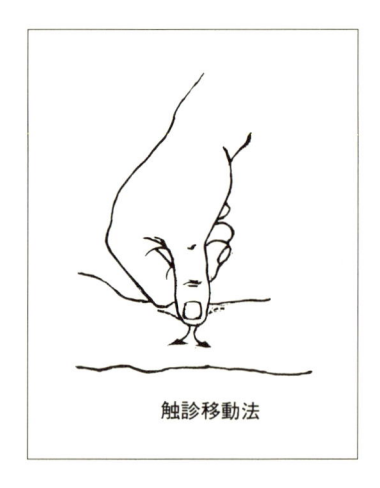

触診移動法

④**推動法**：母指腹で経絡に沿って推して調べていく方法である。郄穴と腰仙部の触診に適している。

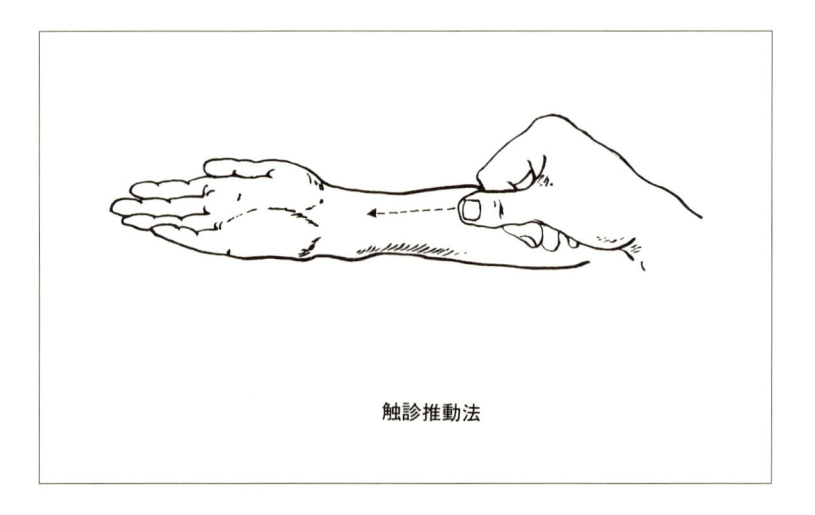

触診推動法

【2】郄穴の触診

母指腹で各経の四肢部を，経絡に沿って手関節から郄穴まで推して触診し反応を見つける方法である。触診するときは経の流れからはずれないように，力を均等にする必要がある。

【3】その他

経穴表層の外観形態，色と光沢，皮膚の凹凸の変化を観察し，触診と合わせて診断の参考にする。

2 陽性反応

ここでは経絡上にある経穴の異常反応を陽性反応と呼ぶ。この陽性反応には3つの内容が

付 ● 経絡診断法

ある。すなわち1．陽性反応物，2．経穴の過敏度，3．経穴の形態変化である。これらのなかで陽性反応物は経絡触診の主な根拠となり，臨床上重点をおいて把握する必要がある。

【1】陽性反応物
　指腹の触覚によって経穴上に一種の物質を探り出すことができる。その形態は大小，硬さなどが異なり，よくみられるものには以下のものがある。
①円形結節：形態は円滑で珠のようであり，大きさと硬さは同一ではない。最大のものはソラマメ状であり，一般的なものは大豆大である。移動性は大きくない。頭痛あるいは偏頭痛の患者の両側あるいは一側の風池と天柱穴付近に，滑動法や按揉法でよくこれを触れる。
②扁平結節：表面は丸い餅のように滑らかでつやがあり，軟らかく移動性はない。皮内の浅層部にあり，軽い力で触知できる。遺精の患者の志室，腎愈穴付近の両側あるいは一側によくこれを触れる。この結節は慢性病によくみられる。
③棱形結節：両端がとがり中間が大きい。表面はなめらかでつやがあり少し硬い。皮下を移動しやすいので按揉法で調べる。この結節は急性炎症の患者によくみられる。例えば肺炎では肺熱穴にこの結節が現れやすい。
④楕円形結節：形態は卵円形であり，表面はなめらかでつやがあり，軟らかいものも硬いものもある。皮下で動き，滑動法で触れることができる。例えば耳鳴りの患者には腎愈穴の一側あるいは両側によくこれを触れる。
⑤索状結節：太いのは箸，細いのは糸のようであり，長さは1〜数cmにおよぶ。やや硬く，移動する。弾性にとみ皮下に位置する。移動法を用いると，これに触れることができる。慢性病によくみられる。例えば慢性肝疾患では，肝愈や肝熱穴の付近に細い索条結節をよく触れる。
⑥連鎖球状結節：いくつかの円形結節が一列に並んでチェーンのようなものをいう。
⑦過敏泡：胃癌・食道癌の患者は第8胸椎の両側を指で圧したとき，皮下に大小さまざまな気泡のようなものを感じることが多い。

【2】経穴の形態変化
　皮膚に隆起，陥凹があり，これに触れると硬く実し緊張しているものと柔軟なものがある。その他，皮膚の色・光沢・温度の変化は，疾病と一定の関係がある。例えば慢性消化不良の患者には，脾愈穴の部位の皮膚が陥凹し，弾力性がなくなる現象がよくみられる。（「経絡現象診断」を参照）

【3】経穴の過敏度
　経穴を指で圧したとき，患者が感じる酸・麻・脹・痛の程度を経穴の過敏度という。経穴上を圧診する場合には，軽圧・中圧・重圧の3種類がある。例えば軽圧により耐えられない疼痛となるものを＋＋＋と表示し，中圧により疼痛がおこるが耐えられるものを＋＋

と表示する。また重圧によりおこる軽い疼痛を＋と表示する。気管支炎，気管支喘息では肺兪穴に中等度の圧痛がみられやすく，これは診断の参考になる。

3 触診の順序

【1】背部第1行線

脊椎の両側0.5寸（各熱穴を含む）のところである。例えば肺熱穴，胃熱穴，肝熱穴，脾熱穴，腎熱穴などの異常現象は，これらの臓腑に炎症があることが多い。治療にあたっては，一般に相応する経穴を主穴として選ぶとよい。

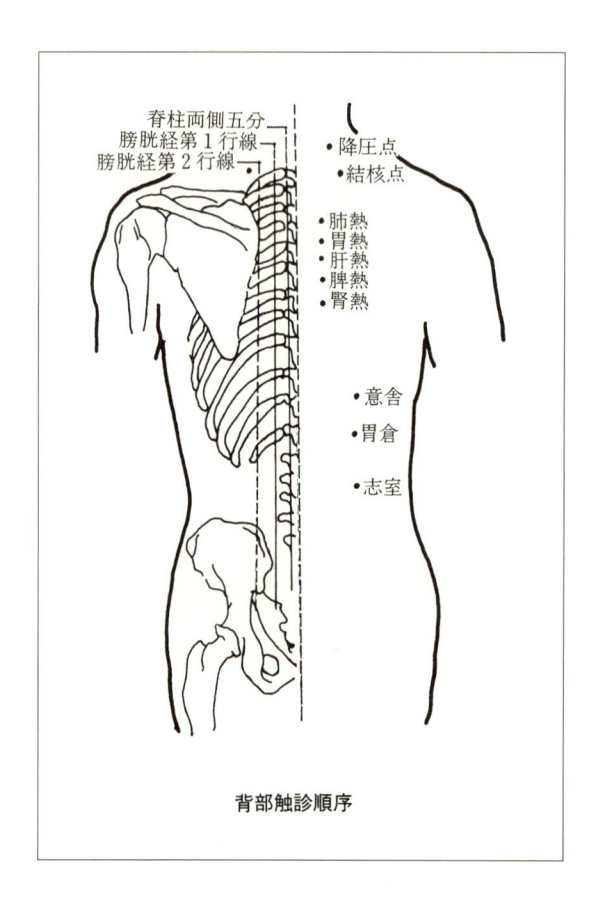

背部触診順序

【2】腰背部第2行線

脊椎の両側1.5寸のところにあり，十二経の臓腑背兪穴がある。臓腑あるいは経脈に病変がおこると，該当する臓腑および経絡の背兪穴に異常反応が現れやすい。

【3】背部第3行線

脊椎の両側3寸のところにある。胃倉，意舎，志室などの経穴がこれに相当する。

【4】胸部と腹部

まず十二経の募穴を診る。中府，膻中，巨闕，天枢，石門，関元，期門，章門，鳩尾，日月，中脘，中極である。

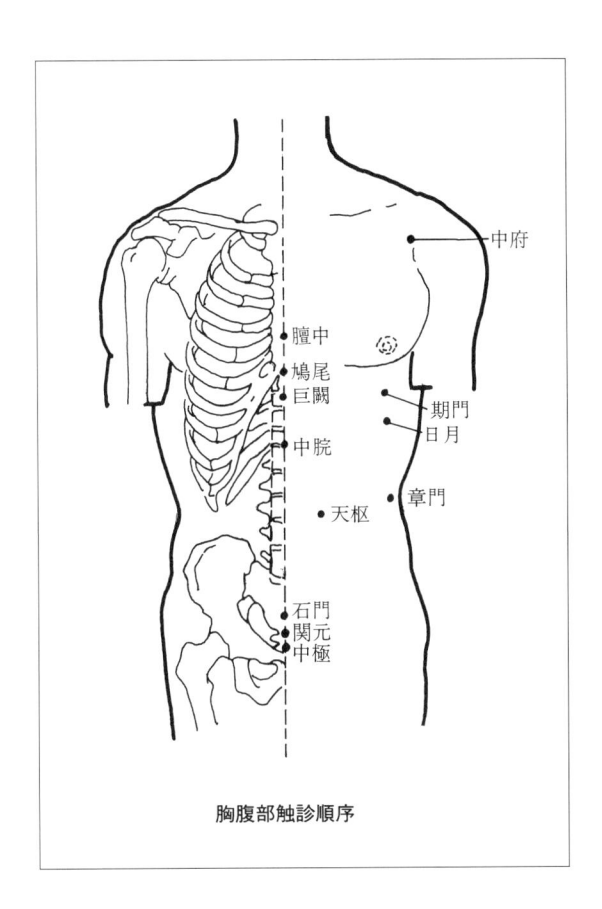

胸腹部触診順序

【5】四肢の部分

まず十二経の郄穴を診る。孔最，郄門，陰郄，温溜，会宗，養老，中都，地機，水泉，外丘，梁丘，金門である。

【6】兪穴とある特定穴について

十二経の原穴と新しく発見された特定穴（血圧点，結核穴，牽正穴，潰瘍点，肝炎点，胃下垂点，定喘穴，啞点，足下垂点，健胃穴など）を診る。

4 治療穴を探るポイント

兪募循摸を主とし，急性病には郄穴（推察法）を加え，某病には相応する某特定穴を加える。

第1，2行線は上から下に循摸し，第3行線は下から上へ陽綱まで循摸する。背兪穴あるいは背兪穴付近に陽性反応物や皮膚の緊張感，あるいは圧痛がある場合には，それを治療穴とする。

5 循摸選穴の範囲

【1】陽性反応穴

どの経穴の陽性反応が著明であるかによって，この経穴をその病の治療の主穴とする。陽性穴は兪募原穴の部位に現れることが多い。例えば胃痛では，胃兪に索条の陽性反応物がよくみられる。その際はそこを治療の主穴とする。

陽性反応穴は，臓腑の経絡体表における反応である。この陽性の経穴を刺激すると，臓腑の機能を調整することができる。

中医学の総体観，経絡循行理論によると，経穴は臓腑経絡の気血の注ぐところであり，取穴はこれを基礎に行われている。例えば舌病には心兪を用いる（心は舌に開竅する）。また胸腹部は陰に属し，腰背部は陽に属している。この関係により，胸腹部の病には腰背部の背兪穴を用いるが，これを「陰から陽を引く」という。

【2】各系病症の診断

呼吸器系：胸椎3，5，11番，腰椎2番の両側に陽性反応
　　　　　肺兪，中府，肺熱，膻中

循環器系：胸椎4，5番の両側に陽性反応
　　　　　厥陰兪，心兪

消化器系：胸椎5，6，9番から12番の両側に陽性反応
　　　　　肝兪，脾兪，大腸兪，小腸兪

神経系　：胸椎4番から9番，腰椎2番の両側に陽性反応
　　　　　心兪，厥陰兪，腎兪

泌尿生殖器系：胸椎5番から7番，腰椎2番から仙骨の両側に陽性反応
　　　　　腎兪，膀胱兪

運動器系：腎兪，胆兪，阿是穴

6 診断方法

陽性反応物を調べる場合は，その反応がある経穴の部位とそれが何経に属するかにもとづき，同時に他の臨床所見を参考にして診断を行わなければならない。

上述した各種の経絡診断法は，中医学の望・聞・問・切および西洋医学の視・触・打・聴診・臨床検査と組み合わせて診断を行わなければならない。全体的に病状の変化と進行を把握し，その中から主要な病証をつかみ，仮象と真象をしっかり鑑別することによって診断は正確となり適切な治療が行える。

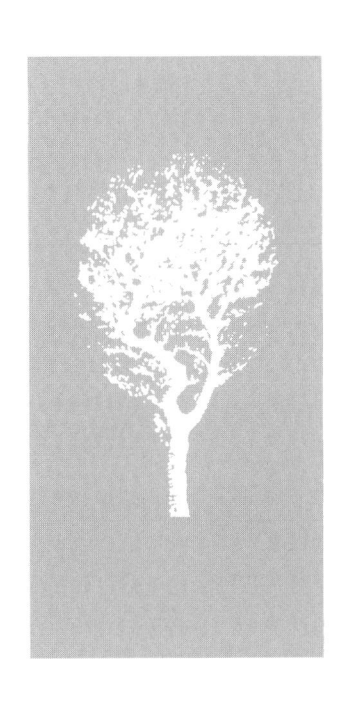

【第6章】
中医学の診断法［弁証］

［学習のポイント］
❶──証の意義と分類について理解する。
❷──何にもとづいてどのように証の分類が行われているかを理解する。
❸──病位・病状把握の重要性と，病位・病状の把握の仕方を理解する。
❹──各種弁証の関連性を考えながら，各種弁証による病態分析を理解する。

弁証とは望・聞・問・切という四診によって得た情報にもとづいて診断を行う，中医学独特の方法論である。弁証とは，統一体観（人と天地が相応するという観点を含む）と恒動観などの理論を基礎として，四診より得られた症候に関する情報を総合的に分析し，そのうえで最終的な診断を下すものである。中医治療の根拠をなす重要な過程である。

弁証の「証」と症状の「症」とでは，その意味が異なる。「症」とは，1つ1つの症状のことであり，「証」とは証候，すなわち症状にたいして総合分析を行ったうえで下された診断結果である。「証」と「症」の2字は，しっかり区別して使用しなければならない。

「弁証」と「論治」は，中医臨床においては互いに相関しあう関係にある。弁証とは疾病を認識することであり，論治とは病証に応じて選択される治療手段と方法を指している。弁証は治療を決定するための前提・根拠であり，弁証が正しかったかどうかを判定する基準となるのが，治療効果であると位置づけられる。

中医臨床では，この弁証論治の過程を理―法―方―薬と称している。ところで針灸学では主として，針あるいは灸を用い，経絡経穴に刺激をあたえ，疾病を治療するわけであるが，この針灸の弁証論治の過程は，理―法―方―穴―術ということになる。

理：各種の弁証を運用して疾病発生のメカニズムを識別，分析すること。
法：弁証により得られた結果にもとづき，それに相応する治療原則を確立すること。
方：経穴による処方を指す。
穴：「穴義（けつぎ）」ともいい，使用する経穴の作用と選穴の意義を指す。
術：手法（灸を含む）を指す。

このように理―法―方―穴―術は，針灸弁証論治のすべての過程であり，これが針灸弁証論治の特徴である。

中医学では長期にわたる臨床経験の蓄積によって，八綱弁証・六淫弁証・臓腑弁証・経絡弁証・気血弁証・六経弁証・衛気営血弁証・三焦弁証などの数種の弁証方法が確立されている。

それぞれの弁証方法は，異なる視点から病証を分析するものであるが，各弁証は孤立したものではなく，相互に関連し，重なり合う部分もあり，比較的複雑な病証を分析する際には補完しあう関係にある。八綱弁証は，陰陽学説にもとづいた視点から病証の全体像を大づかみに把握するもので，その他の弁証の基礎となる。もし病邪の関与が際立っている病証であれば，六淫弁証によって病邪の種類と趨勢を分析する。気・血の機能不足や流通障害があれば気血弁証，臓腑の機能失調があれば臓腑弁証を採用して病証分析を進める。外感熱病であれば，病邪の種類などに応じて，六経・衛気営血・三焦弁証のうち最も適切な弁証方法を選択して診断する。

初学者は，往々にして病人を前にして，いずれの弁証方法を用いて診断を進めるべきか途方に暮れてしまうことがある。そんな時は，まず八綱により病位，疾病の性質・正邪の盛衰を広い視野から判定し，次に気血の状態は？　臓腑・経絡の機能に異常はないか？　病邪が関与しているだろうか？　と視点を変えてそれぞれの弁証方法の視野から病証を眺め，それぞれの視野から四診を通じて丁寧に情報を収集すればよい。そのような意識をも

って臨床トレーニングを積めば，どの弁証方法を主として症候を分析すべきか適切な判断が下せるようになり，四診による情報収集も効率よく進められるようになるだろう。そのためにも個々の弁証の特徴と守備範囲を確実に会得することが必要である。

第1節 ◉ 八綱弁証

八綱とは，表・裏・寒・熱・虚・実・陰・陽を指し，証候を分析するための総綱である。四診より得られた症候に関する情報を陰・陽・表・裏・寒・熱・虚・実を綱領として総合的に分析し，病変の部位と性質，疾病過程における正気と邪気の盛衰などの状況を解明するのが，この八綱弁証である。

八綱弁証を用いて診断すると，臨床所見が複雑であっても，それを表裏・寒熱・虚実・陰陽という4対の綱領によって証候に分類することができる。

表・裏は病位の深浅を，寒・熱は疾病の性質を，虚・実は正気と邪気の盛衰を示す。

また陰陽は，そのほかの六綱を統括し，表・熱・実は陽に統括され，裏・寒・虚は陰に統括される。

　　陽……表・熱・実
　　陰……裏・寒・虚

八綱を把握することによって証類型の確定，疾病変化の趨勢の予想が可能となる。また治療方針を立てるときにも，非常に参考になる。

① ── 表裏

表裏は，病変部位と病勢を区別する綱領である。一般的には，皮毛・肌腠(きそう)のように病の部位の浅いものは，表に属しており，臓腑・血脈・骨髄のように病の部位が深いものは，裏に属している。

1 表証

表証とは，六淫の邪気が皮毛，口，鼻から体内に侵入するときにおこる証候である。表証は外感病の初期によくみられ，発病が急であり，変化が早く，経過が短いという特徴がある。

【臨床所見】
発熱・悪寒あるいは悪風・頭痛・身体痛・舌苔薄白・脈浮・鼻閉で鼻汁が出る・咽喉部の異和感・咳嗽などをともなう。

【証候分析】
①発熱——六淫の邪気が皮毛，肌表に影響し，衛気(えき)の正常な輸送ができなくなり，それが鬱することにより発熱がおこる。

②悪寒・悪風——衛気が肌表に行きわたらず，肌表が正常な温煦(おんく)を得られないためにおこる。

③頭痛・身体痛——邪気が経絡に鬱滞し，気血の流れが阻滞するとおこる。

④薄白苔——邪気が裏に入らなければ，舌象には顕著な変化は現れないので，薄白苔である。

⑤浮脈——外邪が表を襲うと，正気が奮いたって抗争し，脈気が外に向かって流れる。肺は皮毛を主っており，鼻は肺の竅(きょう)（肺に通じる穴）である。邪気が皮毛，口，鼻から侵入して，肺の宣発・粛降機能が失調すると，鼻閉・鼻汁が出る・咽喉部の異和感・咳嗽などの症状がおこりやすくなる。

【治　療】
治　法：疏風解表(そふう)

治療穴：手太陰肺経，手陽明大腸経，足太陽膀胱経穴を主に取る。

手　法：毫針で浅刺，瀉法を用いる。虚しているものには，平補平瀉法を用いる。

2 裏証

裏証とは，疾病が深い部位，すなわち裏（臓腑・気血・骨髄など）にある証候のことである。

【臨床所見】
裏証の病因はさまざまであり，病位も広範囲におよぶ。また症状も多様である。臨床所見において，表証が認められない疾患は，裏証に属するものと考えられる。脈は一般に沈で，舌象にも種々の異常所見が現れる。

【治　療】
裏証の範囲は非常に広いので，その治法も多種多様である。具体的な証候にもとづいて，治法を決定しなければならない。しかし，基本的に治療原則は，「和裏(わり)」（裏を調和させること）という言葉に表わされている。手法は，毫針で深く刺し，置針時間も長くするとよい。

② ── 寒熱

寒熱は疾病の性質を区別する綱領である。寒証と熱証は，身体の陰陽の平衡状態を反映したものである。陰盛あるいは陽虚は，寒証として現れ，また陽盛あるいは陰虚は，熱証

1 寒証

寒証とは，寒邪を受けたり，あるいは陰盛陽虚により現れる証候である。寒証には，表寒・裏寒・虚寒・実寒がある。

【臨床所見】

寒がり温まるのを好む・顔面㿠白(こうはく)・四肢が冷える・口淡で口渇はない・痰，涎，涕は水様である・小便清長・大便は水様あるいは泥状・舌淡・舌苔は白で潤滑・脈遅あるいは緊など。

【証候分析】

①寒がり温まるのを好む・四肢が冷える・面色㿠白──陽気が身体を正常に温煦(おんく)できなくなるとおこる。
②口淡で口渇はない──陰寒内盛となり，津液は損傷していないためこのような状態になる。
③痰・涎・涕・尿などの分泌物は清冷──陽虚により水液を温化できないためにおこる。
④大便は水様あるいは泥状──寒邪が脾を損傷したり，脾陽虚であると脾の運化機能が失調して，大便は水様あるいは泥状となる。
⑤舌淡・苔白潤滑──陽虚のため気化機能が低下すると，寒湿が内生し舌象に反映する。
⑥遅脈──寒凝または陽気不足により血脈の運行が遅滞して現れる。
⑦緊脈──寒邪の影響により脈道が収縮・拘急するために現れる。

【治　療】

治　法：温散寒邪
治療穴：寒邪の性質・部位にもとづき選穴する。詳細は表寒証の項を参照。

2 熱証

熱証とは，熱邪を感受したり，陽盛陰虚のために身体の機能活動が亢進して現れる証候である。熱証には表熱・裏熱・虚熱・実熱がある。

【臨床所見】

熱(あつ)がり冷えるのを好む・口渇があり冷たい物を飲みたがる・顔面紅潮・目の充血・煩躁・小便短赤・大便燥結・痰や鼻汁は黄色く粘稠・吐血・衄血(じくけつ)〔鼻出血〕・舌紅・舌苔は黄色で乾いている・脈数など。

【証候分析】

①熱がり冷えるのを好む──陽熱が偏って盛んになっているためにおこる。
②口渇があり，冷たい物を飲みたがる──熱が盛んとなって津液を損傷するために現れる。
③顔面紅潮・目の充血──火は炎上しやすく，顔や目に熱象が生じる。
④煩躁──熱が心神に影響するとおこる。
⑤小便短赤──熱が強く津液を損耗するために生じる。
⑥大便燥結──陽熱により津液を損傷し，腸燥となり腸の伝導機能が失調しておこる。
⑦痰・鼻汁などの分泌物が黄色く粘稠──陽熱の作用によって津液が薫蒸されると黄色

く粘稠となる。
　⑧吐血・衄血──火熱の邪が血絡に影響し，迫血妄行しておこる。
　⑨舌紅・舌苔黄──熱証の所見。舌が乾いて津液が少ないのは陰の損傷による。
　⑩数脈──陽熱が亢進すると，心の鼓動が加速され，血行も早くなるため数脈が現れる。

【治　療】
　治　法：清熱瀉火あるいは清熱養陰。
　治療穴：熱邪の性質，部位にもとづき選穴する。
　詳細は表熱証などの項を見られたい。

③ 寒熱と表裏との関係

　臨床にあたっては，寒熱と表裏を関連させて疾患が表寒・表熱・裏寒・裏熱のどれに属するのかを分析する。

【1】表寒証
　表寒証とは，寒邪が肌表に侵襲して現れる証候である。

【臨床所見】
　悪寒が強く発熱は軽い。頭痛，身体痛・無汗・舌苔薄白・脈浮緊など。

【証候分析】
　①悪寒──寒邪が表に侵襲して衛陽を損傷し，肌表を温煦できなくなるとおこる。
　②発熱──正気と邪気が抗争し，陽気が閉じ込められておこる。
　　　　＊寒邪は陰の邪気であるため，悪寒が強く発熱が軽いという特徴がある。
　③頭痛，身体痛──寒邪が関係する経脈に阻滞し，経気の流れが悪くなるためにおこる。
　④無汗──寒邪には収引・収縮させる特徴があるため，腠理が閉塞して無汗となる。
　⑤脈浮緊──寒邪が表に影響し，脈道不利となるために現れる。

【治　療】
　治　法：散寒解表
　治療穴：手太陰肺経，手陽明大腸経，足太陽膀胱経穴を主に取る。
　手　法：毫針で浅刺し，瀉法を用いる。灸頭針あるいは灸法併用も可。

【2】表熱証
　表熱証とは，温熱病邪が肺衛に侵襲して現れる証候である。

【臨床所見】
　発熱・軽い悪風，悪寒がある・頭痛・口乾・微かに渇く・ときに有汗。舌辺，舌尖部が紅・脈浮数など。

【証候分析】
　①発熱悪寒──熱邪が肺衛に侵襲し，衛気を鬱滞させるとおこる。
　　熱邪は陽の邪であるため，発熱が強く，悪寒が軽いという特徴がある。また口乾，

微かに渇く症状をともなう。
②頭痛──熱邪が上擾しておこる。
③有汗──熱は「昇散」する特徴があり，このため腠理がゆるむと汗が出やすくなる。
④舌辺，舌尖部が紅・脈浮数──温熱の邪が表にあるときに現れる舌脈所見である。

【治療】
　治　法：散熱解表
　治療穴：督脈，手太陰肺経，手陽明大腸経の経穴を主に取る。
　手　法：浅刺し，瀉法を用いる。灸法あるいは灸頭針は用いない。

【3】裏寒証

裏寒証とは，寒邪が臓腑に直中したり，あるいは陽気が虚し衰退したために現れる証候である。

【臨床所見】
　寒がり・四肢の冷え・面色㿠白・口淡・口渇はない・もし口渇がある場合は熱い物を飲みたがる・小便清長・大便は水様か泥状・舌淡・舌苔白・脈沈遅など。

【証候分析】
①寒がり・四肢の冷え・面色㿠白──陽気が不足し，身体を温煦できないためにおこる。
②口淡・口渇はない・口渇がある場合は熱い物を飲みたがる──津液は損傷しておらず，陰寒内盛で温まることをもとめるためである。
③小便清長──腎・膀胱の気化機能が低下して，小便は希く大量となる。
④大便は水様か泥状──陰寒の邪が脾胃に直中したり，命門火衰によって温煦・気化の作用が弱まっておこる。
⑤舌淡・脈沈遅──陰寒内盛の現れである。

【治療】
　治　法：温中散寒
　治療穴：足陽明胃経，足太陰脾経穴，下合穴を主に取る。
　手　法：虚実に応じて針で補または瀉法を施す。置針時間を長くする。灸法あるいは灸頭針も可。

【4】裏熱証

裏熱証とは，外邪が裏に伝わって熱化したり，あるいは熱邪が臓腑に直中して裏熱が盛んとなっておこる証候である。

【臨床所見】
　身熱・顔面紅潮・口渇して冷たい物を飲みたがる・煩躁・多言・小便黄赤・大便乾結・舌紅で舌苔黄・脈数など。

【証候分析】
①身熱・顔面紅潮──裏熱が盛んなため，身熱が現れ，熱が炎上するために顔面紅潮となる。

②口渇して冷たい物を飲みたがる——熱が津液を損傷しているために生じる。
　③煩躁・多言——熱が心神を乱すために現れる。
　④小便黄赤——熱が盛んなため，津液を損傷したためにおこる。
　⑤大便乾結——熱のため腸の津液が損傷し，腸の伝導機能が失調したためにおこる。
　⑥舌紅で舌苔黄・脈数——裏熱が盛んな現れである。

【治　療】
　治　法：清熱瀉火
　治療穴：督脈，手陽明大腸経穴，五輸穴の滎穴を主に取る。
　手　法：針で瀉法を用いる。置針はしないか，あるいは少し置針する。灸法，灸頭針は用いない。

③ ── 虚実

　虚実は，正邪の盛衰の状態をみる綱領である。虚証と実証とは，身体における正気と邪気の盛衰の状況を反映している。正気不足であれば虚証として現れ，また邪気が盛んであれば実証として現れる。

1　虚証

　虚証とは，正気が虚弱なために現れる病理的な状態を総称したものである。虚証は陰・陽・気・血・津液・臓腑のそれぞれ異なった虚損の状態を包括している。ここでは虚証にともなう主な症状を紹介しておく。

【臨床所見】
　ここでは陽を損傷している虚証と陰を損傷している虚証について述べる。
　①陽を損傷している虚証の臨床所見——面色淡白あるいは萎黄（いおう）・精神不振・倦怠・無力感・動悸・息切れ・寒がり・四肢の冷え・自汗・舌淡胖嫩（はんどん）・歯痕がある・脈虚沈遅など。
　②陰を損傷している臨床所見——五心煩熱・消瘦（しょうそう）・顴部の紅潮・口や咽頭の乾燥・盗汗・潮熱（ちょうねつ）・舌紅少苔・脈虚細数など。

【証候分析】
　1．陽を損傷している虚証の臨床所見
　①面色淡白・萎黄・寒がり・四肢の冷え——陽虚のため温煦（おんく）機能が低下することによりおこる。
　②精神不振・倦怠・無力感——元気の衰退によりおこる。
　③自汗——陽虚のため固摂機能が失調することによりおこる。
　④舌淡胖嫩・脈虚沈遅——陽虚の象である。
　2．陰を損傷している虚証の臨床所見
　①五心煩熱——陰液が虚して陽を制することができなくなると，陽盛となり虚熱が生じるために現れる。

②頬部の紅潮・口や咽頭の乾燥──陰虚のため虚熱が上炎するためにおこる。
③消痩──陰虚のため，身体を滋養できなくなるためにおこる。
④盗汗・潮熱──陰虚内熱の現れである。
⑤舌紅少苔・脈虚細数──陰虚内熱の象である。

【治　療】
治法，治療穴，手法：補虚扶正
①陽気虚：温陽益気……督脈経穴を主に取る。灸法を用いることが多い。
②陰血虚：養血滋陰……任脈経穴を主に取る。針を用い，補法を施すことが多い。

2　実証

実証とは，外邪の感受，または体内の病理産物（瘀血（おけつ）・痰など）によっておこる病理的な状態を総称したものである。実証は，感受した外邪の性質や病理産物の種類により，その臨床所見も異なる。ここでは主な症状を紹介する。

【臨床所見】
腹脹・腹痛（拒按）・胸悶・煩躁・意識不明・譫語（せんご）・荒い呼吸をする・大便秘結・小便不利（じ）・舌苔厚膩・脈実有力など。

【証候分析】
①煩躁・意識不明・譫語──実邪が心を侵し，心神を乱すためにおこる。
②胸悶（きょうもん）・呼吸が荒い──邪が肺に阻滞し，肺の宣降機能が失調するためにおこる。
③腹脹・腹痛・大便秘結──実邪が胃腸に影響し，腑気が通じなくなるためにおこる。
④小便不利──水湿が内停し，気化が失調するためにおこる。
⑤脈実有力──邪気と正気が抗争し，それが血脈に反映したものである。

【治　療】
治　法：瀉実去邪
治療穴：病邪の性質，部位にもとづき選穴する。
詳細は実熱証および臓腑弁証などの項で後述する。

3　虚実と表裏寒熱との関係

虚実を鑑別するときには，表裏寒熱と関連させて考える。すなわち，それが表虚証・表実証・裏虚証・裏実証に属するのか，あるいは虚寒証・虚熱証・実寒証・実熱証に属するのかを分析する。次にこれらについて紹介する。

【1】表虚証

表虚証には，外感表虚と内傷表虚がある。
【臨床所見】
①外感表虚証：頭痛・項部の強ばり・発熱・自汗・悪風・脈浮緩など。
②内傷表虚証：普段から汗をかきやすい・感冒にかかりやすく治りにくい・面色淡白・

息切れ・倦怠・無力感・舌淡・舌苔白・脈細弱など。
【証候分析】
　1．外感表虚証は，風邪を感受しておこる表証である。
①頭痛・項部の強ばり——風邪が太陽経を外束したためにおこる。
②発熱・自汗——風邪が衛を犯すことによって営衛が失調し，衛気が盛んになるために発熱し，営陰を蒸騰させるために汗が出る。
③悪風——風邪をさらに感受するのを避けようとするためにおこる。
④脈浮緩——風邪が表にあるために現れる。
　2．内傷表虚証は，主として衛気の虚衰がその原因と考えられる。肺脾気虚がその背景になる場合が多い。
①自汗——衛気が虚して肌表がゆるみ，腠理不固となると汗がおのずと出る。
②感冒にかかりやすい——衛気虚衰のため，外（表）を防衛する力が低下しているために感冒にかかりやすくなり，また治りにくくなる。
③面色淡白・息切れ・倦怠・無力感——気虚のためにおこる。
④舌淡・舌苔白・脈細弱——気虚の象である。
【治　療】
　1．外感表虚証
治　法：疏風解表，調和営衛
治療穴：足太陽膀胱経，手陽明大腸経穴を主に取る。
手　法：浅刺し，補法を施す。一般的には，灸法は用いない。
　2．内傷表虚証
治　法：補益脾肺
治療穴：任脈，手太陰肺経，足太陰脾経穴を主に取る。
手　法：針にて補法を施す。灸法も可。

【2】表実証
表実証とは，外感寒邪が肌表に侵襲して肌表で邪正闘争がおこなわれている証候である。
【臨床所見】
悪寒・発熱・無汗・頭痛・身体痛・脈浮緊など。
【証候分析】
①悪寒・発熱——外感寒邪が肌表に侵襲し，正邪抗争するためにおこる。
②無汗——寒には収引・収縮という特徴があり，そのため腠理が閉塞すると汗が出なくなる。
③頭痛・身体痛——寒邪の侵襲により，経気の流れが悪くなるとおこる。
④脈浮緊——風寒外束（風寒が表に影響したもの）の象である。
【治　療】
表実証は，外感寒邪によるものが多い。その治療は表寒証の治療と同じである。

【3】裏虚証

裏虚証には，臓腑経絡・陰陽・気血・津液の虚損が含まれる。詳細は臓腑弁証などの章，節で後述する。

【4】裏実証

裏実証には，臓腑経絡と関係しているものと，各種の邪気によるものとがある。詳細は臓腑弁証，六淫弁証などの章，節で後述する。

【5】虚寒証

虚寒証とは，体内の陽気が虚しておこる証候である。

【臨床所見】

精神不振・面色淡白・寒がり・四肢の冷え・腹痛（喜按）・大便溏薄・小便清長・息切れ・無力感・舌質淡嫩・脈微あるいは沈遅無力など。

【証候分析】

①精神不振・息切れ・無力感──元気の衰退による。

②寒がり・四肢の冷え・腹痛喜按・面色淡白・小便清長・大便溏薄──陽気が衰退すると，その温煦機能や気化機能が低下するためにおこる。

③舌質淡嫩・脈微あるいは遅無力──陽虚の虚衰の舌脈象である。

【治　療】

治　法：温中補虚

治療穴：督脈，任脈，足陽明胃経穴を主に取る。

手　法：針で補法を施す。灸法，灸頭針を多く用いる。

【6】虚熱証

虚熱証とは，体内の陰液が虚しておこる証候の1つである。

【臨床所見】

消痩・五心煩熱・潮熱・盗汗・頬部紅潮・咽頭や口内の乾燥・舌紅少苔・脈細数など。

【証候分析】

①消痩──陰液が損耗して身体を滋養できなくなるためにおこる。

②心煩・手足がほてる・潮熱・盗汗──陰液が虚しているため陽を制約することができず，虚火が作用する結果おこる。

③頬部紅潮・咽頭や口内の乾燥──虚火が上炎するとおこる。

④舌紅少苔・脈細数──陰虚内熱の象である。

【治　療】

治　法：滋陰清熱

治療穴：任脈，足少陰腎経穴を主に取る。

手　法：針で補法を施す。灸は用いない。

【7】実寒証

実寒証とは，寒邪が侵襲しておこる証候である。

【臨床所見】

面色蒼白・寒がり・腹痛拒按・腹鳴・下痢・小便清長・舌苔白潤・脈遅あるいは緊。

【証候分析】

①面色蒼白——陰寒内盛となり，陽気が顔面部に充分輸布されないためにおこる。

②寒がり——寒邪が陽気の流れを阻害するためにおこる。

③腹痛拒按——寒邪により腹部が冷え，経脈の流れが阻滞するためにおこる。

④腹鳴・下痢・小便清長——寒邪が中焦の陽気を阻害し，運化機能が失調するためにおこる。

⑤脈緊あるいは遅——寒邪が血行に影響をおよぼすためにおこる。

【治　療】

治　法：温散寒邪

治療穴：足陽明胃経，任脈経穴を主に取る。

手　法：毫針で瀉法を施す。さらに神闕穴に隔塩灸を施す。

【8】実熱証（p. 237の裏熱証を参照）

④────陰陽

陰陽は，八綱弁証の総綱である。これを診断に応用すると，すべての疾病を病理の性質にもとづいて，陰陽に分類し，鑑別することができる。

1　陰証

「陰」の属性をもつ証候を陰証といい，これには裏証・寒証・虚証がある。

【臨床所見】

面色暗淡・精神萎靡(いび)・寒がり・四肢の冷え・倦怠・無力感・語勢低微・食欲不振・口淡不渇・小便清長・大便は水様あるいは泥状・舌淡胖嫩(はんどん)・脈沈遅あるいは弱あるいは細濇(しょく) など。

【証候分析】

①面色暗淡・精神萎靡・倦怠・無力感・語勢低微——虚証の臨床所見である。

②寒がり・四肢の冷え・口淡不渇・小便清長・下痢——寒証の臨床所見である。

③舌淡胖嫩・脈沈遅・弱・細濇(しょく)——虚，あるいは虚寒の象である。

【治　療】

治　法：温陽補虚散寒

治　療：臓腑弁証，経絡弁証，気血弁証にもとづき決定する。

2 陽証

「陽」の属性をもつ証候を陽証といい，これには表証・熱証・実証がある。

【臨床所見】

発熱・心煩・躁動*・語勢が荒い・罵声をあげる・呼吸が荒い・口乾・口渇・大便秘結・小便短赤・舌質紅絳・舌苔黄黒で芒刺がある・脈浮数・洪大・滑実など。

　　* 躁　動──いらだって動き回ること。

【証候分析】

①発熱・躁動・口乾・口渇──熱証の所見である。
②語勢が荒い・罵声をあげる・呼吸が荒い・大便秘結──実証の所見である。
③舌質紅絳で舌苔は黄黒で芒刺がある・脈浮数，洪大，滑実──実熱の象である。

【治　療】

治　法：清泄実熱
治療穴：督脈，手陽明大腸経穴を主に取る。
手　法：針で瀉法を施す。灸法は用いないほうがよい。

3 亡陰と亡陽

亡陰と亡陽は，危険な証候である。これらは高熱による大汗・発汗過多・過度の嘔吐や下痢・過度の出血などにより現れる。とりわけ大汗によって亡陰・亡陽が引き起こされることが多い。

【臨床所見】

亡陰と亡陽の臨床所見では，汗を重視する必要がある。亡陰の汗は熱っぽく粘っこいのが特徴で，肌膚熱・手足が温かい・脈細数などの陰液欲脱の症状をともなう。一方，亡陽の汗は，大汗淋漓*，サラッとしていて冷たいのが特徴で，さらに肌膚涼・手足が冷たい・精神疲労・脈微欲脱などの症状をともなう。

　　* 大汗淋漓──汗が滴り落ちること。

【治　療】

亡陰と亡陽の治療には，益気・回陽・救陽・固脱法を用いるとよい。関元，神闕，足三里などに針と灸を併用して用いる。さらに中薬治療を併用するとよい。

[復習のポイント]

1）八綱の概念とその弁証上の意義について説明できる。
2）表裏・寒熱・虚実・陰陽証候の臨床所見とその発生メカニズムについて説明できる。
3）表裏・寒熱・虚実・陰陽証候間の関係について説明できる。

第2節 ● 六淫弁証

　六淫には，風・寒・暑・湿・燥・火がある。これらは外感病を引き起こす発病因子となる。六淫による疾病は，季節・時期・気候と関係がある。六淫は単独で疾病を引き起こすこともあるし，いくつかが絡みあって疾病を引き起こすこともある。

　外感六淫の邪気によらないで，臓腑の病理変化によって風・寒・湿・燥・火の引き起こす証候と類似する証候となるものがある。これらは外感六淫と区別するために，内生の五邪（内風・内寒・内湿・内燥・内火）と称している。内生五邪と外感六淫とは弁証上明確に区別しなければならないが，互いに密接に関連しあって病証がなりたっている場合もある。

【1】風淫証候

【臨床所見】

　発熱・悪風・頭痛・汗が出る・咳嗽・鼻閉・鼻汁・舌苔薄白・脈浮緩。皮膚の瘙痒をともなう場合もある。

【証候分析】

①発熱・悪風・頭痛・汗が出る——風邪が表を侵襲すると，風邪には開泄の特性があるため腠理（そうり）がゆるんで衛気不固となり，その結果生じる症状である。

②咳嗽・鼻閉・鼻汁——風邪が肺衛を犯し，肺の宣発機能が失調するためにおこる。

③脈浮緩・舌苔薄白——風邪犯衛（はんえ）の現れである。

④皮膚の瘙痒——風が皮膚に鬱しておこる。

【治　療】

治　法：疏風解表

治療穴：足太陽膀胱経，手太陰肺経穴を主に取る。

手　法：針にて浅刺し，瀉法を施す。灸法の併用も可。

【2】寒淫証候

【臨床所見】

　寒淫証候には①寒邪襲表，②寒凝経脈，③寒邪直中などがある。

①寒邪襲表——悪寒・発熱・無汗・頭痛・身体痛・舌苔薄白・脈浮緊。

②寒凝経脈——関節部の冷痛・拘急。

③寒邪直中——腹痛・腹鳴・泄瀉〔下痢〕。

【証候分析】

①発熱・悪寒・無汗——寒邪束表（そくひょう）（寒には収引の作用があるので表をしめつける）に

より玄府（汗孔）が通じなくなり，また衛気が宣発できないためにおこる。

②頭痛・身体痛――寒邪が経脈を侵襲し，そのため経気の運行が阻害されておこる。

③脈浮緊・舌苔薄白――寒邪が表を侵襲して現れる象である。ただし，寒邪直中のときは沈緊となる。

④関節部の冷痛・拘急――寒邪が関節部に侵襲し，経気の運行が阻害されておこる。

⑤腹痛・腹鳴・泄瀉（下痢）――寒邪が脾胃を損傷し，昇降が失調して生じる。

【治　療】

　治　法：散寒解表

　治療穴：手陽明大腸経，足太陽膀胱経穴を主に取る。

　手　法：針にて浅刺し，瀉法を施す。灸法あるいは灸頭針も可。

　寒邪が関節に侵襲している場合には，散寒通絡をはかる。疼痛部位にもとづき，循経取穴か局部取穴を行うとよい。針にて瀉法を施し，長く置針する。針と灸の併用も可。

【3】暑淫証候

傷暑と中暑とがある。

1．傷暑

【臨床所見】

　悪熱・頭暈（めまい）・汗が出る・口渇・倦怠・小便は黄色・舌紅で舌苔白または黄・脈洪数または虚数。

【証候分析】

傷暑は暑湿の邪を感受して，発汗過多となり津液と気が損傷されておこる。

①悪熱・汗が出る・頭暈・口渇・倦怠・尿黄――暑邪が津液と気を損傷するためにおこる。

②舌質紅・舌苔白か黄――暑邪が気分に入って熱化すると現れる。苔は湿が勝れば白，熱が勝れば黄色になる。

③脈洪数または虚数――暑邪が気分で盛んであれば洪数となり，気と津液を損傷すれば虚数となる。

【治　療】

　治　法：清暑泄熱

　治療穴：手足陽明経穴を主に取る。

　手　法：針にて瀉法を施す。灸は用いない。

2．中暑

【臨床所見】

　発熱・突然昏倒・意識障害・汗が多量に出る・口渇・呼吸促迫・舌質は絳紅・脈数。

【証候分析】

中暑は酷暑のもとでの労働などにより，暑熱が清竅に影響して発生する。以下のような症状が現れる。

①突然昏倒する・意識障害——暑熱が心神に影響しておこる。
②発熱・口渇・汗が多量に出る・呼吸促迫——暑熱の影響によりおこる。
③舌質は絳紅・脈数——暑熱が強く，陰液を損耗している象である。湿をともなえば脈は濡数(じゅさく)となる。

【治　療】
　治　法：泄熱開閉
　治療穴：手陽明大腸経，督脈経穴および十二井穴を主に取る。
　手　法：針にて瀉法を施す。あるいは点刺出血を施す。灸法は用いない。

【4】湿淫証候

【臨床所見】
　頭が重くしめつけられるように感じる・四肢がだるい・関節部が重く痛む・屈伸不利・舌苔白・脈濡滑。

【証候分析】
①頭部は重く，しめつけられるように感じる——頭部に湿邪が侵襲するためにおこる。
②四肢がだるい・関節部が重く痛む・屈伸不利——湿邪が関節部に侵入し，関節部の気血の流れが悪くなると，おこりやすくなる。
③舌苔白・脈濡滑——湿の象である。湿が裏に影響すると膩苔となることもある。

【治　療】
　治　法：除去湿邪
　治療穴：湿邪の侵襲部位にもとづき，循経取穴あるいは局部取穴を行う。
　手　法：針灸併用。針は瀉法を用いる。

【5】燥淫証候

【臨床所見】
　発熱・軽い悪寒・悪風がある・頭痛・無汗または少汗・口渇・鼻，咽喉部，皮膚が乾く・から咳・痰は少ない・舌苔は白または黄で舌の津液は少ない・脈浮または浮数。

【証候分析】
①発熱・悪寒・悪風・頭痛・無汗または少汗——衛表(えひょう)に燥邪が侵襲したため，衛気(えき)が鬱する結果おこる。
②口渇・鼻，咽喉部，皮膚が乾く・から咳・痰は少ない・舌質少津(しん)——これらは燥邪により津液が損傷されるためにおこる。

【治　療】
　治　法：表証の側から治療する
　治療穴：手陽明大腸経，手太陰肺経穴を主に取る。
　手　法：針にて平補平瀉法を施す。灸法は用いない。

【6】火淫証候

【臨床所見】

初期には発熱・軽い悪寒悪風・頭痛・咽喉部の腫痛・口乾して渇くなどの症状が現れる。次いで高熱・強い口渇が現れる。熱が営血に入ると、心煩・不眠が現れ、また動血すると吐血・衄血〔鼻出血〕が現れることがある。舌と脈は火邪の侵襲する深さにより所見が異なる。

【証候分析】

①発熱・軽い悪寒悪風・頭痛・咽喉部の腫痛──温熱の邪が衛に侵襲し、衛気が鬱するためにおこる。

②高熱・強い口渇──衛分の邪がとれず、さらに気分に入り、正邪が抗争するためにおこる。

③心煩・不眠──熱邪がさらに深く営血まで入り、営陰を損傷するためにおこる。

④吐血・衄血──熱邪が血分に入り動血するためにおこる。

【治　療】

病邪が衛・気・営・血のどの部位に影響しているのかにより、その治療は異なる。衛気営血弁証の節を参照すること。

［復習のポイント］

1）六淫証候を把握する。
2）風・寒・暑・湿・燥・火によりおこる臨床所見とその発生メカニズムについて説明できる。

第3節 ◉ 気血弁証

　気血弁証は，臓腑学説中の気血理論を用いて，気血の病変を分析する診断方法である。次にその具体的な方法を紹介する。

① ── 気病弁証

　気病の証候は非常に多いが，一般には気虚・気陥・気滞・気逆の4つに分類することができる。

【1】気虚証

　気虚証とは，身体の機能低下により現れる証候である。長期にわたる病気や過労，あるいは高齢などの要因により，身体の気が虚することによっておこる場合が多い。

【臨床所見】
　息切れ・懶言*1・精神疲労・無力感・頭暈・目眩*2・自汗・活動時に諸症状が増悪する・舌質淡で舌苔白・脈虚無力。

【証候分析】
①息切れ・懶言・精神疲労・無力感──元気不足の症候である。
②頭暈・目眩──気虚のため清陽が昇らず，頭や目を温養できないためにおこる。
③自汗──衛気が虚弱となり，肌表をひきしめる機能が失調しておこる。
④活動時に諸症状が増悪──動くと気をいっそう消耗するので症状は増悪する。
⑤舌質淡・舌苔白──気虚のため血に対する推動作用が低下して血行無力となり，血が舌に十分に循環しないために現れる。
⑥脈虚無力──気虚のため血に対する推動作用が低下して血行無力となり，その結果脈も力がなくなる所見である。

【治　療】
　治　法：補気
　治療穴：足陽明経穴，任脈穴を主に取る。
　手　法：針にて補法を施す。あるいは針灸を併用する。

　　　*1 懶　　言──話すのがおっくうであること。
　　　*2 頭暈・目眩──「暈」とは頭がくらくらすること。「眩」とは目の前が暗くなること。目がかすんで頭がくらくらするものを「頭暈目眩」という。

【2】気陥証

　気陥証は，気が虚して昇挙無力となったため，気が下陥しておこる証候である。気虚証が進行して生じたり，過労や出産による気の消耗によっておこる。

【臨床所見】
　めまい・息切れ・倦怠・舌質淡で舌苔白・脈弱，腹部に墜脹感がおこる・脱肛・子宮脱など。

【証候分析】
①息切れ・倦怠——気虚によりおこる。
②めまい——気虚により，清陽が昇らなくなったためにおこる。
③舌淡脈弱——気虚のため，血を運ぶ力が低下しておこる。
④腹部の墜脹感・脱肛・子宮あるいはそのほかの臓器の下垂——気虚のため，臓器を昇挙する力が弱くなっておこる。

【治　療】
　治　法：益気昇提
　治療穴：督脈，任脈，足少陰経穴を主に取る。
　手　法：針灸併用。針は補法を用いる。

【3】気滞証

　気滞証とは，情志の異常な変化・飲食の不摂生・外邪の感受などにより人体の所定の部位，あるいは所定の臓腑の気機が阻滞し，運行不良となっておこる証候である。

【臨床所見】
　脹悶・疼痛。

【証候分析】
　気滞の弁証要点は，脹悶と疼痛である。気機が鬱滞して経気が通じなくなると，軽症では脹悶がおこり，重症では疼痛がおこる。

【治　療】
　治　法：理気行気
　治療穴：足厥陰経，足少陽経穴を主に取る。
　手　法：針にて瀉法を施す。

【4】気逆証

　気逆証とは，気機の昇降失調により，気が上逆しておこる証候のことである。一般には，肺気・胃気・肝気の上逆を指すことが多い。

【臨床所見】
①肺気上逆の特徴は，咳嗽と喘息である。
②胃気上逆では，呃逆〔しゃっくり〕・噯気〔ゲップ〕・悪心・嘔吐などが現れる。
③肝気上逆では，頭痛・眩暈・昏厥〔意識障害〕・吐血などが現れる。

【証候分析】
①咳嗽・喘息──外邪を感受したり，痰濁が阻滞したりして，肺気の宣降が失調し，上逆するためにおこる。
②呃逆・噯気・嘔吐──胃寒による飲邪の停滞，痰や食による気機の阻滞，あるいは外邪の胃腑への侵入などにより，胃の和降がうまくいかなくなって胃気が上逆するためにおこる。
③頭痛・眩暈・昏厥(こんけつ)・吐血──発作的な怒りなどによって肝を損傷し，肝の昇発が過度に亢進して肝気が上逆するためにおこる。

【治 療】
治　法：降気降逆
治療穴：それぞれ手太陰経，足陽明経，足厥陰経穴を主に取る。
手　法：針にて瀉法を施す。

②───血病弁証

血病には，血虚・血瘀・血熱・血寒などがある。

【1】血虚証

血虚証は，失血過多，あるいは脾胃虚弱による生化不足，七情過度による陰血損耗などによりおこる。

【臨床所見】
顔色は蒼白あるいは萎黄・唇色は淡白・頭暈・目がかすむ・心悸・不眠・手足のしびれ。婦人では月経の量が少なくなる・経期が遅れる，あるいは閉経。舌質淡・脈細無力。

【証候分析】
①顔色は蒼白または萎黄(いおう)・頭暈・目がかすむ・唇色淡白──血虚のため，頭部や目を滋養できなかったり，顔面部の血が不足しておこる。
②心悸・不眠──血虚のため，心を滋養できなくなっておこる。
③手足のしびれ──血虚のため，経脈を濡養(じゅよう)できなくなっておこる。
④舌質淡──血が舌に充足しないために現れる。
⑤脈細無力──血が脈に充足しないために現れる。

【治 療】
治　法：養血補血
治療穴：足太陰経，足陽明経穴および背兪穴を主に取る。
手　法：針にて補法を施す。灸法の併用も可。

【2】血瘀証

血行が停滞するために生じる証候である。気虚により血行が鬱滞したり，寒凝・気滞に

より血流が阻害されたり，外傷などにより経脈から離れた血液が瘀血となって局所に停留する結果，血行に影響して生ずるものである。また血瘀のために血の性状が病的に変化して瘀血を生ずることが多い。

【臨床所見】

針や刀で刺したような疼痛（刺痛）・疼痛部位は固定している・拒按・腫塊。顔色は黒ずみ，唇や爪がチアノーゼ状になる・皮膚は青紫色を帯びたり黒ずんだりする・月経の出血量は少なく，血塊をともなう・閉経となることもある・舌質紫暗，あるいは瘀斑瘀点がある・脈濇（しょく）。

【証候分析】

①刺痛——瘀血が内停し，絡脈不通となり，気血の運行が阻滞されると痛みがおこる。針や刀で刺されたような痛みがおこる。疼痛部位が固定しているのが，血瘀証の痛みの特徴である。

②拒按——疼痛部位を按圧すると，気血の鬱滞がいっそうひどくなるためである。

③腫塊——瘀血が局部に凝集し，それが長期にわたって散じないと腫塊となる。

④顔色・唇・皮膚などの色調の変化——皮膚や粘膜の血行鬱滞のためである。

⑤月経の出血量が少なく・血塊をともなう，または閉経——瘀血が胞絡（子宮）に阻滞しておこる。

⑥舌質紫暗・脈濇——瘀血の象である。

【治　療】

治　法：活血化瘀（かっけつかお）

治療穴：瘀血形成の原因にもとづき，選穴する。一般には足厥陰経穴，督脈穴を主に取る。

手　法：針灸併用。実証には瀉法を施し，虚証には補法を施す。

【3】血熱証

血熱証は，臓腑の火熱が盛んとなり，その熱が血分に影響して生じる証候である。血熱証は，煩労・飲酒過度・発作的な怒りによる肝の損傷などから火熱を生じ，それが血分に影響して生ずる場合が多い。

【臨床所見】

咳血・吐血・血尿・衄血（じくけつ）・舌質紅絳（こうこう）・脈弦数。

【証候分析】

①各種出血——臓腑の火熱が血分に内迫し，局所の血絡を損傷しておこる。肺絡を損傷すると咳血や喀血が，胃絡では吐血が，膀胱絡では血尿がおこる。衄血（じくけつ）には鼻衄・歯衄・舌衄・肌衄（きじく）などがあるが，これらも火が局所の絡脈を損傷するためにおこる。

②舌質紅絳——血熱のため，気血が脈絡に充ちるために現れる。

③脈弦数有力——血熱のため，血流が盛んになって現れる。

【治　療】
治　法：清熱涼血
治療穴：出血部位，出血の原因にもとづいて選穴する。
手　法：一般には針にて瀉法を施す。灸法は用いない。

【4】血寒証

血寒証は，局部の脈絡が寒凝気滞のために，血行障害を引き起こして現れる証候のことである。寒邪の感受または陰寒の内盛により，血脈の運行が障害されておこるものが多い。

【臨床所見】

手足局部に疼痛がおこる・皮膚は紫暗色で冷たい・冷えるのをいやがり温めると疼痛は軽減する・あるいは少腹部が痛む・四肢の冷え・月経が遅れる・経色紫暗・血塊がある・舌質淡暗で舌苔白・脈沈遅濇。

【証候分析】

①手足の疼痛・皮膚は紫暗色で冷たい——寒邪の侵襲により，脈道が収束し，気血が手足に行き届かなくなるためにおこる。
②冷えるのをいやがり温めると痛みが軽減する——温めると血行がよくなり，冷やすと血行が悪くなるためである。
③少腹冷痛——月経時に寒冷刺激を受け，寒が血脈に影響するためにおこる。
④四肢の冷え——陽気が阻害され，肌膚を温煦できないためにおこる。
⑤月経経色紫暗・血塊がある——寒が胞宮に作用し，経血がその影響を受けておこる。
⑥舌質淡暗で舌苔白——寒が経脈に作用し，舌への気血の運行が阻害されておこる。
⑦脈沈遅濇——沈脈は裏，遅脈は寒，濇脈は瘀とそれぞれ関係がある。脈沈遅濇は寒凝血瘀の象である。

【治　療】

治　法：温経散寒去瘀
治療穴と手法：
　①局部の寒凝血瘀には，局部取穴にて灸法がよく用いられる。
　②婦女の寒凝胞宮（寒が子宮に影響したもの）には，足厥陰経，督脈，任脈，足太陰経穴を主に取る。針にて瀉法を施す。灸法あるいは灸頭針の併用も可。

③ 気血同病弁証

気と血とのあいだには密接な関係がある。したがって，疾病が生じると，気血は相互に影響しやすくなる。気病と同時に血病が現れる証候を，気血同病と称している。この気血同病で臨床上よく現れる証候には，気滞血瘀・気虚血瘀・気血両虚・気不摂血などがある。

【1】気滞血瘀証

　気滞血瘀証とは，気機が鬱滞したため血行が阻滞して現れる証候である。情緒不安のため，肝気の鬱滞が長びいておこるものが多い。

【臨床所見】

　胸脇脹悶・疼痛が放散する・イライラする・痞塊(ひかい)・刺痛拒按をともなうこともある。婦女では閉経あるいは痛経・経色紫暗・血塊があるなどの症状をともなう。舌質紫暗，あるいは瘀斑がある・脈濇。

【証候分析】

①胸脇脹悶・放散痛・イライラ——情緒不安のため，肝気鬱結となり，肝の疏泄(そせつ)機能が失調することによりこれらの症状が現れる。

②痞塊・刺痛拒按——気は血の帥(すい)であり，気が滞ると血行も悪くなる。長期にわたり気血が滞って流れが悪くなると，痞塊(ひかい)を生じる。刺痛は瘀血の特徴である。

③閉経または痛経——気血が胞宮に凝滞しておこる。

④舌質紫暗または瘀斑がある・脈濇——血瘀の象である。

【治　療】

治　法：行気活血(こうきかっけつ)

治療穴：足厥陰経，足少陽経，足太陰経穴を主に取る。

手　法：針にて瀉法を施す。灸法の併用も可。

【2】気虚血瘀証

　気虚血瘀証とは，気虚のため血を推動する力が低下し，血行が滞るために現れる証候である。

【臨床所見】

　顔色淡白あるいは暗い・倦怠・無力感・息切れ・懶言(らいげん)・胸脇部に固定した刺痛（拒按）がおこる場合が多い・舌質淡暗あるいは紫斑がある・脈沈濇(しょく)。

【証候分析】

①顔色がすぐれない・倦怠・無力感・息切れ・懶言——気虚の症候である。

②顔色が暗い——気虚のため推動作用が低下し，血行が緩慢となって絡脈が阻滞するためにおこる。

③刺痛・拒按——血行が阻滞しておこる。

④舌質淡暗または紫斑がある・脈沈濇——気虚血瘀の象である。

【治　療】

治　法：益気活血

治療穴：任脈，督脈，足陽明経穴，背兪穴を主に取る。

手　法：益気の治療穴には針にて補法を施す。活血の治療穴には針にて瀉法を施す。灸法の併用も可。

【3】気血両虚証

気血両虚証とは，気虚と血虚が同時に存在する証候である。病気が長期化して気虚となり，そのため生血機能が低下しておこる場合，あるいは失血のため気も同時に流失しておこる場合などがある。

【臨床所見】

息切れ・懶言・無力感・自汗・顔色は蒼白あるいは萎黄（いおう）・心悸・不眠・舌質淡嫩（どん）・脈細弱。

【証候分析】

①息切れ・懶言・無力感・自汗──気虚の基本症候である。
②心悸・不眠──気血両虚のため，心脈を濡養（じゅよう）・推動できなくなり，心神不安となっておこる。
③顔色蒼白または萎黄・舌質淡嫩──気血両虚の象である。
④脈細弱──気血両虚のため，気血が脈に充足していないためにおこる。

【治療】

治　法：益気補血
治療穴：任脈，足陽明経穴を主に取る。
手　法：針灸併用。針にて補法を施す。

【4】気不摂血証

気不摂血証とは，気虚のため血液を固摂できなくなっておこる出血証候のことである。

【臨床所見】

吐血・血便・皮下の瘀斑・崩漏（ほうろう）・息切れ・倦怠・無力感・顔色は白くつやがない・舌質淡・脈細弱。

【証候分析】

①各種出血──気虚により血に対する固摂作用が失調し，統血できなくなると，血液は経を離れて外溢（がいいつ）する結果出血する。
　吐血・血便──血液が胃腸において外溢するためにおこる。
　皮下瘀斑──血液が肌膚において外溢するためにおこる。
　月経過多・崩漏──脾の統血機能が低下し衝任不固となったためにおこる。
②息切れ・倦怠・無力感・顔色が白くつやがない・舌質淡・脈細弱──気血両虚の象である。

【治療】

治　法：補気摂血
治療穴：足太陰経，足陽明経穴を主に取る。
手　法：針灸併用。針にて補法を施す。

付 ● 衛気営血弁証

衛気営血弁証は，清代の著名な温病学者である葉天士が提唱した弁証方法であり，これは外感温熱病の弁証に用いられる。衛気営血には，衛分証・気分証・営分証・血分証という4つの異なる証候がある。

衛気は人体の肌表部に分布しているため，病邪が侵入すると，まずこの衛分に影響する。そしてこの邪が衛分に鬱してなかなか去らないと，さらに裏に入り気分証となる。気分の病邪がなかなか去らず，患者の正気が虚弱で津液が虚していると，病邪はこの虚に乗じて内陥し営分に入る。また営分に熱があり，それがいっそう進むと血分証となる。

衛気営血弁証は，これら温熱病の4つの異なる証候を概括したものであり，また温熱病病変の発展過程を病位，病の程度にもとづき4つの段階に分類したものである。その病変部位について述べると，衛分証は表を主っており，その病は肺と皮毛にある。気分証は裏証を主っており，その病は胸膈・肺・胃・腸などの臓腑にある。また営分証は邪熱が心営に入ったものであり，その病は心と心包絡にある。そして血分証は邪熱が深く肝腎まで入ったものであり，その主要な病変には耗血・動血がある。

針灸による温熱病の治療については，『霊枢』熱病，『霊枢』刺節真邪，『素問』刺熱論，『素問』熱論などの篇に詳しい記述があり，これらが針灸による温熱病治療に理論的，臨床的基礎を提供している。次に各証の臨床所見および治療について紹介する。

【1】衛分証

衛分証は，温熱の邪気が肌表に侵襲したために，衛気の機能が失調しておこる証候である。これは温熱病の初期によくみられる。肺は皮毛を主っており，また衛気は肺に通じている。したがって衛分証は，肺経の症状を伴うことが多い。この衛分証は，八綱弁証の表熱証に相当する。

【臨床所見】

発熱・軽い悪風悪寒・舌辺部と舌尖部は紅・脈浮数・頭痛・口乾・軽い口渇・咳嗽・咽喉腫痛などを伴う。

【証候分析】

①発熱悪寒——外邪が肌表に侵襲したために，衛気が鬱の状態にされておこる。温は陽邪であるので，この場合は発熱が重く，悪寒は軽いものとなる。

②舌質紅・脈浮数——温熱の邪が表にあるために現れる。

③頭痛——温熱の邪が清竅に上擾（上に影響すること）しておこる。

④咳嗽——肺は皮毛に合し，衛気と通じているので，衛気が鬱し肺気不宣となると咳嗽

がおこる。
⑤咽喉腫痛──喉は肺の門戸である。温熱の邪が肺に侵襲し，この門戸に影響すると咽喉腫痛がおこる。

【治　療】
治　法：疏風宣肺解表
治療穴：手太陰経，手陽明経穴，督脈穴を主に取る。
手　法：針を浅刺し，瀉法を施す。灸法も可。

【2】気分証

気分証は，温熱の邪気が臓腑に入り，正邪が互いに激しく抗争し，陽熱が亢進しておこる裏熱証である。気分証には，熱が肺に阻滞しているもの，熱が胸膈にあるもの，胃熱亢進，熱結腸道，熱が胆に鬱しているもの，脾胃湿熱などがある。

【臨床所見】

発熱・悪寒はなく悪熱がある・舌紅苔黄・脈数。心煩*1・口渇・尿赤などを伴う。
①あるいは咳喘・胸痛・黄色く粘い痰を吐く。
②あるいは心煩，懊憹し（心窩部のやけつくような不快感），座っても臥しても落ち着かない。
③あるいは壮熱・煩渇*2して冷たい物を飲みたがる，大汗，脈洪大。
④あるいは潮熱・便秘。
⑤あるいは水様便・腹満硬痛・舌苔黄燥・焦黒で芒刺があることもある・脈沈実有力。

【証候分析】

①発熱・悪熱・尿赤〔尿の色が非常に濃い〕・舌質紅・舌苔黄・脈数──邪熱が気分に入り，正邪抗争して陽熱が亢進すると，これらの症状が現れる。邪が裏に入り，表証はないので悪寒はおこらない。
②口渇──熱が盛んで津を損傷しておこる。
③煩躁*2──熱が心神に影響しておこる。
④咳喘・胸痛──熱が肺に阻滞したために肺の粛降機能が失調し，気機不利となっておこる。
⑤痰は多く，黄色で粘い──肺熱が液に作用すると痰を形成する。
⑥心煩・懊憹・座っても臥しても落ち着かない──熱が胸膈に影響し，鬱しているためにおこる。
⑦壮熱・大汗──熱が陽明にあり，胃熱が亢進し外に作用しておこる。
⑧煩渇して冷飲を好む──熱が盛んなため津を損傷しておこる。
⑨脈洪大──内熱が強いために現れる。
⑩腹満硬痛・大便秘結，あるいは清水を下痢する──熱が腸道に結し，津が損傷して燥化し，この燥熱と糟粕が相結して腑気が通じなくなっておこる。
⑪潮熱・舌苔黄燥，あるいは焦黒で芒刺がある，脈沈実有力──陽明腑実となり，燥熱

が内盛となっている象である。

【治　療】
治　法：清泄気分熱〔気分の熱の清泄〕

治療穴と手法：

　　①熱が肺に阻滞しているもの：清熱宣肺
　　　　手太陰経，手陽明経穴を主に取る。
　　　　針にて瀉法を施す。灸は用いない。
　　②熱が胸膈にあるもの：清透鬱熱
　　　　手太陰経，手陽明経穴，背兪穴を主に取る。
　　　　針にて瀉法を施す。灸は用いない。
　　③陽明の熱が盛んなもの：清熱生津
　　　　手足陽明経穴，督脈穴を主に取る
　　　　針にて瀉法を施す。灸は用いない。
　　④熱結腸道：泄熱通便
　　　　手足陽明経穴を主に取る。
　　　　針にて瀉法を施す。灸は用いない。

＊1 心　煩──胸部がほてってむかむかすること。
＊2 煩躁・煩渇──「胸の中がほてって熱くなりいらだつことを「煩」といい，手足をばたばたさせて落ちつかないことを「躁」という。ただ煩熱があり，口が渇くだけで手足をばたばたさせないものを「煩渇」という。

【3】営分証

営分証は，温熱の邪気がさらに深く内陥したものであり，営陰（営とは血中の気のこと）が損傷し，心神が影響を受けるという特徴がある。

【臨床所見】
身熱があり夜に増悪する・口渇はひどくない・心煩・不眠・あるいは意識障害・譫語(せんご)がおこる・斑疹・舌質紅絳・脈細数。

【証候分析】
①身熱・口乾・脈細数──邪熱が営分に入り，営陰を損傷すると真陰にも影響が及ぶ。
②心煩・不眠・意識障害・譫語──営気は心に通じており，営分に熱があると心神に影響しやすい。また邪熱が心包に内陥すると，意識障害，譫語がおこる。
③舌質紅絳──営分に熱があると，その熱は血分にも波及しやすい。
④斑疹──熱が血絡に影響して現れる。

【治　療】
治　法：清泄営熱
治療穴：手陽明経，足少陰経穴，督脈穴を主に取る。
手　法：補瀉兼施。灸法は用いないほうがよい。

【4】血分証

血分証は，温熱病のうち最も深く重い段階である。血分証の病変特徴は，耗血・動血・傷陰・動風である。

【臨床所見】

営分証の症状に，さらに次のような症状が加わる。

高熱・狂躁*1，はっきりと斑疹がでる。

①あるいは吐血・衄血・便血・尿血・舌質絳紫。
②あるいは意識障害・躁動〔手足をばたばたさせること〕・手足の痙攣・頸項部の強直・角弓反張・両目上視・牙関緊急。
③あるいは持続性の微熱・暮熱早冷*2・五心煩熱・口や舌の乾燥・精神不振・難聴・舌上の津が少ない。
④あるいは身体が痩せてくる・唇や舌が萎縮する・歯が乾きつやがなくなる・目が陥没する・傾眠・両頬部が赤い・手足がピクピク動く・痙攣することもある・脈虚数あるいは細促。

　　*1 狂　躁──「狂」とは心が狂い乱れ不安定となること，「躁」とは手足をばたつかせること。
　　*2 暮熱早冷──夜に発熱し早朝には解熱すること。

【証候分析】

①高熱──邪熱が血分に入ると，発熱は営分にあるよりも強くでる。
②狂躁・昏睡──血熱が心に影響しておこる。
③斑疹あるいは各種出血──血熱妄行によりおこる。
④舌質紫絳──血熱が盛んな現れである。
⑤手足の痙攣・頸項部の強直・角弓反張・両目上視・牙関緊急──肝には蔵血機能があるが，これらの症状は血熱が肝経に影響しておこる肝熱動風の象である。
⑥潮熱・五心煩熱──邪熱が久しく体内にあって肝腎の陰を損傷すると，陰虚のため陽熱が盛んになっておこる。
⑦口や舌の乾燥──陰虚のため陰精が口や舌に到達できないとおこる。
⑧精神不振・傾眠──陰精が虚し，そのため神がしっかりしないためにおこる。
⑨手足がピクピク動く，あるいは痙攣する──真陰を損傷し，血が筋を栄養しないと筋脈が拘攣し，虚風内動がおこる。
⑩身体が痩せてくる・唇や舌が萎縮する・歯が乾く・目が陥没する──真陰を損傷し，臓腑や組織器官が陰精の滋潤，濡養を受けられなくなっておこる。
⑪脈虚大数あるいは細小促──陰虚のため斂陽（陽を引きしめること）できなくなり，陰陽不和となって現れる。

【治　療】

治　法：清熱涼血
治療穴：足少陰経，足厥陰経穴，任脈穴を主に取る。
手　法：針にて補法を施す。督脈穴には，針にて瀉法を施す。灸法は用いない。

付 ● 衛気営血弁証

[**復習のポイント**]

1) 気病証候の種類とそれぞれの臨床所見，その発生メカニズムについて説明できる。
2) 血病証候の種類とそれぞれの臨床所見，その発生メカニズムについて説明できる。
3) 気血同病の種類とそれぞれの臨床所見，その発生メカニズムについて説明できる。

第4節 ● 臓腑弁証

　臓腑弁証とは，各臓腑の生理機能にもとづき，疾病において現れる各症状を分析し，帰納を行い，その病理機序を明らかにして，病変部位を判断する方法である。中医学には数多くの弁証方法があるが，どの方法においても，疾病の部位を明確にするためには臓腑という視点が必要となる。例えば八綱弁証の1つに陰虚証があるが，これは心・肺・肝・腎・胃という各臓腑に生じる病証であり，治療においてはどの臓腑の陰虚なのかを明確にしなければならない。臓腑弁証は，臨床上きわめて実用性が高く，弁証体系にあっては重要な位置づけがなされている。

　臓腑間および臓腑と各組織器官とのあいだには密接な相関関係がある。したがって，臓腑弁証を行う場合には，一臓一腑の病理的な変化を見るだけでなく，臓腑間の関係と影響にも注意しなければならない。

　臓腑弁証には，臓病弁証・腑病弁証・臓腑相関弁証の3つがあるが，このなかでは臓病弁証が臓腑弁証の中心的な内容となっている。臓腑間には表裏の関係があり，病理上もしばしば相互に影響しあう。そのため，本節では腑病弁証を，関連する臓病弁証と並行させて解説していくことにする。

① ── 心・小腸病弁証

心の病証には，虚証と実証がある。心の虚証は，長期にわたる病気のため正気を損傷したり，稟賦不足，あるいは思慮傷心などが要因となって，心気や心陽を損傷したり，心陰や心血を損耗しておこるものが多い。また心の実証は，痰阻・火擾〔擾とは，かき乱すこと〕・寒凝・瘀滞・気鬱などによりおこるものが多い。

心病の常見症状……心悸・怔忡・心煩・心痛・不眠・多夢・健忘・譫語

【1】心気虚証

【臨床所見】

心悸・怔忡・胸悶・息切れ・活動後に症状が増悪する・顔色は淡白あるいは自汗がある・舌質淡・舌苔白・脈虚。

【証候分析】

①心悸・怔忡──心気が不足すると，血脈の運行を維持しようとして，心の鼓動に過剰な負担がかかるためにこの症状が生じる。

②胸悶・息切れ──心気が不足すると，胸中の宗気の推動機能が低下するためにおこる。

③活動後に心悸などの症状が増悪──活動すると気を消耗して，心気がますます虚すので症状が増悪する。

④自汗──気が虚すと，衛外不固となるために自汗がおこる。

⑤顔色は淡白・舌質淡・舌苔白──心気不足のため，血行の推動が低下し，血液が充分に顔面部に到達しないためにおこる。

⑥脈虚無力──心気虚のため，血行の推動が低下しておこる。

【治療】

治　法：補益心気

治療穴：手少陰経，手厥陰経，足陽明経穴を主に取る。

手　法：針にて補法を施す。灸法も可。

【2】心陽虚証

【臨床所見】

心悸・怔忡・胸悶・息切れ・顔色晄白・寒がり・四肢の冷え・心痛・舌質淡胖・舌苔白滑・脈微細。

【証候分析】

①心悸・怔忡・胸悶・息切れ──心陽虚は，心気虚がいっそう進んだものである。これらの証候は，心気虚と心陽虚に共通して現れるものである。

②顔色晄白・寒がり・四肢の冷え──陽気が不足し，温煦機能が低下して現れる。

③心痛──陽虚によって内寒が生じ，寒が経脈に影響して，気機が鬱滞し心脈が阻滞すると，心痛がおこる。

④舌質淡胖・舌苔白滑──陽虚寒盛の象。
　　⑤脈微細──心陽虚のため，血行の推動が低下し，血液が脈道に充足しなくなった現れである。
【治　療】
　治　法：振奮心陽〔心陽を奮いたたせること〕
　治療穴：手厥陰経穴，本臓の背兪穴，足陽明経穴を主に取る。
　手　法：針にて補法を施す。灸法の併用も可。

【3】心陽暴脱証
【臨床所見】
　　冷汗がしたたる・四肢厥冷〔四肢の冷え〕・呼吸微弱・顔色蒼白・口唇の色は青紫，意識がはっきりしない・心痛・脈微弱欲脱。
【証候分析】
　　①冷汗がしたたる──陽気が急激に不足するために，虚陽が体表に浮越し，衛表から暴脱するときに油状の汗がしたたる。
　　②四肢厥冷──陽気衰弱のため，温煦機能が低下しておこる。
　　③呼吸微弱──心陽が衰弱し，宗気が減少し，肺を助けることができなくなっておこる。
　　④顔面蒼白・口唇の色は青紫──陽気が暴脱し，血行の推動が低下し，絡脈が瘀滞するためにおこる。
　　⑤意識がはっきりしない・昏睡──心陽が衰弱し，神明を主る機能を維持できなくなっておこる。
　　⑥心痛──陽虚寒盛により，寒が心脈を凝滞させるためにおこる。
　　⑦脈微弱欲脱──心陽暴脱のため，血脈の推動機能が低下しておこる。
【治　療】
　治　法：回陽救逆
　治療穴：手厥陰経，手少陰経穴，任脈穴を主に取る。
　手　法：針灸併用。針は補法を施す。

●心気虚，心陽虚，心陽暴脱の鑑別
　　心気虚証とは，心の機能衰弱を特徴とする。心陽虚証は，この心気虚をベースにさらに虚寒症状が現れたものである。また心陽暴脱証は，心陽虚をベースにして虚脱亡陽の症状が現れたものである。

【4】心血虚証
【臨床所見】
　　心悸・怔忡・不眠・多夢・眩暈・健忘・顔色は淡白でつやがない・萎黄・口唇の色は淡・舌質淡・脈細弱。

【証候分析】

①心悸・怔忡──心血が不足しているために，心を養うことができなくなっておこる。

②不眠・多夢──心血不足のため神を養えずに神明が乱れておこる。

③眩暈・健忘──血虚により脳髄を濡養（じゅよう）できなくなるためにおこる。

④顔色がすぐれず・唇や舌の色は淡──血虚の象である。

⑤脈細弱──血液が脈道に充足していない現れである。

【治　療】

治　法：補益心血

治療穴：手少陰経穴，本臓の背兪穴を主に取る。

手　法：針にて補法を施す。灸は用いない。

【5】心陰虚証

【臨床所見】

心悸・怔忡・不眠・多夢・五心煩熱・潮熱（ちょうねつ）・盗汗・頬部の紅潮・舌紅 少 津（しょうしん）・脈細数。

【証候分析】

①心悸・怔忡・不眠・多夢──心陰虚のため，心を滋養できず，心神不寧（ふねい）〔心神が安らかでないこと〕となっておこる。

②五心煩熱・午後の潮熱・盗汗──陰虚内熱の症候である。

③頬部の紅潮──虚熱上炎によりおこる。

④舌紅少津・脈細数──陰虚内熱の舌脈所見。

【治　療】

治　法：補益心陰

治療穴：手少陰経穴，本臓の背兪穴，足少陰腎経穴を主に取る。

手　法：針にて補法を施す。灸法は用いない。

【6】心火亢盛証

【臨床所見】

心胸部の煩熱・不眠・顔面紅潮・口渇・小便は黄色・大便は硬い・舌尖紅絳・あるいは口舌に瘡が生じ・びらんして痛む・脈数有力。

【証候分析】

①心胸部の煩熱──心火が盛んになるとおこる。

②不眠──火熱が神明に影響しておこる。

③顔面紅潮・口渇・小便は黄色・大便硬・脈数有力──裏実熱の症候である。

④舌尖紅絳・瘡・びらん──心は舌に開竅しているが，心火亢盛となって火熱が経絡に沿って上炎すると舌尖紅絳となる。また脈絡を損傷すると，瘡やびらんが生じる。

【治　療】

治　法：清心瀉火

治療穴：手少陰経，手陽明経，手太陽経穴を主に取る。
手　法：針にて瀉法を施す。灸は用いない。

【7】心血瘀阻証
【臨床所見】
心悸・怔忡（せいちゅう）・息が詰まる・胸部に刺痛がおこる・痛みが肩背部に放散することがある・舌質暗紫あるいは瘀斑・瘀点がある・脈細濇（しょく）あるいは結代。

【証候分析】
①息が詰まる，胸部の刺痛，痛みが肩背部に放散──血が心脈に瘀滞するためにおこる。
②心悸・怔忡・脈結代──血が心脈に瘀滞し・心の鼓動が影響をうけるためにおこる。
③脈濇・舌質紫・あるいは瘀点，瘀斑がある──気滞血瘀の象である。

【治　療】
治　法：通絡化瘀（つうらくかお）
治療穴：手少陰経，手厥陰経穴，本臓の背兪穴を主に取る。
手　法：針にて瀉法を施す。灸法も可。

【8】痰迷心竅証（たんめいしんきょう）
【臨床所見】
精神抑鬱・ひとりごとを言う・痴呆・表情が淡白・動作や振舞いに異常がみられる。突然昏倒する・人事不省となる・痰涎が口から出る・喉に痰鳴がする・両目上視・手足が痙攣する・奇妙な声を発する。舌苔白膩・脈滑。

【証候分析】
本証は癲癇（てんかん）病に多くみられる。癲証は，肝気鬱結のために気が鬱して痰が生じ，その痰濁が心竅に影響しておこるものが多い。
①精神抑鬱・表情が淡白──肝気鬱結のため，疏泄（そせつ）機能が失調しておこる。
②痴呆・ひとりごと・異常な振舞い──痰迷心竅のため，心神が影響を受け，自制できなくなるためにおこる。
　癇証は，臓腑の機能が失調し，痰濁が心経に内伏している状態にあるときに，肝風が内盛し伏痰とからんで心竅に影響しておこる発作である。
③突然昏倒・人事不省・口から痰涎が出る・喉に痰鳴がする──肝風内動によって，痰が風とともに動き心竅に迷入しておこる。
④両目上視・手足の痙攣──肝は筋を主っているが，内風が動くと目系と筋膜に影響するためにこれらの症状がおこる。
⑤奇妙な声を発する──肝気が上逆し，さらに痰がこの上逆した肝気の影響を受けておこる。
⑥舌苔白膩・脈滑──痰濁の象である。

【治　療】
治　法：化痰開竅，平肝熄風
治療穴：足陽明経，足太陰経，手少陰経穴，督脈穴を主に取る。
手　法：針にて瀉法を施す。強刺激を与える。
　　　　発作がおきていないときには，任脈経，足少陰経穴を取り，針あるいは灸を用いて補法を施し，扶正をはかるとよい。

【9】痰火擾心証（たんかじょうしん）
【臨床所見】
発熱・顔面紅潮・息が荒い・不眠・多夢・痰は黄色で粘稠・喉に痰鳴がある・便秘・小便の色が濃い・舌質紅・舌苔黄膩・脈滑数。あるいは言語錯乱・精神異常・狂躁状態。

【証候分析】
①発熱・顔面紅潮・息が荒い・便秘・小便の色が濃い──外感火熱の邪あるいは気鬱化火により，邪熱が盛んになるためにおこる。
②痰は黄色で粘稠・喉に痰鳴がある──邪熱が津液に作用すると，痰を形成する。熱の影響で，痰は黄色で粘稠となる。
③舌質紅・舌苔黄膩・脈滑数──痰熱の象である。
④不眠・多夢・言語錯乱・狂躁状態・精神異常──痰と火が結合し，痰火となって心神に影響するためにおこる。

【治　療】
治　法：清心豁痰開竅〔豁（かつ）とは，切ること，開くこと〕
治療穴：手少陰経，足陽明経穴，任脈，督脈穴を主に取る。
手　法：針にて瀉法を施す。針灸併用も可。

【10】小腸実熱証
【臨床所見】
心煩・口渇・口や舌に瘡が生じる・小便の色が濃い・尿道に灼痛感がある・血尿・舌質紅・舌苔黄・脈数。

【証候分析】
①小便の色が濃い・尿道灼痛──心と小腸とは表裏関係にあり，心熱が小腸に移るとこれらの症状がおこる。
②心煩・口渇──心火が盛んとなり，心神に影響すると心煩がおこり，津を損傷すると口渇が生ずる。
③口や舌に瘡が生じる──心火上炎による。
④血尿──熱が強く，陰部の血絡を損傷するためにおこる。
⑤舌質紅・舌苔黄・脈数──裏熱の象。

【治　療】

治　法：心と小腸の熱を清瀉する。
治療穴：手太陽経，手陽明経，手少陰経穴を主に取る。
手　法：針にて瀉法を施す。灸法は用いない。

【11】小腸虚寒証

【臨床所見】

腸鳴・泄瀉〔下痢〕・腹痛喜按・小便短少・舌苔白・脈遅。

【証候分析】

小腸虚寒証は，飲食不節や生ま物，冷たい物の過食により，脾陽が損傷しておこるものが多い。

①腸鳴・泄瀉──小腸には清濁を泌別する機能があるが，脾陽が損傷するとこの機能が失調して，これらの症状が現れる。

②腹痛喜按──虚寒証の現れである。

③舌苔白・脈遅──裏寒の現れである。

【治　療】

治　法：温運腸胃
治療穴：本腑の背兪穴，募穴および下合穴，足陽明経，足太陰経穴を主に取る。
手　法：針にて補法を施す。灸法あるいは針灸併用も可。

　　　　小腸の病証には，さらに小腸気痛があるが，これについては「寒滞肝脈」を参照するとよい。

②──肺・大腸病弁証

肺の病証には，虚証と実証がある。肺の虚証は気虚と陰虚が多く，実証は風寒燥熱などの邪気の侵襲，あるいは痰湿阻肺によりおこるものが多い。

大腸の病証には，湿熱によるもの，津液不足および陽気虚によるものなどがある。

肺病の常見症状……咳嗽，喘息，胸痛など

大腸の常見症状……便秘，泄瀉

【1】肺気虚証
【臨床所見】

咳喘・呼吸に力がない・動くと喘がひどくなる・声に力がない・痰はうすくて透明・顔色は淡白あるいは㿠白（こうはく）・精神疲労・倦怠・舌質淡・脈虚弱。あるいは自汗・畏風・感冒にかかりやすい。

【証候分析】

①咳喘・呼吸に力がない──肺気虚のため，宗気が不足し，呼吸機能が低下しておこる。

②動くと喘がひどくなる──動くと気を消耗し，いっそう気虚を促進するために症状は増悪する。

③声に力がない──肺気が不足すると，発声にも力がなくなる。

④顔色淡白・精神疲労・倦怠・舌質淡苔白・脈虚弱──気虚の症候である。

⑤自汗・畏風・感冒にかかりやすい──肺気が虚して，衛気を肌表に宣発できなくなると，自汗・畏風などが現れる。また，外邪の侵襲を受けやすくなり，感冒にかかりやすくなる。

【治　療】

治　法：補益肺気

治療穴：手太陰経，足陽明経穴，任脈穴を主に取る。

手　法：針にて補法を施す。灸法も可。
　　　　感冒にかかりやすいものには，平素から任脈穴，足陽明経穴に灸を施し，扶正をはかるとよい。

【2】肺陰虚証
【臨床所見】

咳嗽・無痰，あるいは痰は少なくて粘稠・口や咽喉部が乾く・消痩・午後潮熱・五心煩熱・盗汗・頬部の紅潮・ひどい場合には痰中に血が混じったり，声がかすれる・舌紅少津・脈細数。

【証候分析】

①咳嗽──肺陰が不足したため，虚熱が内生し，そのために肺気が上逆しておこる。

②無痰あるいは痰は少なく粘稠・口や咽喉部が乾く──陰虚内熱により，津液が損傷さ

れるため，燥証が生ずる。
　③消痩・午後潮熱・五心煩熱・盗汗・頬部の紅潮──虚熱内盛と虚熱上炎の症候である。
　④痰に血が混じる──虚熱が肺絡を損傷しておこる。
　⑤声がかすれる──喉が陰津による潤いを欠き，さらに虚火が作用するためにおこる。
　⑥舌質紅少津・脈細数──陰虚内熱の象である。
【治　療】
　治　　法：滋陰潤肺
　治療穴：手太陰経，手陽明経穴，任脈穴を主に取る。
　手　　法：針にて補法を施す。灸法は用いないほうがよい。

【3】風寒束肺証〔束は，しばる，拘束の意〕

【臨床所見】
　咳嗽・痰は希薄で白・鼻閉・鼻汁は水様・軽い悪寒・発熱・無汗・舌苔白・脈浮緊。

【証候分析】
　①咳嗽・痰は希薄で色は白──風寒の邪により，肺の宣発機能が制約され，気逆するためにおこる。また寒邪のために，痰は希薄で白い。
　②鼻閉・鼻汁は水様──鼻は肺の竅であり，肺気不宣のため鼻竅の通りが悪くなるためにおこる。
　③悪寒・発熱・無汗──風寒の邪が肺衛を犯し，衛気が抑えつけられると悪寒がおこり，正気が邪気と抗争すると発熱がおこる。また肺気不宣のため，毛竅が閉塞して無汗となる。
　④舌苔には著明な変化がない──邪がまだ内に伝わっていないためである。
　⑤脈浮緊──風寒の邪を感受した象である。

　風寒束肺証と風寒表証の臨床所見は，非常に類似しているが，弁証の要点は次のとおりである。
　　風寒束肺証：肺気不宣による咳嗽が主症であり，さらに風寒表証をともなう。一般には表証は軽く，表証がほとんど現れない場合もある。
　　風寒表証：悪寒発熱が主症であり，咳嗽は随伴症状として現れる。咳嗽のおこらないものもある。
　風寒束肺証の治療ポイントは宣肺止咳であり，風寒表証の治療ポイントは散寒解表である。

【治　療】
　治　　法：宣肺止咳
　治療穴：手太陰経穴を主に取る。
　手　　法：針にて瀉法を施す。灸法も可。

【4】痰湿阻肺証

【臨床所見】

咳嗽・痰は多く粘稠・痰の色は白く喀出しやすい・胸悶・ひどい場合には喘息・痰鳴がおこる・舌質淡・舌苔白膩・脈滑。

【証候分析】

肺は「貯痰の器」といわれるように，痰飲の邪に侵されやすい。寒湿が肺に侵襲するか，または脾虚により生じた内湿が肺に貯留して，肺の宣発・粛降機能が失調すると，肺の通調水道機能が失調して水液が肺に停留し痰湿となる。喀痰の量が多いのが特徴である。

①咳嗽・痰は多く粘稠・痰の色は白で喀出しやすい──痰湿のために，宣降機能が失調し，肺気上逆するために咳嗽がおこる。

②胸悶・喘息・痰鳴──痰湿が気道に阻滞し，肺気不利となっておこる。

③舌質淡・舌苔白膩・脈滑──痰湿内停の象である。

【治　療】

治　法：利湿去痰

治療穴：足太陰経，手太陰経，足陽明経穴を主に取る。

手　法：針にて瀉法を施す。灸法も可。

【5】風熱犯肺証

【臨床所見】

咳嗽・痰は粘稠で黄色い・鼻閉・鼻汁は黄色く粘稠・身熱・軽い悪風悪寒・口乾・咽頭痛・舌尖紅・舌苔薄黄・脈浮数。

【証候分析】

①咳嗽──風熱が肺を犯し，肺の粛降機能が失調しておこる。

②痰・鼻汁が粘稠で黄色い──風熱が液に作用すると黄色く粘稠になる。

③鼻閉──風熱が肺を犯し，肺の宣発機能が失調すると，鼻竅不利となるためにおこる。

④発熱・軽い悪風悪寒──肺衛が邪を受け，衛気が邪気と抗争すると，発熱がおこる。また衛気が抑えつけられると，悪風悪寒がおこる。

⑤咽頭痛──咽喉は肺の門戸であり，風熱が肺を犯すと咽喉不利となって咽頭痛がおこる。

⑥舌尖紅・舌苔薄黄──舌尖部は，上焦の病を主っている。上焦に位置する肺の熱を反映している。

⑦脈浮数──風熱表証の現れである。

【治　療】

治　法：宣肺清熱

治療穴：手太陰経，手陽明経穴を主に取る。

手　法：針にて瀉法を施す。一般には灸法は用いない。

風寒束肺・痰湿阻肺・風熱犯肺・熱邪壅肺の鑑別要点

証候	主症	随伴症状	舌苔	脈象
風寒束肺	咳嗽,痰は水様で白	鼻閉・鼻汁は水様・軽い悪寒発熱・無汗	舌苔白	浮緊
痰湿阻肺	咳嗽,痰は白で多い喀痰しやすい	胸悶・気喘・喉に痰鳴がある	舌質淡 舌苔白膩	滑
風熱犯肺	咳嗽,痰は黄色で粘い	鼻閉・鼻汁は黄色・身熱悪風・口乾・咽痛	舌尖紅 舌苔薄黄	浮数
熱邪壅肺	咳嗽,気喘,痰は黄色,高熱	口渇・煩躁・鼻翼煽動・衄血・喀血・胸痛・濃血や生臭い痰を吐く	舌質紅 舌苔黄	滑数

【6】熱邪壅肺証

【臨床所見】

咳嗽・痰は粘稠で黄色い・喘息・息が荒い・壮熱・口渇・煩躁不安・ひどい場合には鼻翼煽動・衄血〔鼻出血〕・喀血をともなう。肺癰になれば，壮熱が激しくなり，胸痛・膿血や生臭い痰を吐く。便秘・小便短赤・舌質紅・舌苔黄・脈滑数。

【証候分析】

①咳嗽——熱邪のために，肺気が上逆しておこる。

②痰は粘稠で黄色い——肺熱が液に作用すると，痰は粘っこく黄色くなる。

③喘息・息が荒い・呼吸困難——肺の粛降機能が失調しておこる。

④壮熱・口渇・煩躁——裏熱の盛んな象である。

⑤鼻翼煽動——痰熱が絡んで肺道を滞らせ気道不利となると，肺気が鬱閉され鼻翼煽動が現れる。

⑥鼻衄・喀血——熱が肺絡を損傷しておこる。

⑦胸痛——痰熱が肺絡に阻滞して気滞血壅〔壅は，塞ぐ，滞ること〕となり，絡脈の気血が通暢しなくなるために痛みが生じる。

⑧膿血・生臭い痰が出る——熱が盛んで肺癰を生じたものである。

⑨便秘——裏熱が盛んで津液を損傷すると，腸に潤いがなくなるためにおこる。

⑩小便短赤——裏熱が津を損傷しておこる。

⑪舌質紅・舌苔黄——裏熱の現れである。

⑫脈滑数——裏熱あるいは痰熱の象である。

【治療】

治　法：清熱止咳平喘

治療穴：手太陰経，手陽明経穴，督脈穴を主に取る。

手　法：針にて瀉法を施す。灸法は用いない。

　　風寒束肺・痰湿阻肺・風熱犯肺・熱邪壅肺証には，共通して咳嗽，痰の症状が現れるが，その随伴症状はそれぞれ異なる。弁証要点は，前頁の表の通りである。

【7】大腸湿熱証
【臨床所見】
　腹痛・粘液便・裏急後重（りきゅうこうじゅう）＊。あるいは激しい下痢（黄色い水様便）。肛門の灼熱感・小便短赤・口渇をともなう。悪寒発熱，または但熱不寒が見られることがある。舌質紅・舌苔黄膩・脈滑数。

【証候分析】
①腹痛——湿熱が大腸に阻滞し，気機に影響するとおこる。
②粘液便・膿血便——湿熱が腸道に影響すると便に粘液・膿がまじる。また湿熱が脈絡を損傷すると出血する。
③裏急後重——湿熱が，大腸の伝導機能を失調させるために生じる。
④黄色い水様便を下痢する——湿熱が大腸を犯して，湿が強ければ水様便となる。
⑤肛門の灼熱感——熱が腸道に作用しておこる。
⑥小便短少・小便黄赤・口渇——裏熱の象である。
⑦悪寒発熱・但熱不寒——表邪未解の場合には悪寒発熱がおこり，邪熱が裏に入ると但熱不寒（たんねつふかん）となる。
⑧舌質紅・舌苔黄膩（じ）・脈滑数——湿熱内蘊（ないうん）〔内蘊とは，内にこもること〕の象である。

【治療】
治　法：清利湿熱
治療穴：手陽明経，足陽明経穴，および本腑の募穴，下合穴を主に取る。
手　法：針にて瀉法を施す。灸法は用いない。

　　＊　裏急後重——大便がでる前に腹痛し，大便がしたくなると急迫して待てない場合を「裏急」という。大便が急迫するが，排出してもさっぱりせず，肛門が下墜するような感覚があるのを「後重」という。

【8】大腸津虚証
【臨床所見】
　大便秘結・排便困難・数日に一行（いっこう）・口乾・口臭・舌質紅少津・舌苔黄燥・脈細濇（しょく）。

【証候分析】
①大便秘結・排便困難——久病による陰液の損傷や，熱病または出産時の出血過多などにより，津液を損傷し大腸の潤いが不足したために生ずる。
②口乾・舌質紅少津・舌苔黄燥——津液不足の象である。
③口臭——大便秘結のため，濁気が下泄せず上逆しておこる。
④脈細濇——津虚液燥の現れである。

【治　療】
　　治　法：潤腸通便
　　治療穴：大腸の募穴，下合穴，足陽明経穴を主に取る。
　　手　法：針にて補瀉兼施。灸法は用いない。

【9】腸虚滑泄証
【臨床所見】
　　下痢が止まらなくなる，あるいは大便失禁，ひどい場合には脱肛をともなう・腹部がシクシク痛む・喜熱喜按・舌質淡・舌苔白滑・脈沈弱。
【証候分析】
　　①下痢が止まらなくなる・大便失禁・脱肛──長期にわたる下痢により，陽気が虚脱し，大腸の固摂機能が低下したためにおこる。
　　②腹痛・喜熱喜按──大腸の陽気が虚したため虚寒内生となり，この寒が気滞を引き起こしておこる。温め按ずると冷えが和らぎ楽になる。
　　③舌質淡・舌苔白滑・脈沈弱──陽虚陰盛の象である。
【治　療】
　　治　法：温陽去寒
　　治療穴：手陽明経，足陽明経穴，任脈穴を主に取る。
　　手　法：灸法を用いる。あるいは灸頭針を用いる。

③ 脾・胃病弁証

　脾胃の病証には，寒証・熱証・虚証・実証がある。脾病では，陽気不足のため運化機能が失調し，そのため水湿や痰飲が内生しておこる病証，あるいは統血機能が失調しておこる出血病証がよくみられる。また胃病では，受納機能や腐熟機能の障害，あるいは胃気上逆の病変がよくみられる。

【1】脾気虚証
【臨床所見】
　食少・腹脹・食後に腹脹は増強・大便溏薄〔泥状便〕・倦怠・無力感・息切れ・懶言・顔色は萎黄・消痩・舌質淡・舌苔白・脈緩弱。

【証候分析】
　①食少・腹脹——脾気が虚弱なため，運化機能が低下すると，食少や腹脹がおこる。また食事をとると，脾に負担がかかるため，食後に腹脹が増強する。
　②大便溏薄——脾虚のため，水湿をうまく運化できなくなり，水湿が腸に流れると大便溏薄となる。
　③倦怠・無力感・息切れ・懶言・顔色萎黄——気虚の症候である。
　④消痩——脾気が虚弱なため，水穀の精微を充分に吸収，輸布できなくなり生じる。
　⑤舌質淡・舌苔白・脈緩弱——脾気虚弱の象である。

【治　療】
　治　法：益気健脾
　治療穴：足太陰経，足陽明経穴，本臓の背兪穴を主に取る。
　手　法：針にて補法を施す。灸法を用いてもよい。

【2】脾陽虚証
【臨床所見】
　腹脹・食欲不振・腹痛・喜温喜按・大便溏薄あるいは完穀不化*，四肢不温・舌質淡胖・舌苔白滑・脈沈遅無力・身体や手足がだるい・浮腫・小便不利・帯下が水様で量が多い。

【証候分析】
　①腹脹・食欲不振——脾気虚が長期にわたるなどによって中焦に虚寒を生じ，脾陽を損傷したため，運化機能が低下しておこる。
　②腹痛・喜温喜按——脾陽不足のため虚寒が内生し，寒の収引の性質のために気滞を引き起こすと腹痛がおこる。寒が関係しているので温めると緩解し，虚証であるので按じると緩解するという特徴がある。
　③大便溏薄あるいは完穀不化——脾陽虚のため水湿不化となり，この水湿が腸に流れておこる。脾気虚証の場合より水様性がつよいかまたは未消化である。

④四肢不温──脾胃は四肢を主っているが，脾陽虚となって四肢を温めることができなくなるとおこる。
⑤小便不利・浮腫──陽虚による水湿不化のため水湿が内停し，水液の輸布が失調するためにおこる。
⑥身体や四肢がだるい──陽気の不足と水湿内停の影響によって生じる。
⑦帯下が水様で量が多い──帯脈の機能が低下し，水湿が下注しておこる。
⑧舌質淡胖・舌苔白滑・脈沈遅無力──陽虚，水湿内盛の象である。

【治　療】
　治　法：温陽健脾
　治療穴：足太陰経，足陽明経穴，任脈穴を主に取る。
　手　法：針にて補法を施す。さらに灸法を多く採用する。

　　＊　完穀不化──食べたままの未消化便。

【3】中気下陥証
【臨床所見】
　脘腹部に下垂感と膨満感があり，食後増悪する。息切れ・倦怠・無力感・声が低く懶言(らいげん)・頭暈・目眩・舌質淡・舌苔白・脈弱。あるいは慢性の下痢・脱肛・子宮脱などをともなう。

【証候分析】
①内臓下垂──脾気虚のため，昇清機能が低下し中焦の気が下陥(げかん)しておこる。胃下垂が多い。
②脘腹部の下垂感と膨満感──中気不足のため，昇挙無力となり，胃が下垂しておこる。飲食物が入ると気陥がひどくなるので，症状は増悪する。
③しばしば便意がおこる・下痢・脱肛──中気下陥の症候である。
④子宮脱──脾気虚のため昇挙無力となりおこる。
⑤息切れ・倦怠・無力感・声が低く懶言──脾気不足の症候である。
⑥頭暈・目眩──脾気下陥により，清陽の気が頭部に到達しないためにおこる。
⑦舌質淡・舌苔白・脈弱──脾気虚弱の象である。

【治　療】
　治　法：益気昇提
　治療穴：足太陰経，足陽明経穴，督脈穴を主に取る。
　手　法：針にて補法を施す。灸法も可。

【4】脾不統血証
【臨床所見】
　血便・血尿・肌衄(きじく)・歯衄・月経出血過多・崩漏。食少・大便溏薄・精神疲労・無力感・息切れ・懶言・顔色がすぐれない・舌質淡・舌苔白・脈細弱。

【証候分析】
①各種出血──脾気が虚して統血機能が低下すると，各種出血症がおこる。
②月経出血過多・崩漏──脾虚のため，統血機能が低下し，衝任不固になったためにおこる。
③食少・大便溏薄・息切れ・懶言など・舌脈所見──脾気虚の症候である。

【治　療】
治　法：益気摂血
治療穴：足太陰経，足陽明経穴，任脈穴，本臓の背兪穴を主に取る。
手　法：針にて補法を施す。灸法も可。

【5】寒湿困脾証
【臨床所見】
脘腹部のつかえ・脹痛感・食少・大便溏薄・悪心・口淡・口渇はない・頭や身体が重だるい・顔色晦*黄（かい）・舌質淡胖（はん）・舌苔白膩・脈濡緩。肌膚や面目が黄色い・浮腫・小便短少。

【証候分析】
①脘腹のつかえ・脹痛・食欲減退──寒湿が侵入したために，脾陽が傷害され，運化機能が失調する結果おこる。
②大便溏薄・泄瀉──運化機能の失調と水湿のためにおこる。
③悪心欲吐──胃失和降によりおこる。
④口淡──寒湿が味覚を低下させると口淡となる。水湿が盛んなため口渇はない。
⑤頭や身体が重だるい──湿には「重濁」という特性があるため，湿が肌肉に影響すると身体が重だるくなる。また湿に阻まれて，清陽が頭部に充分昇れなくなると頭重となる。
⑥顔色晦黄──湿により気滞がおこり，気血の運行が悪くなっておこる。
⑦浮腫──寒湿が肌膚（あふ）に溢れておこる。
⑧小便短少──膀胱の気化機能が失調しておこる。
⑨舌質淡・舌苔白膩・脈濡緩──寒湿内盛の象である。

【治　療】
治　法：温中健脾利湿
治療穴：足太陰経，足陽明経，足少陽経穴を主に取る。
手　法：針にて瀉法を施す。あるいは針灸を併用する。

　　＊　晦──暗いこと。

【6】脾胃湿熱証
【臨床所見】
脘腹のつかえ・嘔悪・厭食・身体や四肢が重だるい・下痢・尿黄。面目や肌膚が黄色くなる（色は鮮明）・皮膚瘙痒。身熱があり，汗が出ても解熱しない。舌質紅・舌苔黄

膩・脈濡数。
【証候分析】
①脘腹のつかえ・嘔悪・厭食──湿熱の邪が脾胃に蘊結して，受納と運化機能に影響し，そのため昇降機能が失調しておこる。
②身体や四肢が重だるい──湿の「重濁」という特性により，肌肉を主っている脾が影響を受けておこる。
③下痢・尿黄──脾胃に湿熱が蘊結したためにおこる。
④瘙痒・黄疸──湿熱が脾胃に蘊結し，そのため胆汁が肌膚に外溢しておこる。
⑤身熱・汗が出ても解熱しない──熱が湿中にあって，湿熱が鬱蒸するとおこる。
⑥舌質紅・舌苔黄膩・脈濡数──舌質紅，舌苔黄は熱を反映し，苔膩は湿を反映する。また濡脈は湿，数脈は熱と関係がある。これらは内に湿熱がある象である。

【治　療】
　治　法：脾胃の湿熱を清利する
　治療穴：足太陰経，足陽明経，足厥陰経穴および脾胃の背兪穴を主に取る。
　手　法：針にて瀉法を施す。灸は用いない。

【7】胃陰虚証

【臨床所見】
　胃脘隠痛・空腹感はあるが食べたがらない・口内の乾燥・咽頭の乾き・大便秘結・あるいは胃脘部がつかえる・乾嘔・しゃっくり・舌質紅少津・脈細数。

【証候分析】
①胃脘部がシクシク痛む，空腹感はあるが食べたがらない──胃陰不足のため，胃陽が亢進して虚熱が内生し，熱が胃中に鬱して胃気不和となるためにおこる。
②口内の乾燥・咽頭の乾き・大便秘結──胃陰が虚して咽喉部を潤すことができないと，口内の乾燥・咽頭の乾きが生じ，津液が不足するため大便が乾燥し大便秘結となる。
③胃脘部がつかえる・乾嘔・しゃっくり──胃が陰液の滋潤を受けられず，胃気不和となると胃脘部のつかえがおこる。また虚熱のため胃気が上逆すると，乾嘔，しゃっくりがおこる。
④舌質紅少津・脈細数──陰虚内熱の象である。

【治　療】
　治　法：滋補胃陰
　治療穴：足陽明経，手陽明経穴を主に取る。
　手　法：針にて補法を施す。灸は用いない。

胃病寒熱虚実鑑別表

証　　候	疼痛の性質	嘔　吐	口味と口渇	大　便	舌　象	脈　象
胃　　寒	冷痛	清水	口淡不渇	便溏	舌淡苔白	沈遅
胃　　熱	灼痛	呑酸	渇喜冷飲	秘結	舌紅苔黄	滑数
胃　陰　虚	隠痛	乾嘔	口咽乾燥	乾結	舌紅少苔	細数
食滞胃脘	脹痛	酸腐物	口中腐臭	酸臭	苔厚膩	滑

【8】食滞胃脘証

【臨床所見】

胃脘脹悶〔脹って苦しいこと〕，あるいは疼痛・噯気（あいき）・呑酸（どんさん）あるいは腐敗物を嘔吐する・嘔吐後に脹痛は軽減する・失気〔放屁〕・泥状便あるいは下痢・舌苔厚膩・脈滑。

【証候分析】

①胃脘部の脹悶感，疼痛──食滞のために，胃気が鬱滞しておこる。
②噯気・呑酸・嘔吐──胃失和降となり，胃気が上逆しておこる。
③嘔吐後に脹痛は軽減する──嘔吐すると食滞が排出されるため，胃気が通じるようになり脹痛は軽減する。
④失気・泥状便・下痢──食積気滞となり，食積が消化されないとおこる。
⑤舌苔厚膩──食滞のため，胃中の濁気が舌に影響して現れる。
⑥脈滑有力──正気と邪気が抗争し，気血が盛んになっているので，この脈が現れる。

【治　療】

治　法：消食導滞
治療穴：足陽明経，手陽明経穴，および本腑の兪募穴を主に取る。
手　法：針にて瀉法を施す。灸は用いない。

【9】胃寒証

【臨床所見】

胃脘部の疼痛，軽いものではジワジワ痛み，重いものでは拘急し激痛がおこる・寒冷刺激により増強し，温めると軽減する。四肢の冷え・食後に疼痛は軽減する・口から水様の唾液が流れる。舌質淡・舌苔白・脈遅あるいは弦緊。

【証候分析】

①胃脘部の疼痛──腹部を冷やしたり，なま物を過食したために，寒邪が胃腑に停滞し，絡脈が収縮して気機が鬱滞した結果おこる。
②寒温の刺激により疼痛が変化する──冷たい刺激を受けると，寒が盛んになるため，症状は増強する。逆に温めると，胃寒が緩和するので疼痛は軽減する。

③四肢の冷え──陽気の温煦を得られないとおこる。
　④食後，疼痛は軽減する──食をとると陽気が奮いたつので，疼痛は軽減する。
　⑤口から水様の唾液が流れる──胃寒のため水液を温化できず，口中に水様の唾液（清水）が溢れてくる。
　⑥舌質淡・舌苔白・脈遅あるいは弦緊──寒邪による象である。

【治　療】
　治　　法：温胃散寒止痛
　治療穴：足陽明経穴，任脈穴を主に取る。
　手　　法：針にて瀉法を施す。あるいは針灸併用。

【10】胃熱証

【臨床所見】
　胃脘部の灼熱痛・呑酸・嘈雑*・口渇があり冷飲する・消穀善飢。食をとると吐く・胃痛・口臭。歯齦腫痛・歯衄・大便秘結。舌質紅・舌苔黄・脈滑数。

【証候分析】
　①胃脘部の灼熱痛──平素から辛い物や油っこい物を偏食していると，化熱化火しやすい。また情志が安定しないと，気鬱化火になりやすい。このようにして生じた熱が胃に作用し，胃腑絡脈の気血を阻滞させると灼熱痛がおこる。
　②呑酸・嘈雑・嘔吐・食をとると吐く──胃熱のために胃の受納機能が失調し，胃気が上逆しておこる。
　③口渇があり冷飲する──胃熱が盛んになり，津液を損傷するためにおこる。
　④消穀善飢──胃熱が盛んなためにおこる。
　⑤歯齦の腫脹・疼痛・化膿・出血──胃経は歯齦を絡っている。胃火が循経により上衝すると，これらの症状が現れる。
　⑥大便秘結──熱が盛んで津液を損傷し，大腸の潤いがなくなっておこる。
　⑦舌質紅・舌苔黄・脈滑──裏実熱の象である。

【治　療】
　治　　法：清胃瀉火
　治療穴：足陽明経，足厥陰経穴を主に取る。
　手　　法：針にて瀉法を施す。灸法は用いない。

　　＊　嘈　　雑──胃脘部の空腹感とも痛みともつかない不快感。むねやけ。

④──肝・胆病弁証

肝の病証には，虚証と実証のものがある。虚証には肝陰不足，肝血不足が多くみられる。一方，実証には気鬱，火盛および寒邪や湿熱の侵犯によりおこるものが多い。

　肝病の常見症状……胸脇・少腹部の脹痛・放散痛・煩躁・易怒・頭暈・四肢のふるえ・
　　　　　　　　　　手足の痙攣・目の疾患・月経不順・睾丸脹痛など
　胆病の常見症状……口苦・黄疸・驚悸*・不眠など
　　＊　驚　　悸──驚きや恐怖，怒りによっておこる心悸のこと。

【1】肝気鬱結証
【臨床所見】
　胸脇あるいは少腹部の脹痛・放散痛・胸悶・よく溜め息をつく・精神抑鬱・易怒・脈弦。梅核気・頸部の瘰癧・癥塊。婦人では乳房の脹痛・痛経・月経不順・閉経などが現れることがある。

【証候分析】
①胸脇，乳房，少腹部の脹痛・放散痛──肝は疏泄を主っており，条達を喜ぶ。精神抑鬱や精神的刺激により肝気が鬱結し，経気がスムーズに流れなくなると，肝経の流注している胸脇部や少腹部といった部位に脹痛と放散痛がおこりやすくなる。
②精神抑鬱──肝の疏泄機能は情志を調節している。気機が鬱結して条達，疏泄が失調すると，精神抑鬱が生じる。
③イライラ・易怒──情志抑鬱のため，肝の柔順でのびやかな性質が失調しておこる。
④梅核気・瘰癧──気が長期にわたって鬱しているために痰を生じ，痰が気に随って循経により上逆し，咽喉部に結すると梅核気となる。またこれが頸項部に凝集すると瘰癧となる。
⑤癥塊──気鬱の状態が長期にわたって解さず，気と血が結すると癥塊が生じる。
⑥月経不順・経行時の腹痛・閉経──肝の疏泄機能が低下すると月経が遅れがちとなる。また気鬱が長びくと，気の病が血に波及し，気滞血瘀，衝任不調となり，これらの症状がおこる。
⑦弦脈──肝病の現れである。

【治療】
　治　法：疏肝理気解鬱
　治療穴：足厥陰経，足少陽経穴，本臓の兪募穴を主に取る。
　手　法：針にて瀉法を施す。灸法も可。

【2】肝火上炎証
【臨床所見】
　頭暈・頭部の脹痛・顔面紅潮・目の充血・口苦・口乾・イライラ・易怒・不眠・悪夢を

見る・胸脇部の灼熱痛・便秘・尿黄・耳鳴り・舌質紅・舌苔黄・脈弦数。

【証候分析】

①頭暈・頭部の脹痛・顔面紅潮・目の充血──情志の失調により肝鬱化火となり，肝火が頭部や目に上攻しておこる。

②口苦──肝熱が表裏の関係にある胆に伝わると胆熱が口苦を生じる。

③口乾──火熱により津が損傷しておこる。

④イライラ・易怒──肝の条達，柔順の特性が失調しておこる。

⑤不眠・悪夢──火熱が心神に影響するとおこる。

⑥胸脇部の灼熱痛──肝火のために気血が肝絡に阻滞しておこる。

⑦便秘・尿黄──熱が盛んで津を損傷するためにおこる。

⑧耳鳴り──足少陽胆経は耳中に入っているが，肝熱が胆に伝わり，胆熱が循経により耳に伝わると，耳鳴りがおこる。

⑨舌質紅・舌苔黄・脈弦数──肝経の実火が盛んな現れである。

【治　療】

治　法：清瀉肝火

治療穴：足厥陰経，足少陽経穴，督脈穴を主に取る。

手　法：針にて瀉法を施す。灸法は用いない。

【3】肝陽上亢証

【臨床所見】

眩暈・耳鳴り・頭部や目の脹痛・顔面紅潮・目の充血・イライラ・易怒・不眠・多夢・腰や膝のだるさ・頭が重く足がふらつく・舌質紅・脈弦有力あるいは弦細数。

【証候分析】

①眩暈・耳鳴り・頭部や目の脹痛・顔面紅潮・目の充血──肝腎の陰が不足し・肝陽が亢盛となり，肝陽が上衝するとおこる。

②イライラ・易怒──肝の条達，柔順の性質が失調しておこる。

③不眠・多夢──陰虚のため，心神不安となっておこる。

④腰や膝のだるさ──腰は腎の府であり，膝は筋の府である。肝腎陰虚となって筋脈が栄養されないと，腰や膝がだるくなり無力となる。

⑤頭部が重く足がふらつく──肝陽が上部で亢進し，陰液が下部で虚し，上盛下虚となっておこる。

⑥舌質紅・脈弦有力あるいは弦細数──肝腎陰虚，肝陽亢進の象である。

【治　療】

治　法：滋陰平肝潜陽

治療穴：足厥陰経，足少陰経穴を主に取る。

手　法：針にて補瀉兼施を行う。足少陰経穴を補し，足厥陰経穴を瀉す。灸法は用いない。

肝気鬱結，肝火上炎，肝陽上亢，肝血虚，肝陰虚証の鑑別表

証候	性質	主要症状	舌象	脈象
肝気鬱結	実証	胸脇・少腹部の脹痛・胸悶・よく溜め息をつく・易怒・月経不順	舌苔薄白	弦
肝火上炎	熱証	頭暈脹痛・耳鳴り・面赤目赤・イライラ・便秘尿黄・脇肋灼痛	舌紅苔黄	弦数
肝陽上亢	本虚標実	眩暈・耳鳴り・頭目脹痛・面紅目赤・心悸健忘・腰や膝がだるい・頭重・足のふらつき	舌質紅	弦有力または弦細数
肝血虚	虚証	眩暈・耳鳴り・顔が白くつやがない・爪の色が悪く脆い・四肢のしびれ・経量少	舌淡苔白	弦細
肝陰虚	虚証	眩暈・耳鳴り・脇痛・目が乾く・顔のほてり・潮熱・盗汗・手足躍動	舌紅少津	弦細数

【4】肝血虚証

【臨床所見】

眩暈・耳鳴り・顔色は白っぽくつやがない・爪甲の色も悪く，脆くなる・多夢・視力減退あるいは夜盲症。四肢のしびれ・関節拘急不利・手足のふるえ・肌肉がピクピク痙攣する。婦人では月経の量の減少，経色淡，あるいは閉経となる。舌質淡・舌苔白・脈弦細。

【証候分析】

①眩暈・耳鳴り・顔色は白っぽくつやがない──肝血不足のため，頭顔面部が充分に滋養されないためにおこる。

②爪甲の色が悪く，脆くなる──肝は筋を主り，爪は筋の余である。肝血不足になり，爪の栄養が悪くなるためにおこる。

③多夢──血虚のため心神に影響しておこる。

④視力減退・夜盲症──肝は目に開竅している。肝血が不足して目を滋養できないと，目の障害が現れる。

⑤四肢のしびれ・関節拘急不利・手足のふるえ・肌肉の痙攣──肝血が筋脈を滋養できないと，これらの症状が現れる。

⑥月経量の減少，経色淡，閉経──肝血が不足し，血が衝・任脈に充足しないためにおこる。

⑦舌質淡・舌苔白・脈細──血虚の象である。

【治　療】

治　法：補益肝血

治療穴：足厥陰経穴，任脈穴を主に取る。
手　法：針にて補法を施す。灸法は用いない。

【5】肝陰虚証
【臨床所見】
頭暈・耳鳴り・両目が乾く・顔面部がほてる・脇肋部の灼熱痛・五心煩熱・潮熱・盗汗，口や咽頭の乾き・手足のふるえ・舌質紅少津・脈弦細数。

【証候分析】
①頭暈・耳鳴り・両目の乾き——肝陰不足のため頭部や目を滋養できないためにおこる。
②顔面部のほてり——虚火上炎の現れである。
③脇肋部の灼熱感・疼痛——肝絡に虚火が作用しておこる。
④五心煩熱・午後の潮熱・盗汗——虚熱の症候である。
⑤口や咽頭の乾き——陰虚内熱による。
⑥手足のふるえ——肝陰虚となり，筋脈を滋養できないとおこる。
⑦舌質紅少津——陰虚内熱の象である。
⑧脈弦細数——肝陰虚で虚熱があることを現している。

【治　療】
治　法：滋補肝陰
治療穴：足厥陰経穴，任脈穴，本臓の兪募穴，足少陽経穴を主に取る。
手　法：針にて補法を施す。灸法は用いない。

【6】肝風内動証
　肝の失調により内風を生じ眩暈・痙攣・ふるえなどの「動揺」現象を特徴とする症状が現れるものを，肝風内動という。これには肝陽化風・熱極生風・陰虚動風・血虚生風などがある。このうち陰虚動風は肝陰虚を，血虚生風は肝血虚を基本病証として，動揺現象の症状が出現したものである。肝陰虚・肝血虚の項を参照のこと。ここでは肝陽化風証と熱極生風証を説明する。

1．肝陽化風証
【臨床所見】
眩暈・頭部が揺れる・頭痛・項部の強ばり・手足のふるえ・手足のしびれ・ろれつがまわらない・まっすぐに歩けない・突然昏倒する・人事不省となる・顔面神経麻痺・片麻痺・舌の強ばり・喉に痰鳴がする・舌質紅・舌苔白あるいは膩・脈弦有力。

【証候分析】
①眩暈・頭部が揺れる——平素から肝腎の陰が不足している場合は，肝陽をうまく抑制できない。そのため肝陽が亢進して内風を生じ，肝風となって頭部や目に影響すると，これらの症状が現われる。
②頭痛——気血が肝陽・内風とともに上逆し，頭部の絡脈に阻滞しておこる。

③項部の強ばり，手足のふるえ──風動によりおこる。

④ろれつがまわらない──足厥陰肝経は舌本を絡っているが，肝陽・内風が絡脈に影響することによりこの症状が現われる。

⑤手足のしびれ──肝腎陰虚のため，筋脈が滋養されないとおこる。

⑥まっすぐに歩けない──上部で風動がおこり，下部で陰液が不足し，上盛下虚となるとおこる。

⑦突然昏倒・人事不省──肝陽と内風が急激に昇って気血が逆乱し，肝風に痰がからんで清竅を蒙閉するためにおこる。

⑧片麻痺・顔面神経麻痺──風痰が脈絡に影響し，患側の気血の運行が悪くなり筋が弛緩するためにおこる。

⑨舌の強ばり──痰が舌根に阻滞しておこる。

⑩喉の痰鳴──痰が風とともに昇っておこる。

⑪舌象──舌質紅は陰虚，白苔は邪気がまだ化火していないことを表している。また膩苔は，痰によるものである。

⑫脈弦有力──肝風と内風が擾動する現れである。

【治　療】

　治　法：平肝熄風通絡

　治療穴：足少陰経，足厥陰経，足少陽経，足陽明経穴を主に取る。

　手　法：針にて補瀉兼施。

２．熱極生風証

【臨床所見】

　高熱・意識障害・手足の痙攣・頸項部の強直。ひどい場合には角弓反張・両眼上視・牙関緊急などがおこる。舌質紅あるいは絳，脈弦数。

【証候分析】

①高熱──熱邪が強いためにおこる。

②意識障害──熱が心包に伝わり，心神に影響しておこる。

③手足の痙攣・頸項部の強直・角弓反張・両眼上視・牙関緊急──熱の勢いが強く肝経に影響して肝風を誘発し，そのため筋脈が攣急しておこる。

④舌質紅絳──熱が営血に入っている現れである。

⑤脈弦数──肝経火熱の象である。

【治　療】

　治　法：清熱熄風（熄とは，なくなる，消えるの意）

　治療穴：督脈，足厥陰経，手陽明経穴を主に取る。

　手　法：針にて瀉法を施す。灸法は用いない。

【7】寒滞肝脈証

【臨床所見】

少腹部の冷痛（睾丸に放散）・陰嚢の収縮・疼痛。寒冷刺激により症状は増悪，温めると緩解する。舌苔白滑・脈沈弦あるいは遅。

【証候分析】

①少腹部の冷痛が睾丸に放散──足厥陰肝経は外陰部，少腹部に流注している。寒邪が肝経に侵襲し，陽気が阻害され，気血の運行が悪くなると，この症状がおこる。
②陰嚢の収縮・疼痛──寒には，収引させる特性があるので筋脈が拘急しておこる。
③疼痛──寒は気血を滞らせ，熱は気血の流れを回復する。したがって寒冷刺激により疼痛は増悪し，温めれば緩解する。
④舌苔白滑──陰寒内盛の象である。
⑤脈象──沈脈は裏証を，弦脈は肝病を表している。また遅脈は寒象を表している。

【治　療】

治　法：暖肝散寒
治療穴：足厥陰経，足少陽経穴，任脈，督脈穴を主に取る。
手　法：多くは灸法を用いる。灸頭針も可。

【8】胆鬱痰擾証

【臨床所見】

驚悸（きょうき）・不眠・煩躁・口苦・悪心・嘔吐・胸悶・脇部の脹痛・頭暈・目眩・耳鳴り・舌苔黄膩（じ）・脈弦滑。

【証候分析】

①驚悸・不眠・煩躁──情志の失調により胆の疏泄が失調して，気機が鬱滞し，痰と火を生ずれば，この痰火が内擾（ないじょう）するため胆気が不安定となってこのような症状が現れる。
②口苦──胆熱によりおこる。
③悪心・嘔吐──胆熱が胃に影響し，胃気が上逆しておこる。
④胸悶・脇部の脹痛──胆気が鬱滞しておこる。
⑤頭暈・目眩・耳鳴り──痰熱が循経上擾（じょうじょう）しておこる。
⑥舌苔黄膩・脈弦滑──痰熱内蘊（ないうん）の象である。

【治　療】

治　法：利胆化痰清熱
治療穴：足少陽経穴，本腑の兪募穴を主に取る。
手　法：針にて瀉法を施す。灸法は用いない。

⑤ 腎・膀胱病弁証

腎は元陰と元陽を蔵している。元陰と元陽は，人体の生長・発育の根源であり，臓腑機能活動の根源とされている。そのため腎が損傷されると，諸臓はその影響を受けやすい。また腎の病証には，虚証が多い。腎陽虚・腎陰虚・腎精不足・腎気不固・腎不納気などである。一方，膀胱の病では，湿熱証が多くみられる。

腎病の常見症状……腰や膝のだるさ，疼痛・耳鳴り・難聴・白髪・脱毛・陽痿・遺精・男性不妊症・月経量の減少・閉経・浮腫・二便異常など

膀胱の常見症状……頻尿・尿意急迫・排尿痛・尿閉・遺尿・小便失禁など

【1】腎陽虚証
【臨床所見】

腰や膝のだるさ，疼痛・寒がり・四肢が冷える，特に下肢が冷える・精神不振・顔色がすぐれない・陽痿・不妊・浮腫，特に下肢に多い・舌質淡胖・舌苔白・脈沈弱。

【証候分析】

①腰・膝のだるさ，疼痛——陽虚のため，腰および骨格を温煦（おんく）できないとおこる。

②寒がり・四肢の冷え——陽虚のため，肌膚を温煦できないとおこる。

③精神不振・無力——陽気不足のためにおこる。

④顔色がすぐれない——陽虚のため，気血を推動する力が衰えておこる。

⑤陽痿・不妊——腎陽不足，命門火衰により生殖機能が減退するためにおこる。

⑥浮腫——腎陽が不足して水液代謝が失調し，膀胱の気化機能に障害が生じると，水液が内停するためにおこる。

⑦舌質淡胖・舌苔白・脈沈弱——腎陽虚の象である。

【治療】

治　法：温補腎陽

治療穴：足少陰経穴，督脈穴を主に取る。

手　法：針にて補法を施す。灸法あるいは灸頭針も可。

【2】腎陰虚証
【臨床所見】

腰や膝のだるさ，疼痛・眩暈・耳鳴り・不眠・多夢。男性では遺精*，女性では経少，閉経あるいは崩漏がみられる。消痩・頭髪が乾燥し，つやがなくなる，潮熱・盗汗・五心煩熱・咽頭の乾き・頬部が紅潮する。舌質紅・少津・脈細数。

【証候分析】

①腰や膝のだるさ，疼痛——腎陰不足のため，骨髄が弱くなっておこる。

②頭暈・耳鳴り——腎陰不足のため，髄海（脳）が滋養されないとおこる。

③不眠・多夢——心腎の水火は相互に助けあっている。そのため，腎水が虚すと水火の

バランスが失調し，心火が亢進して心神に影響すると，これらの症状がおこる。
④遺精（いせい）──腎陰虚のため，相火が妄動（ぼうどう）しておこる。
⑤月経量の減少・閉経──陰液が不足し，経血の来源が不足するためにおこる。
⑥崩漏──陰虚陽亢のため虚熱が生じ，虚熱が血に影響しておこる。
⑦頭髪が乾燥し，つやがなくなる──腎陰不足のため，毛髪が滋養されないことによっておこる。
⑧消痩・潮熱・盗汗・五心煩熱・咽頭の乾き・頬部の紅潮──陰虚内熱の症候である。
⑨舌質紅・少津・脈細数──陰虚内熱の象である。

【治　療】
　治　法：滋補腎陰
　治療穴：足少陰経穴，任脈穴を主に取る。
　手　法：針にて補法を施す。灸法は用いない。

　　＊　遺　精──夢をみて遺精するものを「夢精」といい，昼間精液が自然に滑りでるものを「滑精」という。

【3】腎精不足証

【臨床所見】
小児では発育が遅い・身体が小さい・知能の発達が悪い・動作がにぶい・泉門の閉鎖が遅い・骨格が軟弱であるなど。
成人では男性不妊，女性では閉経・不妊。また，性機能の減退・早期に現れる老化現象・脱毛・歯が抜けやすくなる・耳鳴り・難聴・健忘・足に力が入らないなど。

【証候分析】
①発育が遅い・身体が小さい──腎は精を蔵し，生長・発育の根源である。腎精が不足していると，気血を化生し肌肉や骨を滋養することができなくなるため，成長の障害がおこる。
②知能の発達が悪い，動作がにぶい──腎精不足のため，脳髄が充足されないとおこる。
③泉門の閉鎖が遅い・骨格が軟弱・足に力が入らない──腎精が虚し髄を養えないと，骨格を滋養できなくなり，また筋骨に力が入らなくなるためにおこる。
④不妊症，閉経・性機能減退──腎精の不足のために，生殖機能が衰えておこる。
⑤脱毛──腎の華は髪に現れる。腎精が不足すると脱毛しやすくなる。
⑥歯が動く，あるいは抜ける──歯は骨の余である。骨が腎精の滋養を充分に受けられないと歯も影響を受ける。
⑦耳鳴り・難聴・健忘──耳は腎の竅であり，脳は髄海と称されている。精が少なくなり髄が虚すと，髄海が空虚となるために，これらの症状がおこる。
⑧早期の老化──腎精が虚衰すると老化が早くなる。

【治　療】
　治　法：補益腎精
　治療穴：足少陰経，任脈，足陽明経穴を主に取る。
　手　法：針にて補法を施す。灸法は用いない。

【4】腎気不固証
【臨床所見】
　顔色が白い・精神疲労・聴力減退・腰や膝がだるい・頻尿・残尿・遺尿・小便失禁・夜間頻尿・遺精・早漏・水様の帯下・流産しやすい・舌質淡・舌苔白・脈沈弱。

【証候分析】
①顔色が白い・精神疲労・聴力減退──腎気虚のため，気血が顔や耳を養えないとおこる。
②腰や膝がだるい──腎気が骨格を温養できないためにおこる。
③排尿の異常──腎気虚のため，膀胱失約など排尿を充分にコントロールできなくなり，この症状がおこる。
④遺精・早漏──腎精は，腎気の固摂機能により漏出せずに腎に蔵されている。腎気が不足し，精を固摂できなくなると遺精・早漏がおこりやすくなる。
⑤帯下・滑胎〔習慣性流産〕──腎気不足のため，帯脈に対する固摂機能が低下したり，任脈を充分に滋養できないとおこる。
⑥舌質淡・舌苔白・脈沈弱──腎気虚の象である。

【治　療】
　治　法：補腎固摂
　治療穴：督脈，足少陰経，足太陽経穴，任脈穴を主に取る。
　手　法：針にて補法を施す。灸法，灸頭針の併用も可。

【5】腎不納気証
【臨床所見】
　息切れ・喘息・呼多吸少，動くと増悪・自汗・四肢不温・腰膝がだるく痛む・咳をすると小便が漏れる・舌質淡・脈沈無力または浮大無力。

【証候分析】
①息切れ・喘息・呼多吸少，動くと増悪──腎の納気機能が減退するためにおこる。また動くと気を消耗するので，これらの症状は増悪する。
②自汗──腎虚で陽が衰え，衛表不固となるためにおこる。
③四肢不温──陽虚のために，陽気が四肢に達しないためにおこる。
④腰膝がだるく痛む──腎虚の現れである。
⑤咳をすると小便が漏れる──腎虚により，膀胱の開合が失調するためにおこる。
⑥舌質淡・脈沈無力・浮大無力──腎気虚の象である。

【治療】

治　法：補腎納気
治療穴：任脈，督脈穴，背兪穴を主に取る。
手　法：針にて補法を施す。灸法の併用も可。

【6】膀胱湿熱証

【臨床所見】

頻尿・尿意急迫・尿道の灼熱痛・尿は黄色で尿量は少ない・小腹部が脹って苦しい。発熱・腰痛をともなうことがある。血尿・尿に砂状の結石をともなう。舌質紅・舌苔黄膩・脈滑数。

【証候分析】

①頻尿・尿意急迫・尿道の灼熱痛——湿熱の邪が膀胱に侵襲し，熱が尿道に急迫するためにおこる。
②尿は黄色で尿量は少ない，小腹部が脹って苦しい——湿熱が内にこもり，膀胱の気化機能が失調しておこる。
③発熱——湿熱鬱蒸によりおこる。
④腰痛——湿熱が腎に波及しておこる。
⑤血尿——湿熱が血絡を損傷するとおこる。
⑥尿に砂状の結石が混じる——湿熱が長期に鬱すると，砂状の結石を生じることがある。
⑦舌質紅・舌苔黄膩・脈滑数——湿熱の象である。

【治療】

治　法：膀胱の湿熱を清利する
治療穴：足太陰経，足少陰経穴，任脈穴および本腑の兪，募穴を主に取る。
手　法：針にて瀉法を用いる。灸法は用いない。

⑥ 臓腑相関弁証

　臓と臓あるいは臓と腑のあいだには，生理上，密接な関係があるため，病理においても相互に影響しあうことが多い。臓病は，他の臓や腑に波及することがあり，また腑病も他の腑や臓に波及することがある。2つ以上の臓器が相次いで，あるいは同時に発病するものを臓腑兼病という。

　臓腑兼病には，臓と腑の表裏関係の病変があるが，これについては五臓弁証のところで，すでに述べている。したがってここでは，そのほかの臓腑兼病（けんびょう）について紹介する。

【1】心腎不交証

　生理的には，心陽（火）は腎に下降して腎水を温めており，また腎陰（水）は上に作用して心火が亢進しすぎないように，心火を養っている。水と火が助けあうこのような状態を心腎相交という。

　久病・労倦（ろうけん）・性生活の不摂生などにより，腎水が不足したために心火が亢進したり，あるいは思慮過多や情志失調により心火が上部で亢進したために，下にある腎と相交できなくなって，心腎の陰陽水火の協調関係が失調しておこる病証を，心腎不交という。

【臨床所見】
　心煩・不眠・心悸・健忘・頭暈・耳鳴り・腰がだるい・遺精・五心煩熱・咽頭の乾き・口内の乾燥・舌質紅・脈細数。

【証候分析】
①心煩・不眠──腎と心の相交状態が崩れて，心陽が亢進すると，心神に影響するためにおこる。
②頭暈・耳鳴り・健忘──腎精が虚して，脳髄を滋養できなくなっておこる。
③腰のだるさ──腎虚の現れである。
④遺精──虚火が精室に影響しておこる。
⑤五心煩熱・咽頭の乾き・口内の乾燥──水虚火亢（陰虚火旺）の現れである。
⑥舌質紅・脈細数──陰虚内熱の象である。

【治　療】
　治　法：交通心腎，滋陰降火
　治療穴：足少陰経，手少陰経穴および両臓の背兪穴を主に取る。
　手　法：足少陰経穴には補法を施し，手少陰経穴には瀉法を施す。灸法は用いない。

【2】心脾両虚証

　心血の不足と脾気の虚弱が，ともに現れる病証である。病後の養生が悪かったり，慢性出血，あるいは思慮過多，飲食の不摂生などにより，心血の損傷，脾気の損傷を引き起こして発病するものが多い。

【臨床所見】
心悸・健忘・不眠・多夢・食欲減退・腹脹・泥状便・倦怠・無力感・顔色は萎黄・皮下出血。婦人では月経量が少なくなり，経色は淡となる，または出血量が多くなったり，少しずつ出血し止まらなくなる。舌質淡嫩・脈細弱。

【証候分析】
①心悸・健忘・不眠・多夢——心血虚のために，心神を養うことができなくなっておこる。
②食少・腹脹・泥状便・倦怠・無力感——脾の運化機能が低下しておこる。
③顔色萎黄——気血の虚のためおこる。
④月経量少，経色淡——血虚により衝脈が充足しないためにおこる。
⑤月経量多，なかなか止まらない——脾虚のため，統血機能が低下しておこる。
⑥舌質淡嫩・脈細弱——気血がともに虚した現れである。

【治　療】
治　法：補益心脾
治療穴：足太陰経，手少陰経，足陽明経穴を主に取る。
手　法：針にて補法を施す。灸法の併用も可。

【3】心腎陽虚証

心と腎の陽は相互に協調して，臓腑の温煦・血脈の運行・津液の気化を行っている。したがって心腎陽虚となると，陰寒内盛・血行障害・水気停留などの病変がおこりやすい。

【臨床所見】
寒がり・四肢の冷え・心悸・怔忡・尿量減少・浮腫・唇や爪甲が青紫色・舌質青紫・暗淡・舌苔白滑・脈沈微。

【証候分析】
①寒がり・四肢の冷え——陽虚のため温煦機能が低下するとおこる。
②心悸・怔忡——心腎陽虚のため推動機能が低下し，寒水が心に影響するとおこる。これを水気凌心という。
③尿量減少——腎陽虚のため，膀胱の気化機能が低下しておこる。
④浮腫——水液が内停し，肌膚に溢れておこる。
⑤唇・爪甲・舌質の変化——陽虚のため，血行が低下しておこる。
⑥舌苔白滑・脈沈微——水湿が運化されず，陰寒内盛となっておこる。

【治　療】
治　法：温補心腎
治療穴：足少陰経，手少陰経穴，督脈穴を主に取る。
手　法：針にて補法を施す。督脈穴には，とくに灸を重点に用いる。

【4】心肺気虚証

肺気が虚弱となり宗気が不足すると，推動作用が低下し血行無力となる。また心気が不

足して血行が悪くなると，肺気の宣発・粛降機能にも悪影響をおよぼす。その結果として呼吸異常および血行障害を引きおこす。

【臨床所見】

心悸・息切れ・咳喘・胸悶・息が詰まる・自汗・無力感・動くと症状が増悪する・顔色㿠白(こうはく)で冴えない・口唇が青紫になることがある・舌質暗淡，瘀斑・脈細弱。

【証候分析】

①心悸――心気不足によりおこる。
②無力感・息切れ――肺気虚のためにおこる。
③咳喘・胸悶・息が詰まる――肺の粛降機能が失調し，気逆しておこる。
④自汗――肺気が虚して肌表(きひょう)不固となりおこる。
⑤顔色㿠白で冴えない――気血が顔面部をうまく滋養できないためにおこる。
⑥口唇青紫・舌質暗淡・瘀斑――心肺気虚により，血行障害となるためにおこる。
⑦脈細弱――心肺気虚による血行不良の現れである。

【治　療】

治　法：心肺の気を補益する。
治療穴：手太陰経，足太陰経，足陽明経穴，任脈穴を主に取る。
手　法：針にて補法を施す。さらに灸法を併用する。

【5】脾腎陽虚証

脾は後天の本であり，腎は先天の本である。脾と腎の陽気は，相互に助けあって身体や四肢の温煦・水穀の運化・水液の気化などを行っている。したがって，脾腎陽虚となると，陰寒内盛・運化機能の失調・水液代謝障害などの病証がおこりやすい。

【臨床所見】

寒がり・四肢の冷え・顔色㿠白・腰や膝あるいは少腹部の冷痛・未消化物を下痢する。五更泄瀉・浮腫・小便不利をともなうことがある。舌質淡胖・舌苔白滑・脈沈細。

【証候分析】

①寒がり・四肢の冷え・顔色㿠白――脾腎陽虚のため，身体を温養できなくなっておこる。
②少腹・腰・膝の冷痛――陽虚のため内寒が生じ，経脈が阻滞しておこる。
③下痢・五更泄瀉――五更すなわち寅卯(いんぼう)の頃〔明けがた〕は陰気が極めて盛んとなり，陽気はいっそう衰えるので泄瀉する。脾腎陽虚のため，水穀を温化できないと，未消化物を下痢するようになる。
④小便不利・浮腫――陽虚のため，気化不利となり水湿を温化できず，水湿が肌膚に溢れておこる。
⑤舌質淡胖・舌苔白滑・脈沈細――陽虚，水寒内盛の現れである。

【治　療】

治　法：温補脾腎
治療穴：足少陰経，足太陰経，足陽明経穴，督脈穴および脾腎の背兪穴を主に取る。

手　法：針にて補法を施す。灸法を多く用いる。

【6】肝腎陰虚証

　肝と腎は「肝腎同源」といわれている。肝陰と腎陰とは相互資生の関係にあり，同時に衰退して腎陰と肝陰がともに虚しやすくなる。肝腎陰虚証の病変の特徴は，陰液不足・陽亢火動にある。

【臨床所見】

　頭暈・目眩・健忘・不眠・耳鳴り・咽頭の乾き・口内の乾燥・脇痛・腰や膝がだるい・五心煩熱・頬部の紅潮・盗汗・遺精・月経量が少ない・舌質紅少津・脈細数。

【証候分析】

①頭暈・目眩・健忘・耳鳴り──肝腎陰虚のために生じた虚火が上擾しておこる。
②咽頭の乾き・口内の乾燥──陰虚内熱の象である。
③脇痛──両脇部に流注している肝経が滋養されず，経気不利になるとおこる。
④五心煩熱・盗汗・頬部の紅潮──陰虚陽亢，虚火内生の現れである。
⑤不眠──虚火が心神に影響しておこる。
⑥遺精──虚火が精室に影響しておこる。
⑦月経量が少ない──衝・任脈は肝腎に隷属しているが，肝腎陰虚のために衝任が空虚になると，出血量は少なくなる。
⑧舌質紅少津・脈細数──陰虚内熱の現れである。

【治　療】

治　法：滋補肝腎
治療穴：足少陰経，任脈穴，足厥陰経穴と，肝腎の兪募穴を主に取る。
手　法：針にて補法を施す。灸法は用いない。

【7】肺腎気虚証

　肺は呼吸を主っており，腎は納気を主っている。したがって肺腎気虚になると，しばしば呼吸異常が現れる。この病の本は腎にあるので，これを腎不納気ともいう。

【臨床所見】

　喘息，息切れ，呼多吸少，動くと症状が増悪する，声が低い，息が弱い，あるいは自汗，遺尿，四肢の冷えなどを伴うことがある。舌質淡，冷汗がでることもある。

【証候分析】

①喘息・息切れ・呼多吸少──肺腎気虚のため摂納ができず，腎不納気になるとおこる。
②動くと症状が増悪──活動すると気はいっそう消耗するので，症状は増悪する。
③声が低い・息が弱い──肺虚のため宗気の生成が不足しおこる。
④自汗──肺気虚のため衛気不固となると自汗がおこりやすい。
⑤咳をすると尿が漏れる・遺尿──腎気虚のため，膀胱不固となるとおこる。
⑥四肢の冷え・舌質淡──陽虚のため身体を温養できないとおこる。

⑦冷汗──陽気欲脱の象である。

【治　療】
　治　法：補腎納気
　治療穴：足少陰経，督脈，任脈，手太陰経穴を主に取る。
　手　法：針にて補法を施す。灸法の併用も可。

【8】肝脾不和証

　肝は疏泄を主り，脾は運化を主っている。両者の機能が協調していれば，気機はスムーズに行われ，運化も正常に行われる。両者の関係は密接であり病理上も相互に影響しやすく，肝の疏泄機能と脾の運化機能が同時に失調しやすい。このようにして肝脾不和証がおこる。

【臨床所見】
　胸肋部の脹満・疼痛・よく溜め息をつく・精神抑鬱，あるいはイライラする・食少・腹脹・泥状便・あるいは大便不調・腹鳴・失気・腹痛・泄瀉・舌苔白・脈弦。

【証候分析】
　①胸肋部の脹満・疼痛──肝の疏泄機能が失調して肝経の経気が不利となっておこる。
　②精神抑鬱──肝気鬱結のため気機不調となると，精神抑鬱の状態になりやすい。溜め息をつくと気機が動き症状が緩解するので，よく溜め息をつくようになる。
　③イライラする──気鬱のため肝気が条達できなくなっておこる。
　④食少・腹脹・泥状便・大便が硬くなったり水様になる・腹鳴・失気・腹痛・泄瀉──脾の運化機能の失調と気滞によりおこる。
　⑤舌苔白・脈弦──肝鬱・脾失健運の象である。

【治　療】
　治　法：疏肝健脾
　治療穴：足厥陰経，足少陽経，足太陰経，足陽明経穴を主に取る。
　手　法：針にて平補平瀉法を施す。灸法も可。

【9】肝胃不和証

　肝は疏泄を主っており，胃は受納と和降を主っている。肝気が順調に疏泄されれば，胃気も順調に降りることができる。逆に，肝鬱気滞により疏泄不利となると，胃に影響して胃失和降となり，肝胃不和証を形成するようになる。

【臨床所見】
　胸脇や胃脘部の脹満・疼痛・呃逆（あくぎゃく）・噯気（あいき）・呑酸（どんさん）・嘈雑（そうざつ）・煩躁・易怒・舌苔薄黄・脈弦数。

【証候分析】
　①胸脇部の脹痛──肝鬱気滞のため肝経の経気が不利になるとおこる。
　②胃脘部の脹痛──肝気が横逆し胃を犯すとおこる。
　③呃逆・噯気──胃気上逆の現れである。

④呑酸・嘈雑——胃中に気が鬱して熱が生じると，気火内鬱の状態となるためにおこる。
⑤煩躁・易怒——気鬱により肝気が条達しなくなるためにおこる。
⑥舌苔薄黄・脈弦数——肝鬱化火の象である。

【治療】
　治　法：疏肝和胃
　治療穴：足厥陰経，手少陽経，足陽明経穴を主に取る。
　手　法：針にて瀉法を施す。灸法は用いない。

【10】肝火犯肺証

　肝気の昇発が亢進しすぎて，肝火が上逆すると肺に影響しやすくなる。肺に影響して肺の粛降機能が失調すると，肝火犯肺証を形成する。

【臨床所見】
　胸脇灼痛・イライラする・易怒・頭暈・目の充血・煩熱・口苦・咳嗽・咳血・舌質紅・舌苔薄黄・脈弦数。

【証候分析】
①胸脇灼痛・イライラする・易怒——肝経の気鬱化火によりおこる。
②煩熱・口苦・頭暈・目の充血——肝火が上炎しておこる。
③咳嗽・咳血——肝火が肺を犯し肺絡を損傷するとおこる。
④舌質紅・舌苔薄黄・脈弦数——肝火の象である。

【治療】
　治　法：清肝瀉肺
　治療穴：足厥陰経，手太陰経穴，および肝と肺の背兪穴を主に取る。
　手　法：針にて瀉法を施す，灸法は用いない。

[復習のポイント]

1）各臓腑の常見症状を把握し，病変部位を判断できる。
2）各臓腑において病証タイプを分類し，それぞれの発生メカニズムを説明できる。
3）臨床所見を把握し，相似する病証タイプの相違を説明できる。
4）病証タイプの相違にもとづいて治法を説明できる。
5）臓腑相関弁証の分類を把握し，各臓腑病の発展を説明できる。

第5節 ● 経絡弁証

　外邪が人体に侵入すると，経気をめぐらせるはたらきが乱れ，体表では衛外機能が失調する。その結果，病邪は経絡を通じてしだいに臓腑に入っていく。また逆に内臓の病変が経絡を通じて体表に反映されることもある。

　経絡弁証とは，体表の経絡およびそれが所属する臓腑に関連する臨床所見にもとづいて，疾病がどの経あるいはどの臓腑にあるのかを分析し，判断する弁証方法である。

① 十二経脈病証

　十二経脈病証は，十二経脈およびこれらが所属する臓腑の機能失調により現れる証候である。十二経脈病証の特徴をしっかり把握すれば，疾病の部位と虚実の判定に役にたつ。

　例えば，手太陰肺経と足少陰腎経の病証には，ともに咳喘という症状が現れる。手太陰経脈は肺に属しているので，咳喘が肺からおこることは容易に理解される。また足少陰腎経は，腎から上って肝と膈を貫き肺中に入っているために，腎気が不足するとやはり咳喘がおこるのである。この咳喘が腎・肺いずれの経脈の失調によるものかを判断するには，さらに両経と関係のある随伴症状を分析すればよい。例えば，肺経の咳喘であれば，胸悶や欠盆中痛などの症状をともなうし，腎経の咳喘であれば，飢餓感のような気持ちの不安感をともなう。

　このように十二経脈の循行とその絡属関係を把握し，十二経病証の特徴について熟知していれば，病の所在がどの臓腑・経絡にあるのかを判断するときに便利である。

【1】手太陰肺経の病証
【臨床所見】
　臓腑病証：肺部の脹満感・咳喘・胸悶・欠盆中痛・息切れ・悪寒発熱・自汗。
　経脈病証：上臂（上腕）・前臂（前腕）の内側前面部が重だるい，あるいは厥冷する・咽喉腫痛。

【証候分析】
①肺部の脹満感・咳喘・胸悶——手太陰肺経脈は中焦よりおこり，胃口を循って膈に上り肺に属している。したがってこれが病むと，これらの症状が現れやすい。
②欠盆中痛——欠盆は十二経の通路であるが，とりわけ肺が隣接している。そのため，肺が病むと，この部位に疼痛がおこりやすい。
③息切れ——肺気が虚すとおこる。

④悪寒発熱・自汗——肺は皮毛を主っているが，寒邪が皮毛や経絡に侵入したために衛陽が影響を受けると，悪寒発熱が現れる。また風邪の影響を受けて腠理がゆるむと，自汗が出る。

⑤前臂内側の症状——手太陰肺経脈は中府より腋下に出ており，肘臂間をめぐっている。風寒湿の邪が肺経に滞ると，この部位に疼痛，重だるい，あるいは厥冷などの症状がおこりやすい。

⑥咽喉腫痛——手太陰経脈は咽喉に連絡しているが，邪熱が上衝すると咽喉の発赤，腫脹，熱痛がおこりやすい。

【治　療】

実証の肺経病証：本経穴を取り，針にて瀉法を施す。

虚証の肺経病証：本経穴を取り，針にて補法を施す。灸法を用いてもよい。また脾虚が肺に波及したものには，さらに足太陰経穴を配穴し，腎虚が肺に波及したものには，足少陰経穴を配穴するとよい。

経脈の走行部位におこる疼痛には，本経穴やその付近の経穴を取り，針にて瀉法を施す。灸を用いてもよい。邪熱が上衝したものには，手太陰経穴，手陽明経穴を取り，針にて瀉法を施す。三稜針で出血させてもよい。灸法は用いない。

【2】手陽明大腸経の病証

【臨床所見】

臓腑病証：便秘・泄瀉*・脱肛。

経脈病証：歯痛・頸部の腫れ・咽喉部の腫痛・歯齦腫痛・鼻閉・水様の鼻汁あるいは鼻出血・肩の前部・上臂部（上腕部）の疼痛・示指痛。

【証候分析】

①便秘・泄瀉・脱肛——大腸の伝導機能が失調しておこる。また長期にわたって下痢が治らず，そのため中気が下陥すると脱肛がおこる。

②歯痛・頸部の腫れ・咽喉部の腫痛・鼻の症状——手陽明経の支脈は，欠盆から頸部に上り，面頬部を通過し，下歯に入り鼻孔を挟んでいる。したがって，この経脈が病むと，その走行部位にあたるこれらの部位に上述した症状が現れやすい。

③肩および指の症状——風寒湿邪が手陽明経脈に阻滞して気血の流れが悪くなると，その走行部位にあたる肩の前部，上臂部や示指に疼痛がおこる。

【治　療】

大腸腑病：主として大腸兪，大腸の募穴および下合穴を取り，その虚実にもとづき補法あるいは瀉法を施す。

大腸経脈病証：熱証のものには，主として手陽明経穴を取り，針にて瀉法を施す。三稜針を用いて瀉血してもよい。また寒証のものは，その経脈の走行部位に疼痛がおこりやすいが，この場合には本経あるいは隣接部位の経穴に針にて瀉法を施すとよい。灸を用いてもよい。

＊　泄　　瀉——大便が希薄で出たり止まったりするものを「泄」といい，水のように下るものを「瀉」という。

【3】足陽明胃経の病証

【臨床所見】

臓腑病証：発熱・しゃっくり・嘔吐・噯腐＊・呑酸。

経脈病証：鼻痛・水様の鼻汁あるいは鼻出血・歯痛・頸部の腫れ・口眼歪斜・乳房部の疼痛・膝蓋部の腫痛・気街部や鼠径部，大腿前側，下腿部前側，足背部の疼痛。

【証候分析】

①発熱——足陽明経脈は身体の前面を走行しているため，気盛となって発熱するものは，特に身体の前面部に著明に現れる。

②嘔吐・しゃっくり・噯腐・呑酸——胃は受納を主り，水穀を腐熟しており，和降するという生理的特徴がある。胃の気機（昇降関係）が失調すると，これらの症状がおこりやすい。

③鼻痛・歯痛・頸部の腫れ——胃の経脈は鼻翼からおこって鼻根で交会し，鼻の外側を循って上歯に入り，口唇を回っている。またその支脈は喉を循り，欠盆から下って乳房を通過し，鼠径部に入り，さらに下行して大腿前側，下腿前外側，足背部を通過している。したがって，胃火が経にそって上炎すると，鼻痛・歯痛・頸部の腫れなどの症状がおこりやすい。

④口眼歪斜・水様の鼻汁・鼻出血——風寒の邪が，陽明経脈に侵入すると，これらの症状がおこりやすい。

⑤乳房部の疼痛——乳房部で足陽明経脈の経気の流れが悪くなると，乳房部の疼痛がおこる。

⑥走行部の疼痛——風寒湿邪が，陽明経脈の経気の流れを阻滞させると，その走行部位に疼痛がおこりやすい。経気の流れが阻滞している部位に，疼痛が現れるという特徴がある。

【治　療】

①胃経に熱のあるものには，手陽明経，足陽明経穴を取る。また胃の気機（昇降）失調のものには，本経穴あるいは背兪穴，募穴を取り，針にて瀉法を施すとよい。

②胃経に熱があり，それが経にそって上炎しているものには，手足陽明経穴を取り，針にて瀉法を施すとよい。この場合は灸法は用いない。あるいは三稜針を用いて，瀉血を施してもよい。

③胃経の走行部位におこる疼痛には，主として本経穴を取り針にて瀉法を施すとよい。灸法を併用してもよい。

＊　噯　　腐——胃のなかの腐臭が口から排出されること。

【4】足太陰脾経の病証

【臨床所見】

臓腑病証：腹脹・嘔吐・身体が重く感じられる・泄瀉・泥状便。

経脈病証：心煩・心下痛・舌の強ばり・舌痛・鼠径部や膝の腫痛や冷え・母趾の麻痺。

【証候分析】

①腹脹・嘔吐・泄瀉・泥状便──脾の運化機能が失調すると現れる症状である。

②身体が重く感じられる──脾は湿を運化しているが，この湿が脾に影響して脾がうまく湿を運化できなくなると，この症状が現れる。

③心煩・心下痛──足太陰経の支脈は，膈を上り心中に注いでいる。したがって，この経脈が病むと，これらの部位に心煩，心下痛などの症状が現れやすい。

④舌の強ばり・舌痛──足太陰経脈は舌本に連絡しており，舌下に散じている。したがって，この経脈が病むと，舌にこれらの症状が現れやすい。

⑤膝，鼠径部，足趾の症状──足太陰経脈は足の母趾よりおこり，上行して膝，鼠径部を走行している。そのため，この部位の経気の流れが阻滞すると，この部位に腫痛や冷え，あるいは母趾の麻痺などの症状が現れることがある。

【治　療】

①脾の臓病には，主として本経穴および足陽明経穴を取り，針にて補法を施すとよい。灸法を併用してもよい。

②経脈の病には，主として本経穴を取り，針にて瀉法を施すとよい。灸法を併用してもよい。

【5】手少陰心経の病証

【臨床所見】

臓腑病証：心悸・心痛・健忘・不眠。

経脈病証：前臂内側の冷痛・掌心の熱痛・脇痛・目黄・咽喉部の乾き・口渇して飲みたがる。

【証候分析】

①心悸・心痛──心は血脈を主っているが，心の気血が不足してその鼓動の力が弱くなると，これらの症状が現れやすくなる。

②健忘・不眠──心は神志を主っているが，心血虚となり心がうまく養われないと，これらの症状が現れやすくなる。

③咽喉部の乾き・口渇して飲みたがる──心経の支脈は心系から上って咽部を挟んでいる。したがって，心火が経にそって上炎すると，これらの症状が現れやすくなる。

④目黄──手少陰経の支脈は目系と連絡している。そのため心熱が目に影響すると，目黄が現れることがある。

⑤心痛──この経脈は脇下に出ており，そのため心痛がおこることがある。

⑥走行部の症状──手少陰経脈は前臂内側を循って手掌に入っている。そのため，経気がここで阻滞すると，これらの部位に冷痛や熱痛がおこる。

【治　療】

①心の臓病には，本経穴および手厥陰経穴を取り，その虚実により補瀉を決定する。

②経脈病証にたいしては，主として本経穴をとり，その虚実により補瀉を決定する。

【6】手太陽小腸経の病証
【臨床所見】
臓腑病証：腹鳴・泄瀉・小便短少あるいは小便黄赤。
経脈病証：咽喉痛・下顎部が腫れて首がまわらない・肩部痛・上背痛・難聴・目黄・頬部の腫れ・頸部や顎下，肩甲部，上腕，前腕部の外側後面の疼痛。

【証候分析】
①腹鳴・泄瀉・小便短少——小腸は「受盛の官」といわれており，清濁の泌別を主っている。したがって小腸が病んでこの機能が失調すると，これらの症状が現れやすい。
②小便黄赤——心熱が表裏の関係にある小腸に影響すると，小便は黄赤色となりやすい。
③咽喉痛・頬部の腫れ・下顎部の症状——手太陽経脈は，咽喉部を循って膈部に下っており，その支脈は頸部を循って頬部に上っている。したがって，この経脈が阻滞すると，これらの症状が現れやすい。
④肩部，上腕や前腕部外側後面の疼痛——手太陽経脈は上腕外側を循って肩部に出で，肩甲骨のあいだを通って肩甲骨上に至っている。この経脈に風寒湿の邪が阻滞すると，肩部痛や上腕痛，上腕と前腕の外側後面に疼痛がおこりやすい。
⑤目黄・難聴——手太陽小腸経の支脈は頬に上り，外眼角から耳中に入っている。したがって，この経脈が病むと，これらの症状が現れることがある。

【治療】
①小腸腑証で虚寒のものには，主として小腸兪，本腑の募穴，下合穴を取り，針にて補法を施すとよい。灸法を用いてもよい。また心熱が小腸に影響しているものには，主として手少陰経穴を取り，針にて瀉法を施すとよい。灸法は用いない。
②小腸経脈病証には，本経穴および近隣の経穴を取り，その寒熱虚実にもとづき補瀉を決定する。

【7】足太陽膀胱経の病証
【臨床所見】
臓腑病証：小便不利・遺尿・癃閉*。
経脈病証：悪寒発熱・鼻閉・鼻汁あるいは鼻出血・頭痛・項部の強ばり・腰背部，膝，腓腹筋，外果の疼痛・小趾の運動不利。

【証候分析】
①小便不利・遺尿・癃閉——膀胱は小便の排泄を主っているが，これが病んで膀胱の開閉機能が失調すると，これらの症状が現れやすくなる。
②悪寒発熱・鼻閉・鼻汁・鼻出血——足太陽経脈は全身の外衛であるが，これに外邪が侵襲すると，これらの症状が現れやすくなる。
③頭痛・項部の強ばり——足太陽経脈は，額に上って頭頂部で左右が交わり，脳に入っ

ている。したがって，邪気が太陽経脈に阻滞して経気の流れが悪くなると，これらの症状がおこりやすくなる。

④走行部位の症状──風寒湿邪が足太陽経脈に阻滞すると，腰背部などの走行部位に疼痛がおこりやすくなり，また小趾の運動不利がおこることもある。

【治　療】

①膀胱腑証には，主として膀胱の背兪穴，募穴および任脈経穴を取り，その虚実により補瀉を施すとよい。

②外邪が足太陽経脈に侵襲しているものには，主として本経穴を取り，針にて瀉法を施すとよい。灸法を用いてもよい。

③風寒湿が足太陽経脈に阻滞しているものには，本経穴および近隣の経穴を取り，針にて瀉法を施すとよい。灸法や灸頭針を併用してもよい。

* 癃　閉──尿閉あるいは排尿困難のこと。「癃」とは小便が出にくい，出ても点滴して出ること。「閉」とは小便不通，点滴も出ないこと。

【8】足少陰腎経の病証

【臨床所見】

臓腑病証：腰のだるさ・腰痛・陽痿*・遺精・浮腫・空腹感はあるが食欲はない・顔が黒ずみ痩せてくる・咳をし唾に血が混じる・喘息・驚きやすく恐怖感がおこりやすい・胸がドキドキする・傾眠。

経脈病証：口内の熱感・舌が乾く・咽頭部の腫脹・喉頭部の乾きと痛み・心煩・心痛・脊柱と大腿部内側の痛み・痿軟・厥冷。

【証候分析】

①腰のだるさ・腰痛──腰は腎の府といわれている。したがって，腎が虚すと，これらの症状が現れやすくなる。

②陽痿，遺精──腎陽虚には陽痿が現れやすく，腎陰虚となって虚火が精室に影響すると遺精が現れやすくなる。

③浮腫──腎は水を主っているが，腎虚となり水が肌膚に溢れると浮腫がおこる。

④空腹感はあるが食欲はない──腎陽虚のために脾陽を温煦できなくなり，脾陽が衰退するとこの症状が現れる。

⑤顔が黒ずみ，痩せてくる──腎は水を主っており，精を蔵しているが，精が衰退するとこれらの症状が現れる。

⑥咳をし唾に血が混じる──陰虚のため虚火が生じ，それが肺絡を損傷すると，この症状が現れる。

⑦喘息──腎が虚したために，腎の納気機能が減退するとおこる。

⑧七情の変化──「恐」は腎志であるが，腎気が虚すと驚きやすくなったり，恐怖感がおこりやすくなる。

⑨傾眠──陰精が極度に衰退すると，ひどい精神不振・傾眠となる。

⑩口内の熱感・舌の乾き・咽頭部の腫脹・心煩・心痛——足少陰経脈は喉頭を循り，舌本を挟み，その支脈は肺から出て心に連絡している。したがって，この経脈が病むと，これらの症状が現れやすくなる。

⑪脊柱，大腿部内側の痛み・痿軟・厥冷——風寒湿邪が足少陰経脈に阻滞すると，これらの症状がおこりやすくなる。

【治　療】

①腎の臓病には虚証のものが多いが，この場合には主として本経穴および任脈，督脈穴を取るとよい。陽虚のものには，灸法を用いる場合が多い。また陰虚のものには，針にて補法を用いる。陰虚の場合は，灸法を用いないほうがよい。

②本経脈が阻滞しておこる疼痛には，本経穴および隣接部の経穴を取り，針灸を併用して用いるとよい。針を用いる場合には，瀉法を施す。また灸頭針を用いてもよい。

　　＊　陽　　痿——陰茎が勃起しない病症をさす。

【9】手厥陰心包絡経の病証

【臨床所見】

臓腑病証：心悸・心痛・心煩。

経脈病証：手掌の熱感・臂部や肘部の痙攣・腋下の腫れ・胸脇部の膨満感。

【証候分析】

①心包絡は，「心の宮城」といわれており，心に代わって邪気を受けるという特徴がある。したがって，心包経病証と心経病証とは，非常に類似している。

②手掌の熱感・臂部や肘部の痙攣・腋下の腫れ——手厥陰経脈は胸中よりおこり，胸を循って脇に走り，上行して腋下に至り，また下行して手掌に入っている。したがって，この経脈が病むと，その走行部位にこれらの症状がおこりやすい。

【治　療】

①心包絡病証には，主として手厥陰経，手少陰経穴を取り，その虚実により補瀉を施すとよい。

②手厥陰経脈の病証にも，主として本経穴を取り，その寒熱虚実にもとづき補法あるいは瀉法，針あるいは灸を用いるとよい。

【10】手少陽三焦経の病証

【臨床所見】

臓腑病証：浮腫・腹脹・遺尿・小便不利・汗。

経脈病証：難聴・外眼角や頬部の痛み・耳後や肩，上臂，肘の外側の疼痛・小指や第4指の麻痺。

【証候分析】

①浮腫・腹脹・小便不利——三焦は全身の気化を主っており，この三焦の気化機能が失調すると，水道の通調がうまく行われなくなる。三焦の気化が失調すると，水湿の停

滞がおこり，これらの症状が現れる。

②汗──三焦が病んで，衛気の宣発がうまく行われなくなると，腠理がゆるみ汗が出る。

③難聴──手少陽経脈は，項部から耳後部に走り，耳後から耳中に入っている。したがって，この経脈が病むと，難聴がおこることがある。

④そのほかの走行部の症状──手少陽経脈は第4指の先端からおこり，前臂外側にそって肘部，肩部に上行している。またその支脈は頬部に下り，外眼角に至っている。したがって風寒湿がこれらの部位に阻滞すると，これらの部位に疼痛あるいは麻痺がおこることがある。

【治　療】

①三焦腑証には，主として本腑の背兪穴，募穴，任脈穴を取り，その虚実にもとづき補瀉を施すとよい。

②邪熱が経脈にそって上衝し耳に影響しておこった難聴には，本経穴および足少陽経穴を取り，瀉法を施すとよい。

③手少陽経脈の走行部位におこる疼痛には，本経穴および近隣の経穴を取り，針にて瀉法を施すとよい。灸法を用いてもよい。

【11】足少陽胆経の病証

【臨床所見】

臓腑病証：口苦・よく溜め息をつく。

経脈病証：片頭痛・難聴・耳鳴り・外眼角痛・瘧疾＊・胸部，脇部，肋部，髀部，膝外部および脛骨外側の疼痛・足の第4趾の運動麻痺。

【証候分析】

①口苦──足少陽胆経脈が病み，そのために胆汁が外溢すると口苦がおこる。

②よく溜め息をつく──これは胆鬱のためにおこる症状である。

③片頭痛──足少陽経脈は，側頭部を走行している。胆火が経にそって上衝してこの部位に影響すると，片頭痛がおこる。

④難聴・耳鳴り・外眼角痛──足少陽経脈の支脈は，耳後から耳中に入り，耳前を走って外眼角に至っている。したがって，この経脈が病むと，これらの症状が現れやすくなる。

⑤瘧疾──少陽は三陽のなかでは「枢」とされており，半表半裏に属している。陽が勝れば汗が出る。風が勝れば振寒して瘧となる。

⑥走行部位の症状──風寒湿が足少陽経脈に阻滞すると，その走行部位である胸，脇，肋などに疼痛あるいは運動麻痺がおこる。

【治　療】

①胆腑実熱によりおこる口苦には，主として本経穴および本腑の背兪穴，募穴を取り，針にて瀉法を施すとよい。

②胆鬱によるものには，足少陽経穴および足厥陰経穴を取り，針にて瀉法を施すとよい。

③胆火による片頭痛には，本経穴および局所穴を取り，針にて瀉法を施すとよい。この場合，灸法は用いない。

④瘧疾には，主として本経穴を取り，その虚実にもとづき補瀉を施すとよい。

⑤本経走行部の疼痛あるいは運動麻痺には，本経穴および局所穴を取り，針にて瀉法を施すとよい。灸法を用いてもよい。

　　＊　瘧　　疾──悪寒戦慄，壮熱，出汗の定期的発作を特徴とする病症。

【12】足厥陰肝経の病証
【臨床所見】
臓腑病証：胸脇部の疼痛・よく溜め息をつく・イライラする・易怒・目眩・嘔逆・痙攣。

経脈病証：疝気・少腹部の膨満感・咽頭部の乾き・陰嚢の腫脹と疼痛・腰が痛み俯仰できない・頭頂痛。

【証候分析】
①胸脇部の疼痛・よく溜め息をつく・イライラ・易怒・目眩──肝は風木の臓であり，「条達を喜ぶ」という特性があり，疏泄を主っている。肝気鬱結あるいは肝陽上亢になると，これらの症状が現れやすくなる。

②嘔逆──肝気横逆して胃を犯すと，嘔逆がおこりやすくなる。

③痙攣──これは肝風内動の現れである。

④疝気・陰嚢の腫脹と疼痛・少腹部の膨満感──足厥陰経脈は陰器に至り，小腹部に上っている。寒邪を感受し，この寒邪が肝経脈に影響すると，これらの症状が現れやすい。

⑤腰痛──足厥陰経脈の支脈と別絡は，太陽，少陽の経脈とともに腰部の中髎，下髎の間で結している。したがってこの経脈が病むと，腰が痛み俯仰できなくなる。

⑥咽頭部の乾き──肝の経脈は喉頭部の後面をめぐっているが，邪熱が経にそって咽頭部に上衝すると，咽頭部の乾きと痛みがおこる。

⑦頭頂痛──肝の経脈と督脈は，頭頂部で交会している。肝経の寒熱の邪が経脈にそって頭部に影響すると，頭頂痛がおこる。

【治　療】
①肝の臓病にたいしては，まずその虚実をしっかり鑑別し，それにもとづいて針灸の補瀉を決定する。肝気鬱結あるいは肝陽上亢の病証には，本経穴および足少陽経穴，足少陰経穴を取って治療するとよい。また肝気横逆して胃に影響しているものには，本経穴および，足陽明経穴を取って治療するとよい。肝風内動の病証は，本経穴および督脈穴を取って治療する。

②肝の経脈病証には，主として本経穴および任脈穴，督脈穴を取る。その寒熱虚実の状態により，補瀉および針を用いるか灸を用いるかを決定する。

② ─── 奇経八脈病証

【1】督脈の病証
【臨床所見】
　腰脊部の強ばり・痛み・頭重感・大人の癲疾*¹・小児の驚癇*²・疝気・痔疾・遺尿・不妊。
【証候分析】
　①腰脊部の強ばり・痛み・頭重感——督脈は身体の背部を循行しており，脳内に入っているが，この督脈の脈気が失調すると，これらの症状が現れる。
　②癲疾・驚癇——風気が風府から脳に入り，そのために督脈の脈気が逆乱すると，これらの症状がおこる。
　③疝気・痔疾——督脈の別路は小腹から上行しているが，この脈気が失調すると，疝気や痔疾がおこる。
【治療】
　主として本経穴，足少陰経穴を取り，その虚実にもとづき補瀉を施すとよい。

　　*1　癲　疾——一般に頭部の疾病をさすが，多くは各種の頭痛をさす。
　　*2　驚　癇——びっくりすることによりおこる癇病をさす。小児の驚風（ひきつけ）をさす。

【2】任脈の病証
【臨床所見】
　疝気・帯下・月経不順・不妊・小便不利・遺尿。
【証候分析】
　任脈は「陰脈の海」といわれており，全身の陰気を調節している。また任脈は胞中からおこり小腹部を上行しているが，この小腹部で足三陰経と交会している。したがって，任脈が病むと，疝気・帯下・月経不順・遺尿などの生殖器系，泌尿器系疾患がおこりやすい。
【治療】
　主として本経穴および足厥陰経穴，督脈穴を取り，その虚実にもとづき針にて補瀉を施すとよい。灸法を用いてもよい。

【3】衝脈の病証
【臨床所見】
　気急*・気逆上衝・胸腹痛・月経不順・不妊・滑胎・早産。
【証候分析】
　①気急・気逆上衝・胸腹痛——衝脈は，胞中からおこり，任脈および督脈と「一源三岐」の関係にある。本経脈は腹部を循って胸中に散じているため，衝脈の気が経脈にそって上逆すると，これらの症状がおこる。

②月経不順・不妊・滑胎・早産——「衝は血海を為す」といわれており，この衝脈が失調すると，これらの症状がおこりやすくなる。

【治　療】

衝脈には独自の経穴がない。衝脈の病証を治療する場合には，主として足少陰経穴，任脈穴，足陽明経穴を取り，その虚実にもとづき補瀉を施すとよい。

　　＊　気　　急——呼吸困難のこと。

【4】帯脈の病証

【臨床所見】

腹部脹満・腰軟無力・赤白帯下・下肢の運動麻痺。

【証候分析】

①腹部の脹満・腰軟無力・赤白帯下——帯脈は，帯のように身体を一まわりしている。また腹部の帯脈は下方に下り，少腹にいたっている。帯脈不和となると，これらの症状がおこりやすくなる。

②下肢の運動麻痺——帯脈と陽明とは，宗筋*で合しているが，陽明が虚したために宗筋が弛緩すると，下肢の運動麻痺がおこる。

【治　療】

主として足少陰経穴，足陽明経穴および帯脈の交会穴を取り，その虚実にもとづき補瀉を決定する。

　　＊　宗　　筋——①三陰三陽の経筋の前陰部に集まるものをいう。
　　　　　　　　　　②男子の生殖器をさす。

【5】陽維脈，陰維脈の病証

【臨床所見】

陽維脈の病証：冷え・発熱・悪寒。

陰維脈の病証：心痛・脇下支満・腰痛・陰中痛。

陽維脈，陰維脈の両脈の機能が失調すると，悵然（恨みなげくこと）として志を失う。

【証候分析】

①陽維脈は，手足三陽経と連絡しているが，とりわけ足太陽経，足少陽経と密接に連絡している。経脈のうち太陽は表を主っており，少陽は半表半裏を主っているので，陽維の脈気が不和になると，寒熱の症状が現れやすい。

②陰維脈は，三陰と連絡してめぐり任脈に合する。したがって，陰維脈の脈気が不和になると，心痛・脇下支満・腰痛・陰中痛がおこりやすい。

③陽維は，陽に連結しており，陰経は陰に連結している。この陰維・陽維脈がうまく連結できなくなると，悵然として志を失う。

【6】陰蹻脈, 陽蹻脈の病証

【臨床所見】

陽蹻脈の病証：身体内側の筋肉が弛緩し, 外側の筋肉は拘急する, 目不眛＊1, 狂走。

陰蹻脈の病証：身体外側の筋肉が弛緩し, 内側の筋肉は拘急する, 瞑目＊2, 下肢厥冷。

【証候分析】

①筋肉の弛緩と拘急——陽蹻と陰蹻とは, ともに足根よりおこる。前者は下肢の外側を循行し, 後者は下肢の内側を循行しており, 身体の動作の敏捷性を保持している。ある一側に病変がおこってその経脈が拘急すると, 他の一側の経脈は弛緩する。

②目不眛・狂走——陽気が偏盛しておこる症状。

③瞑目・下肢厥冷——陰寒が偏盛しておこる症状。

＊1　目不眛——不眠などにより, 目が閉じないこと。
＊2　瞑　目——目をとじて開けようとしないこと。

以上のように奇経八脈病証は十二経脈と密接な関係にある。とりわけ衝脈・任脈・督脈・帯脈の病証は, 肝・脾・腎と密接な関係をもっている。したがって, 奇経八脈弁証の学習にあたっては, 奇経八脈と連絡している臓腑経絡と結びつけて理解する必要がある。

これらのなかでも, とりわけ衝脈・任脈・督脈・帯脈弁証は, 生殖器系疾患の弁証施治において重要な臨床的意義をもっている。例えば, 衝任調理は月経不順・赤白帯下を治療する場合の治則であるし, 督脈は温養すると生殖機能減退などを治療することができる。これらは臨床上, 非常によく用いられている。

ところで任脈と督脈には独自の経穴があるが, そのほかの六脈には独自の経穴がない。したがって, 奇経病証を治療する場合は, 奇経とそのほかの臓腑経絡との関係を使って取穴したり, 奇経八脈と十二経脈の交会穴を使って取穴している。衝脈病証に, 足少陰経穴や足陽明経穴を用いるのは, 前者の例として考えることができる。また八脈交会穴（八総穴）や足少陽経と帯脈との交会穴である帯脈穴・五枢穴・維道穴などは, 後者の例として用いることができる。

[復習のポイント]

1) 経絡弁証の臨床的意義について説明できる。
2) 各経絡病証の臨床所見とその発生メカニズムについて説明できる。

付 ● 六経弁証

　六経弁証は，前漢時代の著名な医家である張仲景が『素問』熱論を基礎として，外感病の証候と特徴を結びつけ体系化したものである。これは主として，外感病を弁証する方法として用いられている。

　六経弁証は，陰陽を綱としており，外感病を6つの証型に分類している。これには三陽病と称される太陽病証・陽明病証・少陽病証と，三陰病と称される太陰病証・少陰病証・厥陰病証がある。

　この六経病証は，臓腑経絡の病理変化の現れであり，六経弁証は針灸による外感性疾病の治療において，一定の臨床的意義をもっている。

【1】太陽経病証

　太陽経は身体の外衛をなしており，肌表(きひょう)を主っている。多くの場合，外邪はこの太陽から侵襲する。

【主　症】

　発熱，悪寒，頭項強痛*，脈浮。

　　＊強　痛――こわばり痛むこと。

【証候分析】

①発熱・悪寒――外邪の侵襲をうけて衛陽が鬱すると，発熱，悪寒がおこる。

②頭項強痛――足太陽経脈は頭部から足に走っており，背部をめぐっている。この太陽経脈が邪をうけて経気の流れが悪くなると，その走行部位にあたる頭項部に強痛がおこる。

③浮脈――外邪が肌表に侵襲したために，正気が外（体表）にてこれと抗争すると，それに応じて脈は浮となる。

　この発熱・悪寒・頭項強痛・浮脈は，太陽経病の主症，主脈であり，病邪や経過の違いを問わず，このような脈症がみられる場合には，太陽経病としてとらえることができる。

【治　療】

　治　法：疏風解表(そふうかいひょう)

　治療穴：主として本経穴および手陽明経穴を取る。

　手　法：針にて瀉法を施すとよい。灸法を用いてもよい。

【2】陽明経病証

　太陽経病が治癒せず，病邪が裏に入ると陽明経病となる。この陽明経病は外感病の熱盛

期に現れ，実熱証に属している。

【主　症】
　大熱・大汗・大渇・脈洪大・舌質紅・舌苔黄燥。あるいは日晡潮熱・腹部脹満・大便秘結を伴う。ひどい場合には譫語・狂躁・不眠となることもある。

【証候分析】
①身体の大熱──邪が陽明に入り，燥熱が盛んになって陽明経脈に集中すると，大熱が現れる。
②大汗・大渇・舌苔黄燥・脈洪大──熱が津液に迫り，津液を外泄させると大いに汗がでるようになる。また熱が盛んなために津液を損傷すると，大渇，舌苔黄燥となる。陽明は気血がともに多い経であり，熱が陽明に迫ると，脈は洪大となる。
③日晡潮熱・腹部脹満・大便秘結──陽明経気は日晡（午後）の時間に旺盛となるので，日晡の頃に潮熱が現れる。また熱と糟粕が腸に集まり，結して通じなくなると大便秘結となる。
④譫語・狂躁・不眠──邪熱が盛んになり心神に影響すると，これらの症状が現れる。

【治　療】
　治　法：清熱瀉下
　治療穴：主として手陽明経穴，足陽明経穴を取る。
　手　法：針にて瀉法を施す。灸法は用いない。

【3】少陽経病証

　この病証の病位は，すでに太陽（表）からは離れているが，まだ陽明（裏）には入っておらず，ちょうど半表半裏に位置する。少陽経病証は半表半裏の熱証に属する。

【主　症】
　口苦・咽頭の乾き・目眩・寒熱往来・胸脇苦満・食欲不振・心煩・しばしば嘔す・舌苔は白あるいは黄・脈弦。

【証候分析】
①口苦・咽頭の乾き・目眩──胆熱が上逆すると口苦となり，津液が損傷すると咽頭の乾きが現れる。また目は肝胆と関係が密接であるが，少陽の風火が上衝すると目眩がおこる。
②寒熱往来・胸脇苦満──この少陽経病証は邪気が半表半裏にあって，正気と邪気がこの部位で抗争している病証である。正気が邪気に勝ると発熱がおこるが，逆の場合には悪寒がおこる。また少陽の経脈は胸脇部に循行しており，熱が少陽に鬱すると，胸脇苦満が現れるという特徴がある。
③食欲不振・心煩・しばしば嘔す・脈弦──胆熱や胆鬱が胃に影響すると，食欲不振や喜嘔がおこり，また木火〔胆火〕が上逆すると心煩がおこる。肝胆病には，弦脈が現れやすい。

【治　療】

治　　法：和解少陽

治療穴：主として足少陽経穴，足陽明経穴を取る。

手　　法：針にて瀉法を施す。一般には灸法は用いない。

【4】太陰経病証

　脾は太陰に属しており，陽明胃とは表裏の関係にある。脾陽が不足していると，邪は寒湿と化す。したがって太陰経病証の性質は，裏虚寒湿に属している。

【主　症】

　腹満・嘔吐・食不下・下痢・口渇せず・腹痛・舌苔白膩(はくじ)・脈沈緩にして弱。

【証候分析】

①腹満して嘔す・食不下・下痢──脾土虚寒となり気機不利になると，これらの症状が現れる。

②口渇せず・腹痛──太陰病では邪は寒湿と化すために，口渇はおこらない。寒邪が阻滞すると腹痛がおこる。

③舌苔白膩・脈沈緩にして弱──寒湿の邪が太陰に弥慢すると，これらの舌象，脈象が現れる。

【治　療】

治　　法：温中散寒

治療穴：主として足太陰経穴，足陽明経穴を取る。

手　　法：針にて瀉法を施す。灸法を用いてもよい。

【5】少陰経病証

　少陰病は全身性の虚寒証に属する。少陰経は心腎に属しており，この心と腎は水火の臓といわれている。心腎の機能が減退すると，少陰の病変がおこる。

【主　症】

　寒がり・四肢厥冷〔四肢の冷え〕・傾眠・清穀(せいこく)*を下痢する・脈微細。

　　* 清　　穀──ここでは不消化物をさす。

【証候分析】

①寒がり・四肢厥冷──少陰の陽気が衰退して陰寒が盛んになると，これらの症状が現れる。

②傾眠・清穀を下痢する──陽気が衰退したために神気が衰えると，「ただ寐(い)ねんと欲す」という傾眠が現れる。また陽気が衰退したために脾胃を温煦できなくなると，清穀を下痢する症状が現れる。

③脈微細──この脈象は陽気衰退の現れである。

【治　療】

治　　法：温補陽気

治療穴：主として足少陰経穴，任脈穴を取る。

手　法：針にて補法を施し，さらに灸法を多く用いるとよい。

【6】厥陰経病証

　厥陰経病証の段階になると，正気と邪気とは内にて抗争しており，病変はきわめて複雑に現れる。しかし足厥陰経が肝に属し，胆を絡い，胃を挟んでいることから，この病証には主として肝胆と胃の症状が現れる。

【主　症】

　消　渇（しょうかつ）・気上衝心・心中疼熱・飢えても食欲がない・食すると回虫を吐す。

【証候分析】

　厥陰病の主症は，上熱下寒として現れる。消渇・気上衝心・心中疼熱は，上熱の現れであり，飢えても食欲がない・食すると回虫を吐くは，下部の腸道虚寒の現れである。

【治　療】

治　法：調理寒熱

治療穴：主として足厥陰経穴，足少陽経穴，足陽明経穴を取る。

手　法：虚実に応じて針にて補瀉を施す。灸法を用いてもよい。

【第7章】
治則と治法

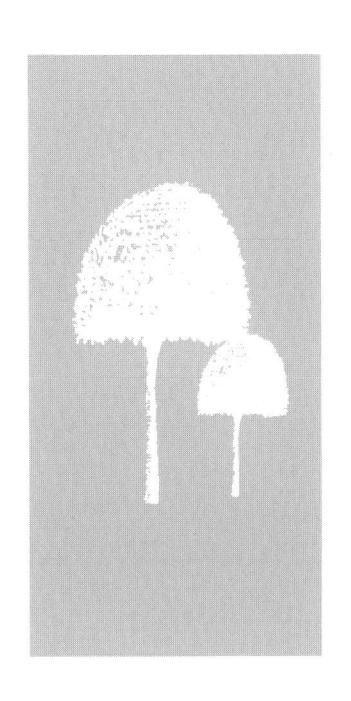

[学習のポイント]
❶——治則・治法の意義と内容について理解する。
❷——治則と治法の関係について理解する。
❸——治則と各種病証との関係について理解する。
❹——時・地・人に応じて対処する態度と習慣を養う。

第7章　治則と治法

　中医学の治療理論は，治則と治法に分けられる。治則とは，すべての疾病に対する治療の根本的な原則である。一方，治法とは，それぞれの疾患に対する具体的な治療法のことである。治則にもとづいて治法が導きだされる。すなわち，治則は治法を指導する大原則であり，また治法を通じて治則が実現される。

　治則には，治病求本・補虚瀉実・陰陽調整・随機制宜（ずいきせいぎ）などの内容がある。治法には内治法と外治法があるが，内治法はおもに薬物を内服する療法であり，外治法は針灸・按摩・薬物の外用などを用いる療法である。

　治法は，治療作用の相違にもとづき分類される。一般に用いられるのは，8つの大分類である。これは「八法」といわれており，汗・吐・下・和・温・清・補・消の8法である。これらは治療学の発展により，さらに汗法は辛温解表・辛涼解表，消法は行気活血・去痰などのように細分化されている。

第1節◉治　則

1　治病求本［治病は本に求める］

　「本」とは，根本・本源ということであり，「標」に対応する言葉である。部位・邪正の関係・病因と症状との関係・発病の先後について，標と本を分類すると表のようになる。

　治療にあたっては，標と本がどのようになっているか，また標本緩急の関係を明確にしておかなければならない。標本をしっかりおさえていないと，治療上の過ちを犯しやすい。

	本	標
部　　位	内	外
邪　　正	正気	邪気
病因と症状	病因	症状
発病の先後	先病	後病

　『黄帝内経』では，「治病は必ずその本に求める」と述べている。これは治療の根本原則について述べたものであり，治療にあたっては，疾病の本源に対して治療を行わなければならず，その根本をしっかりおさえるよう指摘したものである。しかし実際の治療にあたっては，標本の緩急にもとづいて，「急なれば標を治し，緩なれば本を治す」という原則

があり，また必要によっては標本兼治する場合もある。

「急なれば標を治す」とは，大出血・痰が気道につまる・二便不通などの急性あるいは致命的な症状がある場合に，まずこれらの症状に対処するという原則である。これらの状態が改善した後に，本を治すとよい。例えば，大出血の患者における出血現象は「標」であり，出血を引き起こした原因が「本」である。ただし大出血の症候では，適時に止血をしないと，失血過多となってしまう。したがって止血が急務であり，その後に出血の原因，すなわち「本」の解決をはかるべきである。また平素から宿病があり，さらに新病を患った場合は，その宿病を「本」とするが，短期間で治癒するわけではない。また新病を「標」とし適時に対処する必要がある。このような状況下では，同じようにまず標（新病）を治し，その後に本（宿病）を治すとよい。

「緩なれば本を治す」とは，一般的な場合には，治療にあたって本治を施すという原則である。この場合，本を治すと標はおのずと解決する。例をあげると，病が表にある場合は表を治し，裏にある場合は裏を治す。正気が虚している場合は，その虚を補い，邪実の場合にはその実を瀉す。先病を治すと，後病はおのずと治癒する。病因を除去すると，症状はおのずと消失するなどがある。例えば，腎虚による腰痛では，腎虚が「本」であり，腰痛は「標」である。このような場合は，補虚をはかって本を治せば，腰痛（標）はしだいにおのずと消失する。また腎陽虚のために化気行水が悪くなり，水液が停留して起こる水腫では，水腫は主症状であったとしても標であり，腎陽虚がその本である。温陽化気の効をもつ処方を投与し，腎陽を温め本を治すことにより気化が正常に回復すれば，標の水腫はしだいに消失する。

また標と本が相互に作用しあい，先に一方を解決しにくい場合には，標本同治を採用する場合が多い。例えば，標病が本病の治療に影響をおよぼす場合，標本がともに急あるいは緩である場合，標の治療が本病の解決に有利に作用する場合，あるいは標の治療が本の治療に影響しない場合などである。例えば，肺寒気逆による喘証では，肺寒が気喘をおこす原因であり，病の本源である。気喘は肺寒が引き起こす結果であり，病の標象である。温肺散寒の効をもつ薬物により，病の本を治療する前提のもとで，同時に降逆平喘の効をもつ薬物を配伍して主症に対処することは，必要な措置である。

中医治療の特徴の1つに，「同病異治」と「異病同治」があるが，これらは「治病求本」の精神にもとづいたものである。同じ病でもその病因病機が異なる場合，あるいは同じ病人でもその病の進行段階，病機に変化がある場合には，治療法もそれに応じて異なってくる。例えば，同じ咳嗽でも，風寒束肺証には宣肺散寒止咳法を用い，風熱襲肺証には疏風清熱止咳法を用いる。また痰湿壅肺証には去痰利気止咳法を用いる。また病が異なっても，その病因病機が同じであれば，その本が同じであるので，同じ方法により治療を行う。

2　補虚瀉実

補虚とは，扶正〔正気を助けること〕のことであり，人体の正気が不足している場合に用いられる治療原則である。正気不足には，気血津液の不足，臓腑の機能減退が含まれる。

また瀉実とは，去邪〔邪気をとり除くこと〕のことであり，これは人体に邪気が存在している場合に用いられる治療原則である。邪気には，六淫などの外来の邪気と，痰飲・瘀血などの内生の邪気がある。

臨床にあたっては，虚実の弁別が治療の決め手となる。有余の状態に補法を用いたり，不足の状態に瀉法を用いると，病状の悪化を招くことがあるので注意しなければならない。

病状は複雑に現れることが多く，虚実はしばしば同時に出現する。このような場合の治療原則であるが，邪気がある場合に補法を用いると，かえって邪気の勢いを助長することがある。そこで一般的には，先に攻法を用いて邪を除去した後に補法を用いる。しかし状況に応じて先に補法を用い，後に攻法を用いたり，あるいは攻補兼施を行うなど，虚実と邪正の盛衰，緩急により，補瀉の手順を決定している。ただし正気がひどく虚している場合には，むやみに攻法を用いることができず，また邪気によりひどく実している場合も，むやみに補法を用いることはできない。正しく補瀉を運用すれば，扶正により去邪を助けることができるし，また去邪により扶正をはかることもできる。

3 陰陽調整

陰陽については，詳細に前述しているが，中医学の疾病に対する認識では，次のような巨視的なとらえかたをしている。すなわち陰陽のバランスがとれているのが健康状態であり，疾病はこの陰陽のバランスが失調している状態であると考えている。

治療は一定の手段により，失調している陰陽のバランスを回復させることを目的としている。したがって，まず失調した陰陽のバランス状態を把握することが必要であるが，これは疾病の虚実寒熱の属性と関連性がある。次の表は，陰陽と虚実寒熱の関係を簡単にまとめたものである。

Aは，陽盛あるいは陰盛が起因となるものである。陽が盛んになると，化熱して熱証となりやすい。また陰が盛んになると，寒証となりやすい。この2つはともに実証である。この場合，陰陽のバランスを回復させるためには，盛んになっている陽あるいは陰の抑制，すなわち「その有余を瀉す」ことが必要となる。

A	実	陽盛 ─→ 熱 ─→ 陰虚 陰盛 ─→ 寒 ─→ 陽虚	虚
B	虚	陽虚 ─→ 陰亢 ─→ 寒 陰虚 ─→ 陽亢 ─→ 熱	虚

しかしながら，一方では陽が盛んになると陰を損傷することがあるし，また陰が盛んになると陽を損傷することがある。この場合，それぞれ陰虚あるいは陽虚の証を引きおこしたり，あるいは陽盛と陰虚，陰盛と陽虚が共存する状態が現れることがある。したがって治療上，滋陰または助陽を瀉法と同時に行わなければならないことがある。

Bは，陽虚あるいは陰虚が起因となるものである。陽が虚すと陰は相対的に盛んになるし，陰が虚すと陽は相対的に盛んになる。そのために前者は寒証として現れ，後者は熱証として現れる。しかしこれらはAとは異なり，虚寒・虚熱という性質をもっている。

これらの陰陽のバランスを回復させるためには，滋陰あるいは助陽をはかるとよい。こ

れらは「水の主を壮んにし以て陽光を制す」(滋陰降火),「火の源を益し以て陰翳を消す」(温陽散寒)といわれる治療原則である。また陽虚であっても,陰虚であっても,これらは相対的に他方の不足を引きおこすことがあり,そうすると陰陽両虚の状況が現れる。この場合は,陰陽をともに補う治療を行わなければならない。

陰陽の調整にあたっては,陰陽相互の対立関係だけでなく,また陰陽相互の依存関係,「陰生陽長」の関係についてもしっかり把握しておかなければならない。この関係は,「従陽引陰」「従陰引陽」の方法として,治療に応用されている。これらは助陽により陰の生成を促進し,補陰により陽の化生を促進して,陰陽のバランスをはかるというものである。この方法は主として,虚証の陰陽バランスを回復させるときに用いられる。

4 随機制宜

随機制宜とは,臨機に適宜に処理するということである。これは治療にあたっては,疾病自体をみるだけではなく,自然界の季節や気候・地理環境・社会環境およびその人の体質,年齢などに注意をはらわなければならず,時に応じて,地に応じて,人に応じて適宜に処理しなければならないことを表したものである。

【1】因時制宜

因時制宜とは,時に応じて,適宜に処理するということである。四季の気候の変化は,大なり小なり,人の生理機能・病理的な変化に対して,一定の影響をおよぼしている。したがって,治療に際しては,このことを考えあわせて自然に順応させるように努めなければならない。

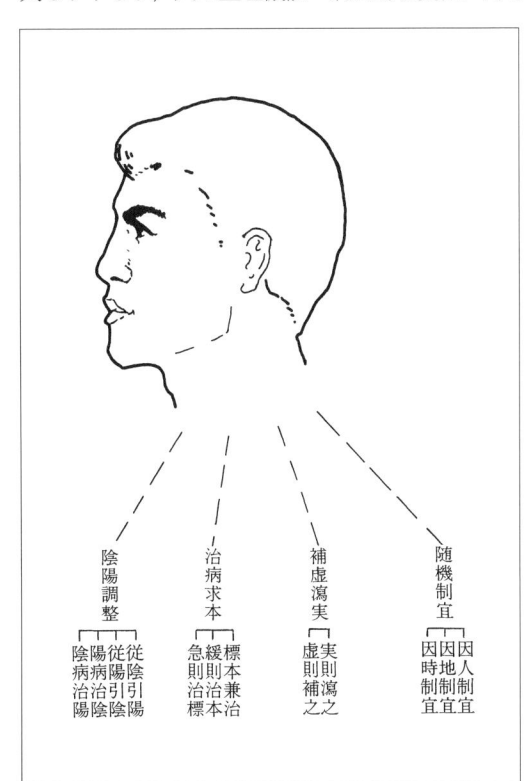

一般的にいうと,春夏には陽気が昇発しており,腠理は緩み,脈気は浮いて躍動している。また秋冬には陰が勝って陽が伏し,腠理は緻密となり,脈気は沈んで伏している。したがって治療に際しては,春夏は宣散させすぎないよう注意しなければならず,秋冬は陽気を損なわないように注意しなければならない。針灸治療において,春夏は浅刺し,秋冬は深刺するのがよいとされているのは,この例と考えられる。

子午流注針法という針灸の取穴,配穴法があるが,これは時間(年・月・日・時辰)と直結した特

```
随機制宜 ─┬─ 因人制宜
          ├─ 因地制宜
          └─ 因時制宜

補虚瀉実 ─┬─ 実則瀉之
          └─ 虚則補之

治病求本 ─┬─ 標本兼治
          ├─ 標本則治本
          └─ 急緩則治標

陰陽調整 ─┬─ 従陰引陽
          ├─ 従陽引陰
          ├─ 陽病治陰
          └─ 陰病治陽
```

殊な取穴法である。

【2】因地制宜

因地制宜とは，地に応じて，適宜に処理するということである。地域が異なると，気候条件や生活習慣も異なり，また人の体質，発生しやすい疾病の種類や特徴なども異なる。治療を行う際には，これらのことも考慮する必要がある。

【3】因人制宜

因人制宜とは，人に応じて，適宜に処理するということである。中医治療では，個体差を非常に重視している。病人の年齢・性別・体質・生活習慣・社会環境・心理状態などを考慮して治療を行っている。

例えば，小児は気血・臓腑のはたらきが未熟であり，治療にあたっては正気を損傷しないよう特に注意をはらわなければならない。また老人は気・血・精が衰えており，生活機能が減退しているという特徴があり，治療は補法が主となる。婦人の出産後には，虚証のものや瘀血のものが多いが，その治療に際しては主として養血通絡をはかるとよい。また痩せている人には，虚火を生じやすい人が多く，肥満の人には，痰湿を生じやすい人が多いので，これらの体質の人の治療に際しては，それぞれ補陰や去湿などを考慮するとよい。

第2節 ● 治　法

1　汗法

【定義】汗法とは，すなわち解表法のことであり，発汗させる方法により体表部の邪気を汗とともに取り除く治療法である。『素問』陰陽応象大論では，「其れ皮に在る者は，汗によりて之を発す」と述べているが，これは汗法について説明したものである。

【適応】汗法は主として外感病証の初期や病邪が皮腠を犯したときに現れる証候，すなわち表証の治療に用いられる。表証の主要な症状としては，悪寒・発熱・頭痛・脈浮・舌苔薄などが現れ，感冒・麻疹の初期，風水（急性腎炎）などによくみられる。その他，感染性疾患の初期で悪寒症状を伴うものにも，この汗法は他の治法と組み合わせて用いられる。

また汗法には止痛の効果もあることから，頭痛や痺痛症の治療にも用いられる。

【用法】外邪の性質の違いにより，汗法には発散風寒法（中薬の辛温解表法に相当する）と清透風熱法（辛涼解表法に相当する）があり，それぞれ風寒表証と風熱表証の治療に用いられる。

例えば風寒表証には，合谷穴に焼山火法を施し大椎穴を配穴するとよい。また風熱表証には，合谷穴に透天涼法を施し，少商穴を配穴して点刺出血させるとよい。

【注意事項】汗法は瀉法の1つであるため，応用を誤ると正気を損傷しやすい。したがって大吐，大瀉，大出血直後のように身体の正気が虚しているときには禁忌とされている。このような場合，汗法を応用するには補穴を配合して正気を損傷しないように去邪をはかるとよい。

2　吐法

【定義】吐法とは嘔吐法のことであり，嘔吐させることにより上焦および上脘部（胃の上部）にある痰飲，宿食などの有害物を吐き出させる治療法である。『素問』陰陽応象大論では，「其れ高き者は，因りて之を越ゆ」と述べているが，これは吐法を説明したものである。

【適応】吐法は，主として気道に停留する痰涎および胃上部に停滞している宿食や痰飲の治療に用いられる。古人は催吐により間接的に気血循環，発汗去邪，開竅醒神（かいきょうせいしん）などの作用を促進することができるとして非常に重視していた。しかし患者にかなり苦痛を与える方法であるために，現代ではあまり応用されていないが，有用性の高い治療法の1つである。

臨床上は中風閉証，小児驚風，喉に阻滞した痰涎，または食中毒，宿食停滞により胃脘部がつまり吐き気があっても出ないなどの症状の治療に用いる。

【用法】吐法には，催吐風痰と催吐宿食とがあり，それぞれ気道にある痰濁の治療と胃脘部の宿食の治療に用いられる。また食中毒や二日酔いの治療にも用いられる。例えば中脘穴および幽門穴への刺針により，必要な手法を施すと催吐させることができる。

【注意事項】老人で体力の低下しているもの，妊娠期の婦人，気虚で催吐すると出血する可能性のあるものには，吐法は禁忌とされている。また下脘部や腸管にある宿食には，吐法は用いられない。

3 下法

【定義】下法とは，すなわち瀉下法のことであり，排便を促すことにより腸内の積滞・水飲・鬱熱などを除去する治療法である。『素問』陰陽応象大論では，「中満なる者は，之を内に瀉す」と述べているが，これは下法について説明したものである。

【適応】下法は主として裏実証の治療に用いられる。裏にある実邪とは，腸内の燥矢，宿食の積滞，体内の積水などのことである。これらに寒邪や熱邪がからむと，寒実証や実熱証となる。主な症状としては，腹痛拒按・胸のつかえ・腹満・大便秘結・脈沈実・舌苔厚膩などが現れやすい。腸梗塞・熱病による便秘・胸水・腹水・腹膜炎などで正気がそれほど虚していないものには，瀉法の運用を考慮することができる。また熱病が裏に入っているが，まだ便秘症状がない場合にも，瀉熱の目的で通腑（下法）を行うことができる。

【用法】下法は裏実証の異なる病状に応じて，寒下・温下・潤下・峻下の4つの方法があり，次のように用いられる。

　寒下法：熱結実証に用いる。
　温下法：寒結実証に用いる。
　潤下法：津液不足による便秘に用いる。
　峻下法：腹水，胸水，重症の浮腫に用いる。

例えば熱結実証にたいして大腸兪穴，天枢穴，中脘穴，腹結穴などの経穴に瀉法を施すと，瀉熱通便の作用がおこる。また寒結実証にたいしては，温針（灸頭針）により温下法を用いるとよい。

正気が虚していて邪が実しているものにたいして下法を用いるときには，瀉法と補法を併用し，正気を過度に損傷させないようにする必要がある。また表証がまだあり裏証がそれほど重くない場合には，先に表証を治療し後に裏証を治療するとよい。

【注意事項】下法を用いる場合は，症状の改善がみられたら治療を停止し，不必要に正気を損傷しないように注意しなければならない。

4 和法

【定義】和法の「和」には，調和・協調の意味がある。和法とは去邪（汗・吐・下法など）

や扶正（補法）を目的とするものではなく，表裏上下や臓腑の偏盛偏衰，すなわち不和の状態を調和させる治療法である。

和法は本来は『傷寒論』中にある少陽病証に対する治療法であり，少陽和解法といわれ，熱性病邪が半表半裏にあって寒熱往来，胸脇苦満，心煩，喜嘔などの症状がある場合に用いられるものである。その後，後世の医家はその内容を拡大し，肝脾の調和，腸胃の調和，臓腑の偏盛偏衰の調整も，この和法に加えた。現在では和法には，少陽和解法・肝脾調和法・腸胃調和法の3つがある。

【用法】少陽和解法：感染性疾患で少陽熱証となったものに用いる。
　　　　肝脾調和法：慢性肝炎，月経不調などの多くの内科疾患に用いる。
　　　　腸胃調和法：胃腸機能の失調による腹痛・下痢・嘔悪などに用いる。
　　　　例えば支溝穴，陽陵泉穴，肝兪穴，脾兪穴などの経穴を用いると，肝脾を調和し胸脇脹痛，食欲不振などを治療することができる。

5　温法

【定義】温法は温熱法ともいわれ，温性の薬物または温灸を用いて裏寒証にたいして温陽去寒をはかる治療法である。『素問』至真要大論では，「寒なるは之を熱す」と述べているが，これは温法について説明したものである。

【適応】温法は裏寒証の治療に用いる。この裏寒証は外寒の侵入によりおこるものと，陽気の不足によりおこるものがある。後者には補気や補陽の方法を併用した温補法を用いるとよい。灸法は温法にすぐれており，また針法でも手法または灸頭針により温経散寒の作用をもたらすことができる。脾胃虚寒証，腎陽虚証，痺証の痛痺および亡陽証は，すべてこの温法の適応となる。

【用法】温法には温中散寒法と回陽救逆法がある。前者には胃腸の消化・吸収を促進し，身体のエネルギー不足を改善する作用があり，したがって脾胃虚寒によりおこる消化機能の減退・慢性腹痛・泄瀉などの治療に用いられる。また後者には心機能を増強し循環機能を改善する作用があり，したがって亡陽によりおこる心不全，循環不全の治療に用いられる。特に針灸は温通経絡，散寒止痛の効果がすぐれているので，痺痛証の治療にもよく用いられる。例えば中脘穴，建里穴への灸頭針により，胃脘寒痛，消化不良などを治療することができる。

【注意事項】熱証には温法を用いることはできない。したがって弁証にあたっては寒熱真仮の鑑別に注意し，真熱仮寒証への温法の誤用に注意する必要がある。

6　清法

【定義】清法は熱邪を清熱する治療法であり，裏熱証の治療に用いられる。『素問』至真要大論では，「温なるは之を清す」と述べているが，これは清法について説明したものである。

【適応】清法の適応範囲は非常に広く，外感熱邪が裏に入ったもの，外感病邪が裏に入り

熱化したもの，内傷病証で臓腑に鬱熱のあるものなどに用いられる。一般には感染性疾患，化膿性炎症，および機能亢進の現れのある病証の治療に用いられる。

【用法】清法は熱邪の所在部位の違いにより，清気分熱法・清営涼血法・清臓腑熱法・清虚熱法などがある。

　　清気分熱法：熱邪が気分にある病証に用いる。
　　清営涼血法：温病熱邪が営分・血分にある病証に用いる。
　　清臓腑熱法：臓腑の熱証に用いる。
　　清虚熱法：陰血・津液不足のために陽盛となっておこる虚熱証に用いる。

臨床上，清法は他法と組合わせた形で用いることが多く，これには清熱開竅法，清熱養陰法，清熱解毒法，清熱利湿法などがある。針法では瀉血法または透天涼法などの手法がその代表とされている。例えば十宣穴への点刺出血は，熱証に現れる驚厥（きょうけつ），昏迷などの症候に用いられる。

【注意事項】清法は瀉法の1つであるので，体質虚弱，大便溏薄などの虚寒証には用いられない。また真寒仮熱証への誤用にも注意する必要がある。

7　補法

【定義】補法とは身体の虚弱状態を改善する一連の治療法である。『霊枢』経脈篇では，「虚すれば則ち之を補う」と述べている。

【適応】補法は虚証に用いる治療法であり，気・血・陰・陽の虚証にたいしては，それぞれ補気・補血・補陰・補陽をはかるとよい。これらは虚している臓腑の部位により，さらに補益肺気・補益肺陰・温補腎陽・滋補腎陰などの治法となる。

【用法】気血陰陽のあいだには，陰陽互根・気血相生・陰血相関・陽気関連などの関係があり，したがって身体全体からみると補気・補血・補陰・補陽のうちの1つだけを重視し，他のものを軽視することはできない。臨床上は陰陽を同時に補したり，気血を同時に補すといった応用がなされている。

中医学には扶正することにより去邪をはかるという理論があり，また扶正することによりかえって邪を助けてしまうという理論もある。正虚邪実という状況下で補法を施すか否かは，邪正の虚実の具体的な状況により決定する必要がある。したがって臨床にあたっては，細心の観察と診断が要求される。

背兪穴に灸を施すと，臓腑を補うことができ，足三里穴に針で補法を施すと，補中益気をはかることができる。また関元穴に灸を施すことによって，元気を補ったり腎気を補うことができる。

【注意事項】邪実証だけのものには，補法を用いることはできない。また邪気が完全に去っていないのに，早期に補法を用いることはできない。虚実夾雑のものには，単純に補法だけを用いることはできない。補法を用いる場合には，虚実の関連性に注意する必要がある。

8　消法

【定義】 消には消化・消滅・消散の意味がある。消法とは瀉法の1つであり，気滞血瘀，食積，痰飲の停滞および癥瘕（ちょうか），積聚などの病証を散じて除去する治療法である。『素問』至真要大論では，「結なるは之を散じる」「堅なるは之を消す」と述べているが，これは消法について説明したものである。

【適応】 消法の応用範囲はきわめて広いが，総じていうと気・血・水（痰）の停滞によりおこる実証がその応用範囲になる。肝脾の腫大・腫瘤・リンパ結核・炎症性の腫れなどに用いることができる。

【用法】 伝統的な消法には，消導食滞法・消癥化積法がある。前者には胃腸の消化機能を促進する作用があり，食積や疳積などの治療に用いられる。また後者には血液循環を改善し，病理細胞の増殖を抑制する作用があり，肝脾腫大・腫瘤などの治療に用いられる。

近代では理気（行気・破気・降気），理血（活血・破瘀），去湿（化痰・利湿・利尿）なども消法のなかに含めている。針灸による消法は，非常にすぐれている。例えば膈兪穴への刺針による活血散瘀の作用，囲刺法による散結消腫の作用をあげることができる。

【注意事項】 消法は瀉法の1つであるので，臨床上は補法との併用に留意し，正気を損傷しないよう注意する必要がある。

［復習のポイント］

1) 治則・治法の内容と意義について説明できる。
2) 治則と治法の関係について説明できる。
3) 治則・治法と各種病証との関係を説明できる。
4) 時・地・人に応じて治療する意義について説明できる。

針灸文献紹介

```
 1. 黄帝内経        11. 針灸聚英
 2. 難経            12. 針灸問答
 3. 針灸甲乙経      13. 奇経八脈考
 4. 肘後備急方      14. 針方六集
 5. 千金方          15. 針灸資生経
 6. 外台秘要        16. 針灸四書
 7. 銅人腧穴針灸図経 17. 備急灸法
 8. 十四経発揮
 9. 針灸大成
10. 針灸大全
```

【1】『黄帝内経』

　本書は一般には『内経』と称されている。これは黄帝と岐伯等が問答する形式で述べられている。中国で現存する最も古い医学書籍であり，戦国時代の頃のものと考えられている。原書は18巻からなり，『素問』と『針経』(唐以後の伝本では『霊枢』と称されている)各9巻からなる。

　本書は主として医学理論を述べており，また針灸や方薬による治療についても述べている。素朴な唯物主義の観点にもとづき，中医基礎理論，弁証論治の法則，病証等について多方面にわたって述べており，中医学の理論的基礎を確立している。

　また本書は針灸についての論述も非常に多い。とりわけ『霊枢』には，針灸に関する記載が豊富であり，系統的に論述されている。主として次の点において高く評価されている。

①経絡学説を確立し，経絡の循行部位について詳細に述べている。また「是動」「所生病」の理論について紹介している。

②腧穴の名称と取穴部位について述べており，骨度分寸法の取穴基準を規定している。

③九針の形態と用途について詳細に紹介しており，また針の補瀉手技についても詳細に述べている。

④いくつかの疾病について，その主治穴等を紹介している。

　これらの内容は，後世の針灸学術の発展にとって理論的基礎となっている。

【2】『難経』

　原著名は，『黄帝八十一難経』といい，秦越人(扁鵲)により編纂されたものである。

後漢以前の書とされている。本書は問答形式をとっており，難解な内容を解説する方式で編纂されている。基礎理論についての論述を主としているが，いくつかの病証についても分析しており，針灸に関する内容は全体の3分の1を占めている。全体の構成は次のようになっている。

　　　一難〜二十二難：脈について論じている
　二十三難〜四十七難：経絡について論じている
　四十八難〜六十一難：病証について論じている
　六十二難〜六十八難：腧穴について論じている
　六十九難〜八十一難：針法について論じている

　本書の内容は，簡潔に要領よく述べられており，またきわめて細かく分析を加えている。創造的な論点もあり，三焦と命門についての学説は新しい論点を紹介している。またかなり系統的に奇経八脈の循行，機能，病証，および五輸穴，原穴，腧穴，募穴の針治療における作用について論述している。
　『難経』は漢以前の医学成果を継承したうえで，漢以後の医学の発展に対して貢献している。

【3】『針灸甲乙経』

　原著名は，『黄帝三部針灸甲乙経』といい，一般には略されて『甲乙経』と称されている。本書は皇甫謐（こうほひつ）により西暦259年頃に編纂されたものであり，10巻からなる。その後，改編されて全12巻，128篇となる。
　本書は『内経』『明堂孔穴針灸治要』（散逸）を参考にして，主として臓腑経絡について論述している。また頭，顔面，胸，腹，背，四肢等の部位ごとに分類して腧穴を記述しており，『内経』を基礎にして349穴の位置，主治および操作方法を発展的に確立している。さらに刺針手技，適応と禁忌および常見病の治療についても紹介している。これは『内経』につぐ針灸学における集大成であり，前人の経験成果を受け継ぎ，新しいものを創造したとして，本書は針灸発展史上において高く評価されている。

【4】『肘後備急方』

　晋の葛洪（かっこう）が3世紀頃に編纂したものであり，略して『肘後方』といわれている。本書は8巻よりなり，方書に属する。「肘後」には，たえず携帯するという意味がある。本書はとりわけ臨床時，急を要するときの手引き書としての配慮がなされており，収録されている方薬は，簡単，安価，効果の面で特徴がある。
　本書に収録されている針灸医方は109条あり，そのうち99条は灸方である。これにより灸法も重視されるようになり，灸法は針法と同様に発展するようになる。また晋以前の民間療法も反映されている。

【5】『千金方』

『千金方』は，『備急千金要方』と『千金翼方』からなる。本書は唐の孫思邈（そんしばく）により，7世紀中期に編纂された。人命は千金より重いという考えから，『千金』という書名にしている。この2部からなる『千金』は，唐代以前の医学大成を収録した医学叢書である。また針灸学文献の収集も重視しており，各種病症の主治項目の下に針灸処方も散見する。とりわけ『千金要方』の29巻から30巻，『千金翼方』の26巻から28巻は，針灸に関する専門的な論述となっている。

本書では，「阿是穴」の取法と応用について説明している。また「明堂三人図」が描かれており，人体の正面，背面，側面から十二経脈，奇経八脈を，異なる色を用いて描写している。灸法による疾病予防の方法についての紹介はとくに注目に値する。これは予防医学に対して一定の貢献をはたしている。

【6】『外台秘要』

本書は唐代の王燾（おうとう）により，西暦752年に編纂されたものである。中医方書のなかでも名著の1つとされており，『千金方』と同じように有名な書籍である。本書は唐および唐以前の数十種の医著を集めて分類，編成されている。

全40巻からなる。内科，外科，婦人科，小児科，五官科等の各種病証，および薬草の採集，服薬，服石，腧穴，灸法等について記述されている。王氏は，「針は生人を殺すことがあり，死人を生かすことができない」と考えており，本書には針法に関する資料が記載されていない。本書の39巻から40巻の明堂灸法には全面的に灸法が述べられており，灸法の普及において積極的な役割をはたした。

【7】『銅人腧穴針灸図経』

本書は『新鋳銅人腧穴針灸図経』ともいうが，略して『銅人』と称されている。宋代の王惟一（おういいつ）が編纂したものであり，西暦1027年に刊行され，全3巻からなる。王氏は本書の編纂とともに，中国で最も古いとされている針灸銅人模型を製作していることから，本書を『銅人』と命名している。

本書には手足三陰三陽経脈と督脈，任脈の循行と腧穴等の内容が記述されており，354穴について考証を行っている。また『霊枢』経脈の原文に注釈を加えており，さらに経絡腧穴図を付している。本書の内容は，簡明で要点をうまく押さえていることから，後世の医家により非常に重視されている。

【8】『十四経発揮』

本書は経脈学の著書である。元代の滑寿（かつじゅ）により編纂されたものであり，西暦1341年に刊行され全3巻からなる。上巻は手足陽明流注篇であり，経脈の循行法則について論述している。中巻は十四経脈気所発篇である。滑氏は『金蘭循経』等の書籍に記載されている十四経循行に関する文字に対して詳細な注釈と発揮，さらに補記を加え，各経脈の経穴に

ついて説明を行っている。下巻は奇経八脈篇であり，奇経八脈の循行内容について論述している。

本書は奇経であって自らの経穴をもつ任脈と督脈については，十二経と並列に論じており，これらを十四経と称している。経脈を研究する場合に非常に参考になる書として高く評価されている。

【9】『針灸大成』

本書は明代の楊継洲（ようけいしゅう）により編纂されたものであり，西暦1601年に刊行された。明代は中国において針灸学が非常に発展した時代である。楊氏は家伝である『衛生針灸玄機秘要』（散逸）を基礎とし，歴代の針灸書籍を収集し，また楊氏自身の臨床経験を踏まえて本書を編纂している。

本書は全10巻からなり，その構成は次のようになっている。

　　一巻　　：『内経』『難経』等における針灸理論の内容を摘録
　　二巻〜三巻：針灸歌賦
　　四巻　　：針法
　　五巻　　：子午流注および霊亀飛騰針法
　　六巻〜七巻：経絡および腧穴
　　八巻　　：諸症針灸法
　　九巻　　：各家の針灸法および楊氏医案を収録
　　十巻　　：陳氏小児按摩経を紹介

本書には，腧穴およびその主治疾患について紹介がなされている。また歴代の医家の心得を引用して針灸歌賦を編集しており，さらに理解しにくい語句については詳細な注解を加えて，読者が理解，体得しやすいように工夫されている。

本書の内容は非常に豊富であり，『内経』『甲乙経』に継ぐ針灸学における集大成として高く評価されており，今日においても針灸学習の主要な参考著書とされている。数少ない針灸学の名著である。

【10】『針灸大全』

本書は明代の徐鳳（じょほう）により，西暦1439年に編纂されたものであり，全6巻からなる。次のような内容で構成されている。

　　一巻〜二巻：針灸歌賦
　　三巻　　：周身折量法
　　四巻　　：竇漢卿（とうかんけい）の八法流注
　　五巻　　：金針賦および子午流注
　　六巻　　：灸法の紹介

本書は総合的な針灸著書とされている。とりわけ針灸に関する資料の紹介に重点がおかれている。代表的なものとしては，周身経穴，霊光，通玄，席弘賦，孫思邈十三鬼穴，馬

丹陽天星十二穴，治病十一証，十二経之原等の歌がある。本書は針灸の研究，臨床において参考価値がある。とりわけ初学者にとっては，実用的な参考書である。

【11】『針灸聚英』

本書は『針灸聚英発揮』とも称する。明代の高武(こうぶ)により編纂されたものであり，西暦1529年に刊行され，全4巻からなる。

一巻：臓腑，経絡，腧穴について論じている。
二巻：各家の針灸取穴方法を収録している。
三巻：針法，灸法および禁忌について論じている。
四巻：各種針灸歌賦

編者は按語の形式で，独自の見解を述べると同時に，針灸の禁忌における一部の迷信的な説明に対して批判を行っている。

【12】『針灸問対』

本書は『針灸問答』ともいう。明代の汪機(おうき)により編纂されたものであり，西暦1530年に刊行され，全3巻からなる。本書は問答形式により，針灸学に関する基本理論を述べている。上巻，中巻では針法について述べており，下巻では灸法および経絡腧穴について述べている。本書の内容の多くは，『内経』『難経』等の針灸書から引用されている。

著者は当時の庸医が岐伯の理もわからず，いたずらに手技とか取穴を誇る傾向が強く，そのため患家の生命を脅かしているとして，そのような無責任な医療作風に対して批判し，また誤針，誤灸の害や子午流注の機械性を指摘している。

【13】『奇経八脈考』

本書は経脈に関する専門書である。明代の李時珍(りじちん)により編纂されたものであり，西暦1578年に刊行された。奇経八脈を研究した専門書である。奇経八脈は，経絡学説において欠くことのできない重要な内容である。

著者は歴代の文献を考証し，各奇経の循行と主病等について，それぞれ整理と説明を行い，さらに著者の見解を述べている。本書は奇経八脈を研究した重要な書籍として高く評価されている。しかしその内容の一部には，若干の道家の唯心思想の要素が混入している。

【14】『針方六集』

本書は針灸叢書である。明代の呉崑(ごこん)により編纂されたものであり，西暦1618年に刊行され全6巻からなる。各巻は次のような内容で構成されている。

一巻（神照集）：経脈流注，経穴および奇穴について論じている。
二巻（開蒙集）：標幽賦および針灸口訣を収録している。
三巻（尊経集）：『霊枢』にある針灸に関する原文148条を集録している。
四巻（傍通集）：45節の針灸学に関する言論，金針賦24条について述べている。とりわ

　　　　け八法の理論については著者独自の見解を述べている。
　五巻（紛署集）：身体各部の経穴について述べている。
　六巻（兼羅集）：玉龍歌，通玄指要賦，百症賦等を多首収録している。

【15】『針灸資生経』

　本書は宋代の王執中（おうしつちゅう）により編纂されたものであり，西暦1220年に刊行され，全7巻からなる。各種の針灸文献を広く参考にし，さらに著者自身の臨床経験と心得を踏まえて，針灸についてかなり系統的に紹介している。

　一巻：『甲乙経』『銅人』の体裁をまねて，腧穴について論述している。頭，胸，背，腹部については，部位別に紹介しており，四肢については経絡別に紹介している。また数々の有効別穴および46におよぶ図を付している。さらにこれまでの針灸医籍にある経穴，取穴法，主治，禁忌等の内容について，校訂を行っている。
　二巻：刺灸法について論述している。とくに灸法についての記述が多い。これは後世に大きな影響を与えている。『針灸大成』『針灸聚英』および『針灸集成』等の灸法に関する資料の多くは，本書から引用されたものである。
　三巻〜七巻：多くの疾病の針灸用穴について述べている。

　著者は臨床を重視しており，臨床サイドから経穴を考証している。また理にもとづき，『銅人』が針灸の禁忌としている経穴について，それを否定している。さらに治療面においては，各疾病に対する針，薬の適応，あるいは総合治療の必要なものについて，1つ1つ紹介している。このような内容からもわかるように，『針灸資生経』は豊富な内容をもつ針灸臨床治療学書である。

【16】『針灸四書』

　本書は針灸叢書であり，元代の竇桂芳（とうけいほう）により編集されたものである。西暦1311年に刊行された。本叢書は『子午流注針経』『針経指南』『黄帝明堂灸経』『灸膏肓腧穴法』の4書からなる。

『子午流注針経』

　本書は金・南唐何若愚（かじゃくぐ）により編纂されたものであり，全3巻からなる。編纂年月は不明である。

　上巻：流注指微針賦，流注経絡井滎図説，平人気象経腧周環図，気血総論および十二経注図説からなる。
　中巻：手足井滎六十穴図，三陰三陽経の井滎胞絡合原説，井滎所属および十二経穴図，三陰三陽流注総説，針制定時図，三焦心包二経流注説と五子元建日時歌等からなる。
　下巻：井滎歌訣六十首，十二経図および五行参歌からなる。

『黄帝明堂灸経』

　本書は唐代の書籍であるが，著者，編纂者は不明である。西暦1341年に発刊された。本書はまず定位法，点灸，下火，用火法，定髪際法，発灸瘡法，貼灸瘡法および灸の適応，不適応について述べている。次に具体的に各穴の取穴法，灸の適応症および灸法について述べ，さらに挿絵を付している。(本書は『太平聖恵方』巻百に抄録され，本書名に改題されて刊行された。)

『針灸指南』

　本書は金代の竇傑〔竇漢卿〕により編纂されたものであり，西暦1295年に刊行された。内容には標幽賦，通玄指要賦および経絡循行，補瀉手法，針灸禁忌，流注八穴主治等がある。

『灸膏肓腧穴法』

　本書は宋代の荘綽により編纂され西暦1128年に刊行された。『膏肓腧穴灸法』ともいう。内容は10篇からなり，膏肓穴の部位，主治，および異なる流派の取穴法を専門的に論述している。また挿絵を付している。

　本書は最後に『針灸雑説』一巻を付している。

【17】『備急灸法』

　本書は灸法に関する専門書であり，1巻からなる。12世紀中期（南宋初期），聞人耆年により編集された。『備急灸法』『騎竹馬灸法』および『竹閣経験備急方』の3部で1書をなしている。本書は22種の急性病証に対する灸法を紹介しており，さらに簡明図説を付している。『騎竹馬灸法』は背部の癰疽に対する灸法を紹介している。また『竹閣経験備急薬方』は30余の経験方を記録している。

　本書には一部の散逸している内容が保存されており，数多くの重要な救急方法が捜し集められている。また多くの図も付されている。通俗でわかりやすい方式を採用して，編集されており，普及および応用に便宜をはらっている。本書は古代救急学および針灸療法研究の重要参考文献とされている。

索　引

ア

噫気	184
噯気	184, 249, 277, 293
噯腐	297
呃逆	184, 249
足厥陰肝経	100
足厥陰肝経の病証	303
足少陰腎経	95
足少陰腎経の病証	300
足少陽胆経	98
足少陽胆経の病証	302
足太陰脾経	90
足太陽膀胱経	93
足太陰脾経の病証	297
足陽明胃経	88
汗	45, 188
阿是穴	220
頭は諸陽の会	101
安逸過度	130
按揉法	225
按診	216
按脈	198

イ

意	42
胃	64, 158
胃陰虚	164
胃陰虚証	276
胃陰不足	159
医易同源	8
胃火上炎	159
胃下垂	138
畏寒	186
胃脘隠痛	276
胃寒証	277
胃脘脹痛	192
胃寒内盛	158
胃脘部の疼痛	277
異気	127
胃気	64, 200
胃気虚損	158
息切れ	248
胃気上逆	139, 158, 249
胃気の保護	64
胃強脾弱	194
依経弁証	83
依経論治	84
意識障害	257, 283
胃失和降	293
遺精	285, 289, 300
胃燥	164
一源三岐	304
溢飲	131
一指定関法	199
一身の気	48
一身の表	50
移動法	226
遺尿	285, 299, 304
胃熱証	278
異病異治	26
異病同治	313
異病同治	26
胃病の病機	158
畏風	267
イライラ	253, 303
胃絡瘀滞	159
陰	13, 17, 233, 314
飲	131
瘖啞	157
陰維脈	110
陰維脈の病証	305
陰寒内盛	290, 291
陰寒の邪	163
陰虚	234
陰虚風動	162
陰蹻脈	109
陰蹻脈の病証	306
陰虚火旺	73, 165, 289
陰虚潮熱	188
陰虚動風	282
陰虚内熱	188, 289
陰虚陽亢	16, 154, 162
引経報使	84
咽喉腫痛	255, 295
咽喉痛	299
因地制宜	316
因時制宜	315
陰邪	123
陰証	242
陰消陽長	14
飲食	193
飲食失節	129
飲食不潔	130
因人制宜	316
陰盛	234
陰精	16
陰盛陽虚	235
陰生陽長	315
陰疸	157
陰長陽消	15
隠痛	193
咽頭痛	269
咽頭の乾き	308
陰嚢の収縮・疼痛	284
陰嚢の腫脹	303
陰脈の海	106, 111
陰陽	242
陰陽格拒	135
陰陽学説	12
陰陽五行学説	12
陰陽互損	135
陰陽失調	135
陰陽盛衰	135
陰陽相合	78
陰陽調整	314
陰陽転化	15
陰陽の依存関係	14
陰陽の消長	14
陰陽の消長・転化関係	14
陰陽の対立・制約関係	14
陰陽の転化	14
陰陽亡失	135

ウ

鬱熱	318
暈	248

運化	52	
運気学説	3	
運動麻痺	302	

エ

翳	315
営衛不固	190
営気	31
営血	31
営分証	255
液	36
衛気	31, 81, 255
衛気営血弁証	255
疫気	127
疫邪	127
易怒	71, 279
疫毒	127
衛気不固	122
疫痢	127
疫癘	127
益気活血	253
益気健脾	273
益気昇提	249, 274
益気摂血	275
益気補血	254
衛表不固	150
衛分証	255
衛陽	31
衛陽虚弱	150, 189
衛陽不固	189
涎	53
炎症性の腫れ	321
厭食	275
偃側図	3

オ

王惟一	3
嘔悪	275, 319
王燾中	3
黄苔	180
黄疸	276, 279
嘔吐	297, 309
悪寒	186, 234, 256, 307, 317
悪寒・発熱	187
瘀血	131
悪食	194
悪熱	186, 187

悪風	123, 234
悪風悪寒	255
湿淫証候	246
瘟疫	127
温下法	318
温煦作用	32
温経散寒去瘀	252
温散寒邪	235, 242
温燥	125
温中健脾利湿	275
温中散寒	237, 309
温中散寒法	319
温中補虚	241
温なるは之を清す	319
温法	319
温補心腎	290
温補腎陽	285
温補脾腎	291
温補陽気	309
温陽益気	239
温陽健脾	274
温陽散寒	315
温陽補虚散寒	242

カ

外因	121
外感表虚証	240
外寒病証	123
外感六淫	122, 244
開合	60
外候	42
回光反照	170
外傷	131
開泄	122
咳喘	256, 267, 291, 295
咳嗽	184, 249, 255, 267
灰苔	180
外治法	312
怪病多痰	131
回陽救逆	262
回陽救逆法	319
乖戻の気	127
火淫証候	247
華蓋の臓	49
下顎部の症状	299
牙関緊急	258, 283
下虚	155
角弓反張	258

角膜混濁	58
革脈	204
霍乱	127
下合穴	219
下焦	67
過食	129
仮神	170
下垂	249
仮性寒熱証	135
片麻痺	282
化痰	321
下注	125
角弓反張	283
活血	321
活血化瘀	251
滑胎	287, 304
滑苔	181
滑脱	62
滑動法	225
滑脈	202
火熱の邪	126
火熱の性質と発病の特徴	126
花剥苔	181
下病は上に取る	103
過敏点	222
化物	65
蝦蟇瘟	127
寒	123
肝	55, 319
肝胃不和	76
肝胃不和証	293
肝陰	126, 153, 154
肝陰虚	155
肝陰虚証	282
寒淫証候	244
肝陰不足	77, 155
肝火	71, 126
肝火上炎	154
肝火上炎証	279
肝火犯肺証	294
寒下法	318
肝気	56, 153
寒凝	191, 250
肝気鬱結	57, 153, 303
肝気鬱結証	279
肝気横逆	303
寒凝経脈	244
肝気上逆	138, 249
肝気犯胃	56

肝気犯脾 … 56	顔面神経麻痺 … 282	肌衄 … 251, 274
肝血 … 57, 153, 154	肝陽 … 153	気上衝心 … 310
肝血虚 … 154	肝陽化風 … 162	気随液脱 … 39
肝血虚証 … 281	肝陽化風証 … 282	気勢 … 200
肝血不足 … 57	肝陽上亢 … 155, 303	気喘 … 75
汗孔 … 245	肝陽上亢証 … 280	気滞 … 138, 191
完穀不化 … 273		気滞血瘀 … 321
寒湿困脾 … 152	**キ**	気滞血瘀証 … 253
寒湿困脾証 … 275		気滞証 … 249
寒邪 … 123	喜 … 45, 128	気滞の原因 … 138
寒邪直中 … 244	気 … 30	気と血の関係 … 38
寒邪襲表 … 244	喜按 … 217	気と津液の関係 … 39
寒邪束表 … 187, 244	気鬱化熱 … 165	肌肉 … 54
寒邪の性質と発病の特徴 … 123	喜嘔 … 319	気の運行の失調 … 138
寒証 … 234, 235	気化 … 75	気の運動 … 32
癇証 … 264	飢餓 … 129	気の運動形式 … 24
癲証 … 264	気が至る … 82	気の機能の減退 … 137
肝腎陰虚 … 280	気化作用 … 32	気の作用 … 32
肝腎陰虚証 … 292	気関 … 175	気の思想 … 30
肝腎同源 … 77	気陥 … 137	気の種類 … 30
肝蔵血 … 56	気陥証 … 249	気の昇降出入 … 25
乾燥性 … 125	気陥の原因 … 137	気は血の帥 … 39, 72
寒滞肝脈証 … 284	気機 … 24, 55, 66	気は血を生ずる … 38
肝胆火旺証 … 78	気機の失調 … 33	気病の病機 … 137
肝胆湿熱下注 … 158	気逆 … 138	肌表不固 … 189
肝胆湿熱証 … 78	気逆証 … 249	気病弁証 … 248
肝・胆病弁証 … 279	気逆の原因 … 138	気不摂血 … 38
脘痛 … 191	気急 … 304	気不摂血証 … 254
寒なるは之を熱す … 319	気虚 … 137, 253	肌膚不仁 … 125
緩なれば本を治す … 313	気虚血瘀証 … 253	気分証 … 255
寒熱 … 186, 234	気虚証 … 248	気閉と気脱 … 139
寒熱往来 … 188, 308, 319	気虚の原因 … 137	飢飽失常 … 129
肝の「竅」 … 37	気虚発熱 … 188	気味 … 183, 184, 193
肝の液 … 57	帰経 … 84	気めぐれば血めぐる … 38
肝の志 … 57	奇経八脈 … 104	瘧疾 … 188
肝の病証 … 279	奇経八脈の総合作用 … 111	逆乱 … 144
肝脾調和法 … 319	奇経八脈病証 … 304	九竅 … 11
肝脾の腫大 … 321	奇経八脈弁証 … 306	灸膏肓腧穴法 … 329
肝脾不和 … 76	奇経八脈考 … 327	久泄 … 53, 62
肝脾不和証 … 293	気血津液 … 30	急躁 … 71
肝病の常見症状 … 279	気血津液の失調 … 137	久痛入絡 … 132
肝病の病機 … 153	気・血・津液の相互関係 … 38	急なれば標を治す … 313
肝風 … 126, 283	気血生化の源 … 52, 76	久病多血瘀 … 132
肝風内動 … 155, 303	気血同病弁証 … 252	頬部の腫れ … 299
肝風内動証 … 282	気血弁証 … 248	虚 … 134
肝不蔵血 … 57	気血両虚証 … 254	拒按 … 217
汗法 … 317	気血を生化する源 … 54	恐 … 60, 129
感冒 … 317	気口 … 198	癥 … 42
緩脈 … 204	奇恒の腑 … 41, 68	驚 … 60, 129

索引

胸街 … 103	経期 … 196	結なるは之を散じる … 321
驚癇 … 304	経質 … 197	血尿 … 265, 274, 288
驚悸 … 279, 284	癥瘕 … 155	血熱 … 140
胸脇苦満 … 308, 319	経色 … 197	血熱証 … 251
胸脇灼痛 … 294	経早 … 196	血熱の原因 … 140
胸脇脹悶 … 253	経遅 … 196	血熱妄行 … 148, 258
胸脇部の疼痛 … 303	頸部の腫れ … 296	血の作用 … 34
胸脇脹痛 … 192	経脈 … 80	血の循行 … 35
胸水 … 318	経脈の海 … 103	血の生成 … 34
狂躁 … 258, 308	傾眠 … 258, 300, 309	血は気の母 … 39, 72
嬌臓 … 125	経絡 … 80	血病の病機 … 139
凝滞性 … 123	経絡学説 … 80	血病弁証 … 250
胸痛 … 191, 256, 267	経絡気血の運行失調 … 144	ゲップ … 249
胸痺 … 44	経絡気血の盛衰 … 143	血府 … 34
驚風 … 171, 173, 304	経絡系統 … 80	血分証 … 255
胸部脹痛 … 191	経絡現象 … 218	血便 … 254, 274
胸部の刺痛 … 264	経絡触診 … 224	欠盆中痛 … 295
鏡面舌 … 181	経絡診断法 … 218	結脈 … 205
胸悶 … 191	経絡の作用 … 81	血脈 … 44, 45
虚火上炎 … 282	経絡病機 … 143	血脈寒滞 … 149
虚寒 … 146, 235	経絡弁証 … 295	血脈を主る … 44
虚寒証 … 16, 135, 241	経量 … 196	血余 … 61
去湿 … 321	痙攣 … 258, 264, 281, 303	血淋 … 160
虚実 … 238	下陥 … 249	厥冷 … 124
虚実夾雑 … 320	郄穴の触診 … 226	下法 … 318
虚実錯雑証 … 134	外台秘要 … 325	下痢 … 274, 291, 309, 319
虚実併重証 … 134	血 … 34, 132, 140	眩 … 248
虚証 … 238	厥陰経頭痛 … 190	懸飲 … 131
虚すれば則ち之を補う … 320	厥陰経病証 … 310	眩暈 … 249, 280, 282
虚すればその母を補う … 23	血瘀 … 57, 140, 191	元気 … 30, 66
虚中挾実証 … 134	血瘀証 … 250	原気 … 30
虚熱 … 235	血海 … 56, 69, 103, 111	言語錯乱 … 265
虚熱証 … 16, 135, 241	血寒証 … 252	言語障害 … 46
虚脈 … 202	血虚 … 139	元神の府 … 68
切り傷 … 131	血虚証 … 250	見底 … 181
筋 … 57	血虚生風 … 162, 282	堅なるは之を消す … 321
金水相生法 … 23	血虚の原因 … 140	玄府 … 45, 245
金の特性 … 21	月経 … 69, 196	健忘 … 261, 290, 292, 298
筋の余 … 58	月経過少 … 196	弦脈 … 203
緊脈 … 203	月経過多 … 196, 254	
	月経後期 … 196	**コ**
ク	月経出血過多 … 274	孤陰 … 14
口 … 54	月経先期 … 196	哮 … 183
口や舌の乾燥 … 258	月経痛 … 197	後陰 … 61
	月経不調 … 319	甲乙経 … 2
ケ	月経不順 … 279, 304	口渇 … 194, 255, 256
脛街 … 103	月経量の減少 … 285	口渇せず … 309
	血燥生風 … 163	口乾 … 255
	決断を主る … 63	

睾丸脹痛 279	固摂機能 156	子宮脱 274
口眼喎斜 297	固摂作用 32	子宮脱垂 138
行気 321	五臓 41, 44	歯齦腫痛 296
降気 321	五臓系統 20	衄血 251, 258
行気活血 253	五臓の病機 146	耳穴 219
降気降逆 250	五臓六腑の大主 128	子午流注針経 328
口苦 279, 302, 308	呼多吸少 287	子午流注針法 3
甲錯 216	五遅 156	歯痕舌 179
口臭 184, 278	骨蒸 157	施治 26
紅舌 178	骨蒸潮熱 188	歯衄 251, 274
絳舌 178	骨髄 61	四肢厥冷 262, 309
哮喘 183	骨折 131	四肢痛 191
剛臓 55	骨余 61	四肢のしびれ 281
降濁 64	五軟 156	四肢の冷え 252
膠痰 125	五輪学説 58	四肢のふるえ 279
絞痛 192	魂 42, 57	四肢不温 273
脇痛 191	昏厥 128, 249	四肢を主る 54
黄帝針経 2	昏睡 262	四診 26, 168, 232
黄帝内経 2, 323		四診合参 168, 209
黄帝明堂経 3	**サ**	嗜睡 193
黄帝明堂灸経 329	細脈 202	滋水涵木法 23
後天の本 52, 64	数脈 201	至数 199
恒動観 232	佐金平木法 23	紫舌 178
高熱 258	寒がり 32, 309	舌 46
光剝舌 181	三関 175	膩苔 181
項部の強ばり 299	散寒解表 236, 245	舌の強ばり 298
皇甫謐 2	三焦 66	七情 127
候脈 198	三焦の気化 32	湿 124
洪脈 201	三焦病の病機 160	実 134
芤脈 203	残灯復明 170	刺痛 192, 251
肛門の灼熱感 271	散熱解表 237	歯痛 296
降をもって和とする 65	三部九候 199	湿温潮熱 188
五液 36	三部診法 198	実寒 235
五官 11	散脈 202	実寒証 135, 242
五気化火 126		湿邪の性質と発病の特徴 124
呼吸の気 48	**シ**	実証 239
五行学説 18	志 42	失神 169
五行の生克制化 12	思 53, 129	実すればその子を瀉す 23
五行の属性 20	支飲 131	湿阻 124
黒苔 181	滋陰降火 289, 315	湿濁内生 124
五更泄瀉 76, 195, 291	滋陰潤肺 268	実中挾虚証 134
心の使い 169	滋陰清熱 241	実熱 235
五志 45	滋陰平肝潜陽 280	実熱証 135, 242
五志化火 126, 165	四街は気の径路なり 103	疾脈 206
腰のだるさ 300	自汗 189, 248, 267	実脈 202
腰や膝がだるい 292	直中 123, 187, 237	子盗母気 22
腰や膝のだるさ 285	子宮 69	子病犯母 22
五色診 170		滋補胃陰 276
五心煩熱 186, 258		滋補肝陰 282

滋補腎陰	286	手掌の熱感	301	小腸虚寒	160
四末	54	受盛	65	小腸虚寒証	266
持脈	198	出血	251, 258	小腸実熱	160
邪鬱化火	164	受納	64	小腸実熱証	265
瀉火補水法	23	濡脈	204	小腸病の病機	159
邪気	133	腫瘤	321	消導食滞法	321
積聚	321	峻下法	318	小児驚風	318
灼痛	192	潤下法	318	小児の指紋	175
尺膚	216	循環不全	319	上熱下寒	310
弱脈	204	順逆	209	衝は血海を為す	305
瀉実去邪	239	潤腸通便	272	上病は下に取る	103
捨証従脈	209	循摸選穴	230	少腹部の冷痛	284
邪正盛衰	134	暑	124	少腹冷痛	252
しゃっくり	249, 297	暑淫証候	245	小便	196
邪熱熾盛	140	症	26, 232	小便失禁	285
邪熱動血	140	証	26, 232	小便不利	67, 299, 301
斜飛脈	200	傷陰	258	消法	321
邪閉	205	少陰経頭痛	190	小脈	202
捨脈従証	209	少陰経病証	309	衝脈	107
従陰引陽	315	蒸化	75	常脈	199
収引性	123	少火生気	164	衝脈の病証	304
習慣性流産	287	消渇	130, 194, 310	少陽経頭痛	190
十五大絡	116	傷寒雑病論	2	少陽経病証	308
十五絡脈	116	傷寒表実証	189	少陽病	188
十四経発揮	325	傷寒論	2	少陽和解法	319
従捨	209	少気	184	小絡	117
重濁性	125	証候	26	除去湿邪	246
重痛	192	昇・降・出・入	24	諸気を主宰	66
十二経筋	113	昇降出入	25	食少	273
十二経の海	107	昇降出入運動	24	食積	321
十二経別	112	昇降相因	78	食滞	191
十二経脈	85	昇降の要	67	食滞胃脘証	277
十二経脈の海	111	消穀善飢	159, 194, 278	食中毒	318
十二経脈の循行	86	小産	69	食不下	309
十二経脈病証	295	情志	50, 127	濇脈	202
十二正経	104	情志の調節	56	食欲	194
十二皮部	115	傷暑	245	食欲不振	308
渋脈	202	上焦	67	女子胞	69
十問歌	186	上擾	126	暑邪	124
従陽引陰	315	常色	171	諸髄は皆脳に属す	103
収斂	123	消食導滞	277	除中	194
腫塊	251	昇清	53	刺絡抜罐法	117
主気の枢	74	上盛下虚	283	視力減退	281
粛降	48	昇清降濁	24	耳聾	61
宿食	317	昇泄過多	57	心	44
宿食停滞	318	消痩	52	津	36
宿食の積滞	318	条達	55	神	42, 44, 169
宿病	313	小腸	65	腎	59
手掌の経穴区分	222	消癥化積法	321	心陰	148

腎陰……………………………73	心経病証…………………………301	心脾熱盛……………………………179
心陰虚……………………………148	心血………………………73, 148	新病…………………………………313
腎陰虚……………………………156	心血瘀阻……………………………35	心病の常見症状……………………261
心陰虚証…………………………263	心血瘀阻証…………………………264	腎病の常見症状……………………285
腎陰虚証…………………………285	心血虚証……………………………262	心病の病機…………………………146
心陰虚損…………………………148	心血不足……………………………148	腎病の病機…………………………155
腎陰不足……………………………77	甄権……………………………………3	心脾両虚証……………………………72
津液………………………………35	神志…………………………………147	心脾両虚証…………………………289
津液と血の関係……………………40	針刺十二法……………………………3	心不全………………………………319
津液の作用…………………………36	真実仮虚証…………………………134	腎不納気………………………………60
津液の消耗過多・排泄過多……141	神志不安………………………………34	腎不納気証…………………………287
津液の生成不足…………………141	人事不省…………128, 264, 282	心包……………………………………46
津液の生成・輸布および排泄……35	審証求因……………………………121	心包経病証…………………………301
津液の代謝障害…………………141	心・小腸病弁証……………………261	腎・膀胱病弁証……………………285
津液の代謝障害の原因…………142	神志を主る…………………………44	心包絡…………………………………46
津液の排泄障害…………………142	心神…………………………………158	針方六集……………………………327
津液の病機………………………141	心腎相交……………………………73	心脈瘀滞……………………………149
津液の不足………………………141	真心痛…………………………191, 192	神明を主る……………………………44
津液の分類…………………………36	心神不安……………………………193	心陽……………………………73, 146
津液の輸送障害…………………142	心腎不交……………………………73	腎陽……………………………………73
津液不足の原因…………………141	心腎不交証…………………………289	心陽虚……………………………45, 146
心火…………………………71, 126	心腎陽虚証…………………………290	腎陽虚………………………………157
心火亢盛証………………………263	腎水……………………………………73	心陽虚証……………………………261
心火上炎……………………………73	腎精……………………………61, 73	腎陽虚証………………………285, 319
腎下垂……………………………138	腎精不足……………………………156	心陽衰弱……………………………146
心下痛……………………………298	腎精不足証…………………………286	心陽暴脱……………………………149
寝汗………………………………189	身体痛………………………………234	心陽暴脱証…………………………262
心肝火旺…………………………148	心中疼熱……………………………310	心労過度……………………………130
真寒仮熱…………………………135	腎中の精気……………………………31	
心悸…………250, 261, 290, 298, 301	腎中の陽気……………………………76	**ス**
心気………………………………44, 146	心痛…………………261, 298, 301	
真気…………………………………30	身熱…………………………………257	髄………………………………………61
腎気…………………………60, 78	真熱仮寒……………………………135	水飲…………………………………318
心気虚……………………………45, 146	身熱不揚……………………………188	水液運行の通路………………………67
心気虚証…………………………261	腎の陰陽失調………………………156	水液の運化……………………………52
腎気不固……………61, 129, 156	心の液…………………………………45	髄海……………………………………61
腎気不固証………………………287	腎の液…………………………………61	水火既済………………………………73
針灸甲乙経…………………2, 324	腎の気化機能…………………………60	水寒内盛……………………………291
針灸四書…………………………328	心の宮城………………………………46	随機制宜……………………………315
針灸資生経………………3, 328	心の志…………………………………45	水気停留……………………………290
針灸指南…………………………329	腎の志…………………………………60	水虚火亢……………………………289
針灸聚英……………………103, 327	腎の精気不足………………………155	水気凌心………………………………73
針灸大成…………………………326	心の苗…………………………………46	衰竭…………………………………143
針灸大全…………………………326	心の病証……………………………261	水穀の海………………………………64
針灸問対…………………………327	腎の病証……………………………285	水穀の運化……………………………52
針経………………………………323	腎の封蔵機能………………………156	水穀の気………………………………31
心胸部の煩熱……………………263	心肺気虚証…………………………290	水穀の精微……………………………34
真虚仮実証………………………134	心煩………………256, 257, 261, 298, 301, 308, 319	水湿中阻……………………………152
心系…………………………………91		水停気阻………………………………40

推動作用 … 32	絶汗 … 189	相乗 … 20
推動法 … 226	舌強 … 46, 179	蔵象 … 41
睡眠 … 193	舌形 … 179	蔵象概説 … 41
頭暈 … 248, 250, 279, 292	舌衄 … 251	相乗の脈 … 23
頭痛 … 190, 255, 317	舌根 … 177	痩人多火 … 172
寸関尺 … 198	舌質 … 178	相生 … 19
寸口 … 198	泄瀉 … 267, 293, 297, 299, 319	相生の脈 … 23
	舌象 … 177	燥苔 … 181
セ	舌色 … 178	躁動 … 243, 258
清 … 65	切診 … 198	壮熱 … 187, 256
清胃瀉火 … 278	舌診 … 177	糟粕 … 65
清営涼血法 … 320	舌尖 … 177	痩薄舌 … 179
清肝瀉肺 … 294	舌態 … 179	相侮 … 20
正気 … 133	舌苔 … 180	臓腑 … 41
性機能の減退 … 286	舌苔薄 … 317	臓腑兼病 … 289
生気の源 … 74	舌中 … 177	臓腑相関弁証 … 289
清気分熱法 … 320	舌痛 … 298	臓腑の統一体観 … 42
清虚熱法 … 320	泄熱開閉 … 246	臓腑病機 … 146
精血同源 … 77	泄熱通便 … 257	臓腑弁証 … 260
清穀 … 309	摂納 … 60	瘡瘍 … 126, 130
清瀉肝火 … 280	舌辺 … 177	早漏 … 287
清暑泄熱 … 245	切脈 … 198	鼠疫 … 127
清心豁痰開竅 … 265	喘 … 183	疏肝健脾 … 293
清心瀉火 … 263	前陰 … 61	疏肝理気解鬱 … 279
精神疲労 … 248	疝気 … 303, 304	疏肝和胃 … 294
精神不振 … 258	千金方 … 325	促脈 … 205
清泄営熱 … 257	譫語 … 257, 261, 308	足陽明胃経の病証 … 297
清泄気分熱 … 257	閃傷 … 138	疏泄 … 55
清泄実熱 … 243	喘息 … 249, 267, 287	疏泄不及 … 57
清臓腑熱法 … 320	宣発 … 48	疏風解表 … 234, 240, 244, 307
清濁 … 65	泉門閉鎖遅延 … 61	疏風宣肺解表 … 256
生痰の源 … 52, 74		素問 … 2, 323
怔忡 … 261, 290	**ソ**	孫思邈 … 3
掣痛 … 193	燥 … 125	孫絡 … 117
清透鬱熱 … 257	躁 … 257	
清透風熱法 … 317	総按 … 199	**タ**
清熱瀉下 … 308	燥淫証候 … 246	太陰経頭痛 … 190
清熱瀉火 … 236, 238	壮火食気 … 164	帯下 … 197, 304, 305
清熱生津 … 257	壮火の気衰 … 164	大渇 … 308
清熱熄風 … 283	宗気 … 31	大汗 … 189, 256, 308
清熱養陰 … 236	蔵血 … 56	大汗淋漓 … 243
清熱涼血 … 252, 258	相兼脈 … 208	内経 … 2
生風 … 126	相克 … 19	大厥 … 144
清法 … 319	嘈雑 … 278, 293	苔質 … 181
清利湿熱 … 271	早産 … 304	苔色 … 180
石淋 … 160, 192	燥湿相済 … 78	太息 … 183
舌 … 176	燥邪 … 125	大腸 … 65
舌痿 … 179	燥邪の性質と発病の特徴 … 125	大腸湿熱証 … 271

大腸津虚証 …………………… 271	短縮舌 …………………… 180	貯痰の器 ……………… 74, 269
大腸の常見症状 ……………… 267	単診 ……………………… 199	貯尿 ……………………… 66
大腸の病証 …………………… 267	淡舌 ……………………… 178	沈取 ……………………… 199
大腸病の病機 ………………… 160	嘆息 ……………………… 184	沈脈 ……………………… 200
大頭瘟 ………………………… 127	膻中 ……………………… 46	
体内の積水 …………………… 318	痰熱 ……………………… 284	**ツ**
大熱 …………………………… 308	但熱不寒 ………………… 187	
大便 …………………………… 195	胆病の常見症状 ………… 279	痛経 ………………… 197, 279
大便溏薄 ……………………… 273	胆病の病機 ……………… 158	通降 ……………………… 64
大便秘結 ……… 256, 271, 308, 318	胆腑実熱 ………………… 302	通ぜざれば痛む ………… 123
帯脈 …………………………… 108	短脈 ……………………… 203	通調水道 ……………… 35, 49
代脈 …………………………… 205	痰迷心竅証 ……………… 264	通臍 ……………………… 318
大脈 …………………………… 201		通絡化瘀 ………………… 264
帯脈の病証 …………………… 305	**チ**	つかえ …………………… 275
太陽経頭痛 …………………… 190		唾 ………………………… 61
太陽経病証 …………………… 307	血 …………………… 250, 253	爪の発育不良 …………… 71
太陽中風証 …………………… 189	治節 ……………………… 50	
大絡 …………………………… 117	治則 ……………………… 312	**テ**
胎漏 …………………………… 69	治病求本 ………………… 312	
太陰経病証 …………………… 309	治法 ……………………… 312	手足の汗 ………………… 190
濁 ……………………………… 65	遅脈 ……………………… 201	手足の痙攣 ……………… 279
堕胎 …………………………… 69	中気 ……………………… 53	手足のしびれ ……… 250, 282
脱汗 …………………………… 189	中気下陥 …………… 137, 152	手足のふるえ …………… 281
脱肛 …………… 138, 249, 274, 296	中気下陥証 ……………… 274	涕 ………………………… 50
脱毛 …………………………… 285	中気不足 ………………… 151	泥状便 …………………… 297
打撲 …………………………… 131	肘後備急方 ……………… 324	手厥陰心包経 …………… 96
多夢 …………………………… 261	中取 ……………………… 199	手厥陰心包絡経の病証 … 301
溜め息 ………………… 302, 303	中暑 ……………………… 245	手少陰心経 ……………… 91
痰 ……………………………… 131	中焦 ……………………… 67	手少陰心経の病証 ……… 298
胆 ……………………………… 63	虫積 ……………………… 191	手少陽三焦経 …………… 97
単按 …………………………… 199	中風 ……………………… 180	手少陽三焦経の病証 …… 301
痰飲 ……………………… 131, 191, 317	中風の前兆 ……………… 180	手太陰肺経 ……………… 86
痰飲の停滞 …………………… 321	中風閉証 ………………… 318	手太陽小腸経 …………… 92
胆鬱 …………………………… 302	腸胃調和法 ……………… 319	手太陽小腸経の病証 …… 299
胆鬱痰擾 ……………………… 193	腸胃の調和 ……………… 319	手太陰肺経の病証 ……… 295
胆鬱痰擾証 …………………… 284	癥瘕 ……………………… 321	手陽明大腸経 …………… 87
痰涎 …………………………… 318	長期微熱 ………………… 188	手陽明大腸経の病証 …… 296
痰火 …………………………… 151, 284	腸虚滑泄証 ……………… 272	点圧 ……………………… 221
胆火 …………………………… 126, 303	腸梗塞 …………………… 318	点圧診法 ………………… 224
痰火擾心証 …………………… 265	腸燥 ……………………… 164	点圧測定診断法 ………… 222
暖肝散寒 ……………………… 284	張仲景 …………………… 2	天花 ……………………… 127
但寒不熱 ……………………… 187	脹痛 ……………………… 192	伝化 ……………………… 65
胆気不利 ……………………… 158	腸内の積滞 ……………… 318	癲癇 ……………………… 264
胆虚 …………………………… 158	腸内の燥矢 ……………… 318	天癸 ……………………… 69
胆経蘊熱 ……………………… 174	潮熱 ………………… 187, 256	伝経 ……………………… 82
痰湿阻肺証 …………………… 269	長脈 ……………………… 203	伝変 ……………………… 22
胆汁外溢 ……………………… 63	脹悶 ……………………… 249	
胆汁上逆 ……………………… 63	調理寒熱 ………………… 310	
胆汁の分泌 …………………… 56	調和営衛 ………………… 240	

ト

怒	57, 128
統一体観	10, 42, 232
頭街	103
盗汗	189
頭汗	189
竇漢卿	3
動気	31
統血	53
動血	126, 258
頭項強痛	307
頭昏	38
竇材	3
凍傷	131
銅人腧穴針灸図経	3, 325
溏泄	195
頭頂痛	303
疼痛	190, 249
疼痛の性質	192
疼痛の部位	190
同病異治	26, 313
同病同治	26
動風	258
頭部脹痛	192
動脈	205
動揺現象	162
土虚木乗	22
毒気	127
得神	169
督脈	105
督脈の病証	304
独陽	14
吐血	250, 254, 258
吐故納新	33
吐舌	180
土の特性	21
土侮木	22
吐法	317
吞酸	277, 293, 297

ナ

内因	121
内蘊	271
内火	164, 244
内寒	163, 244
内寒病証	123
内湿	163, 244
内傷七情	127
内傷表虚証	240
内生五邪	122, 162
内生の火邪	126
内生の五邪	244
内燥	164, 244
内臓下垂	138, 274
内治法	312
内熱	164
内風	162, 244, 283
涙	57
難経	2, 323
難聴	258, 285, 299, 302

ニ

二陰	61
日晡潮熱	188, 308
二便	195
乳房の脹痛	279
乳房部の疼痛	297
尿意急迫	285, 288
尿血	258
尿赤	256
尿道の灼熱痛	288
尿閉	285, 300
妊娠	69
任は胞胎を主る	106
任脈	106
任脈の病証	304

ネ

熱	126
熱極生風	126, 162
熱極生風証	283
熱結	191
熱邪壅肺証	270
熱証	234, 235
熱毒病証	130
熱入心包	46
粘液便	271
捻挫	131
粘膩	125

ノ

脳	61, 68
納気	60

脳髄	68
脳は髄の海	103

ハ

肺	48
肺陰虚証	267
肺陰の失調	150
梅核気	153, 279
肺気	48
肺気虚証	267
肺気虚損	150
肺気失宣	49
肺気上逆	138, 249
肺気の失調	149
肺気不宣	150
肺系	86
肺失粛降	49, 150
肺失宣降	149
肺腎気虚証	292
肺燥	151, 164
肺・大腸病弁証	267
培土生金	74
培土生金法	23
培土制水法	23
排尿	66
排尿困難	300
排尿痛	285
肺熱	191
肺の液	50
肺の「竅」	37
肺の血虚	149
肺の志	50
肺の病証	267
肺は水の上源	49
肺は水のめぐりを主る	49
肺病の常見症状	267
肺病の病機	149
背部兪穴	218
排便困難	271
肺癰	191
肺陽	149
肺癆	191
破瘀	321
破気	321
魄	42
白喉	127
白苔	180
パターン認識	8

発育不良	61	
八綱	233	
八綱弁証	16, 233	
発散風寒法	317	
発熱	186, 234, 255, 256, 297, 307, 317	
発病因子	120	
八法	312	
華	45	
鼻	51, 174	
鼻の症状	296	
華は顔にある	45	
華は髪にある	61	
華は唇にある	54	
華は毛にある	50	
華は爪にある	57	
煩渇	256	
反関脈	200	
半産	204	
斑疹	257, 258	
半身の汗	189	
煩躁	256, 279	
胖大舌	179	
半表半裏	319	
半表半裏証	188	

ヒ

悲	50, 128	
火	126	
脾	52, 151, 319	
脾胃虚寒証	319	
脾胃湿熱	152	
脾胃湿熱証	79, 275	
脾胃の病証	273	
脾・胃病弁証	273	
脾胃不和	54	
脾陰虚	153	
脾陰の失調	153	
鼻淵	174	
皮下の瘀斑	254	
脾気	53, 151	
脾気下陥	274	
脾気虚弱	151	
脾気虚証	273	
脾気虚損	151	
ひきつけ	304	
備急灸法	329	
備急千金要方	3	

脾虚下陥	195	
脾虚湿蘊	171	
脾虚湿滞	152	
脾血虚	151	
鼻衄	251	
脾失健運	151	
痺証	319	
肥人多痰	172	
脾腎陽虚証	291	
鼻痛	297	
痺痛症	317	
泌別清濁	65	
微熱	258	
脾の液	53	
脾の気陰両虚	153	
脾の「竅」	37	
脾の志	53	
火の特性	21	
火の源を益し	315	
脾は昇をもって健とする	53	
脾病の病機	151	
脾不統血	53, 151	
脾不統血証	274	
痞満	191	
微脈	201	
皮毛	50	
百病の長	123	
百脈を朝める	49	
標	312	
病因	121	
病因弁証	121	
表寒	235	
表寒証	236	
病機	120, 133	
脾陽虚	152	
表虚証	239	
脾陽虚証	273	
脾陽虚損	152	
表実証	240	
表証	233	
表証の汗	189	
病色	171	
表熱	235	
表熱証	236	
標病は本に取る	103	
標本	102	
標本緩急	312	
病脈	200	
表裏	233	

表裏関係	77	
病理の機序	133	
鼻翼煽動	270	
頻尿	285, 288	

フ

風	122	
風淫証候	244	
風関	175	
風寒束肺証	268	
風寒表証	268	
風気内動	162	
風邪	122	
風邪の性質と発病の特徴	122	
風水	317	
封蔵機能	156	
風痰	190	
風熱犯肺証	269	
風は善くめぐり数々変ず	122	
腹街	103	
複合脈	208	
腹水	318	
腹脹	273, 297	
腹痛	191, 309, 319	
腹痛拒按	318	
腹部脹満	308	
腹部の墜脹感	249	
腹膜炎	318	
腹満	309, 318	
腹満硬痛	256	
伏脈	205	
腹鳴	299	
浮取	199	
浮腫	273, 285, 301	
腐熟	64	
不正性器出血	53	
腐苔	181	
不内外因	121	
不妊	304	
不妊症	69, 285	
腑の病は通をもって補となす	79	
浮脈	200	
不眠	193, 250, 257, 261, 279, 284, 289, 298, 308	
浮陽	148	
浮絡	117	
ふるえ	282	
聞診	183	

ヘ

平肝熄風	265
平肝熄風通絡	283
閉経	279, 285
清熱宣肺	257
平脈	199
便血	258
扁鵲心書	3
弁証	26, 232
弁証論治	8
偏食	130
遍診法	198
片頭痛	302
便溏	52
便秘	195, 267, 296, 318

ホ

補陰	320
方	27, 232
法	27, 232
亡陰	243
胞宮	69
棒灸	3
防御作用	32
膀胱	66
膀胱湿熱証	288
膀胱失約	287
膀胱の気化	32
膀胱の気化機能	78
膀胱の常見症状	285
膀胱病の病機	160
房事過度	130
芒刺舌	179
望診	169
望神	169
亡陽	243
亡陽証	319
謀慮を主る	63
崩漏	53, 254, 274
補益肝血	281
補益心陰	263
補益心気	261
補益心血	263
補益腎精	287
補益心脾	290
補益肺気	267
補益脾肺	240
補気	248, 320
補気摂血	254
補虚瀉実	313
補虚扶正	239
補血	320
母子関係	23
補腎固摂	287
補腎納気	288
補中益気	320
骨	61
暮熱早冷	258
母病及子	22
補法	320
補母瀉子法	23
補陽	320
本	312
本病は標に取る	103

マ

麻疹	317
麻木感	155
慢性肝炎	319
慢性腹痛	319

ミ

味覚	193, 194
水の上源	75
水の特性	21
水を主る	60, 75
耳	61
耳鳴り	280, 285, 292, 302
脈	45
脈口	198
脈洪大	308
脈証の順逆	209
脈診	198
脈浮	307, 317

ム

無汗	268
虫さされ	131
無神	169
胸のつかえ	318

メ

命関	175
明堂孔穴針灸治要	2
明堂三人図	3
明堂図	3
瞑目	306
命門元気	67
目の疾患	279
目の充血	279
めまい	249
面癱	123

モ

耗血	258
耗血傷陰	140
耗血傷津	40
蒙蔽心包	46
目	58
木鬱克土	56
目黄	298
木虚土侮	22
目系	91, 100, 298
目眩	248, 292, 308
木乗土	22
目赤生翳	58
木の特性	20
目不昧	306
模式識別知識	8
目花	38
問診	186

ヤ

夜間頻尿	287
薬物帰経	84
火傷	131
夜盲症	281

ユ

憂	50, 128
有機的な統一体	10
有根	200
有神	169, 200
喩嘉言	83
兪募循摸法	225

分利小便 ... 65

341

ヨ

陽 ……………… 13, 17, 233, 301, 314
陽痿 …………………………… 285
陽維脈 ………………………… 110
陽維脈の病証 ………………… 305
陽気 …………………………… 16, 151
陽虚 …………………………… 234, 301
陽虚陰盛 ……………………… 16
陽蹻脈 ………………………… 109
陽蹻脈の病証 ………………… 306
楊継洲 ………………………… 3
養血滋陰 ……………………… 239
養血補血 ……………………… 250
腰膝酸軟 ……………………… 61
陽邪 …………………………… 122
癰腫 …………………………… 126
陽証 …………………………… 243
陽消陰長 ……………………… 14
陽盛 …………………………… 234
陽盛陰虚 ……………………… 235
陽盛化火 ……………………… 164
陽盛則熱 ……………………… 164
陽性反応物 …………………… 227
癰疽 …………………………… 130
陽長陰消 ……………………… 15
腰痛 …………………………… 191, 300, 303
葉天士 ………………………… 255
陽病は陰を治し ……………… 17
陽脈の海 ……………………… 105, 111
陽明経頭痛 …………………… 190
陽明経病証 …………………… 307
陽明潮熱 ……………………… 188
抑木扶土法 …………………… 23

ラ

懶言 …………………………… 273, 274, 275
絡脈 …………………………… 81, 83
爛喉丹痧 ……………………… 127
闌門 …………………………… 65

リ

理 ……………………………… 27, 232
裏寒 …………………………… 235
裏寒証 ………………………… 237
理気 …………………………… 321
理気行気 ……………………… 249
裏急後重 ……………………… 195, 271
裏虚証 ………………………… 241
理血 …………………………… 321
利湿 …………………………… 321
裏実証 ………………………… 241
裏証 …………………………… 234
利胆化痰清熱 ………………… 284
利尿 …………………………… 321
裏熱 …………………………… 235
裏熱証 ………………………… 237
理—法—方—穴—術 ………… 232
癃閉 …………………………… 66, 299
両眼上視 ……………………… 283
涼燥 …………………………… 125
両目が乾く …………………… 282
両目上視 ……………………… 258
リンパ結核 …………………… 321

レ

戻気 …………………………… 127
霊枢 …………………………… 2, 323
冷痛 …………………………… 192
冷秘 …………………………… 195
裂紋舌 ………………………… 179

ロ

労逸 …………………………… 130
漏下 …………………………… 204
老化 …………………………… 156, 286
弄舌 …………………………… 180
牢脈 …………………………… 204
労力過度 ……………………… 130
六淫 …………………………… 121, 244
六淫弁証 ……………………… 244
六気 …………………………… 121
六合 …………………………… 112
六邪 …………………………… 122
六経弁証 ……………………… 307
六腑 …………………………… 41, 63
六腑の病機 …………………… 158
六腑は通をもって用となす … 79
論治 …………………………… 26, 232

ワ

歪斜舌 ………………………… 180
穢濁の気 ……………………… 139
和解少陽 ……………………… 309
和降 …………………………… 158
和法 …………………………… 318

針灸学［基礎篇］ （第三版）　第二版に文章表現上の修正，補足を大幅に加えた。

1991年5月1日	第1版第1刷発行
1995年1月30日	第1版第5刷発行
1996年5月20日	第2版第1刷発行（改訂）
2006年3月25日	第2版第9刷発行
2007年1月30日	第3版第1刷発行（文章表現上の修正・補足）
2023年3月1日	第3版第10刷発行

編集責任	天津中医薬大学＋学校法人衛生学園（旧・後藤学園）
編　　集	劉公望　兵頭　明　平馬直樹　路京華
翻　　訳	学校法人衛生学園中医学教育臨床支援センター
発　　行	井ノ上　匠
発 行 所	東洋学術出版社

〒272-0021　千葉県市川市八幡2-16-15-405
　販売部：電話 047（321）4428　FAX 047（321）4429
　　　　　e-mail　hanbai@chuui.co.jp
　編集部：電話 047（335）6780　FAX 047（300）0565
　　　　　e-mail　henshu@chuui.co.jp
　ホームページ　http://www.chuui.co.jp/

装幀――市川寛志
印刷・製本――丸井工文社

◎定価はカバーに表示してあります　　◎落丁，乱丁本はお取り替えいたします

Ⓒ1996 Printed in Japan　　　　　　ISBN978-4-924954-92-2　C3047

中国伝統医学の最大の聖典──二大古籍に和訓と現代語訳

今,甦る──東洋医学の「知」の源泉

●わかりやすいポピュラーなテキスト●東洋医学臨床家必読の書●[原文・注釈・和訓・現代語訳・解説・要点]の構成●A5判上製／函入／縦書。原文（大文字）と和訓は上下2段組。

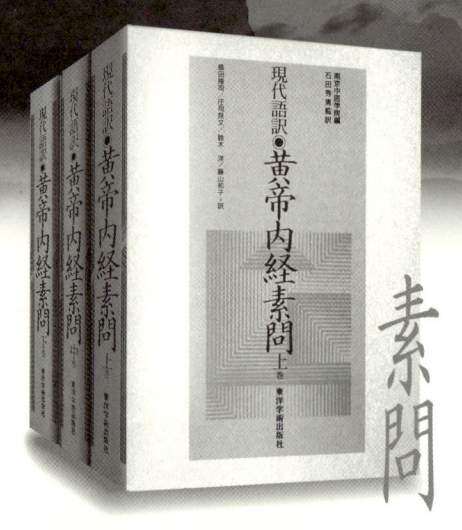

現代語訳●黄帝内経素問［上・中・下巻］

監訳／石田秀実（九州国際大学教授）

[上巻] 512頁／定価：**11,000**円
（本体10,000円＋税）

[中巻] 458頁／定価：**10,450**円
（本体 9,500円＋税）

[下巻] 634頁／定価：**13,200**円
（本体12,000円＋税）

【全巻揃】定価：**34,650**円
（本体31,500円＋税）

現代語訳●黄帝内経霊枢［上・下巻］

監訳／石田秀実（九州国際大学教授）・
白杉悦雄（東北芸術工科大学助教授）

[上巻] 568頁／定価：**12,100**円
（本体11,000円＋税）

[下巻] 552頁／定価：**12,100**円
（本体11,000円＋税）

【全巻揃】定価：**24,200**円
（本体22,000円＋税）

充実の中医学関連書籍、好評発売中！　〈お求めはフリーダイヤルFAXかEメールでどうぞ〉

医古文の基礎
編著：劉振民・周篤文・銭超塵・周貽謀・盛亦如・段逸山・趙輝賢／編訳：荒川緑・宮川浩也
B5判／並製／本文340頁
定価：**4,620**円
（本体4,200円＋税）

中国鍼灸各家学説
主編：魏稼／監訳：佐藤実
翻訳：浅川要・加藤恒夫・佐藤実・林敏／A5判／並製／326頁
定価：**3,740**円
（本体3,400円＋税）

中国医学の歴史
傅維康著／川井正久編訳
A5判／上製／752頁
定価：**6,930**円
（本体6,300円＋税）

中国伝統流派の系譜
黄煌著／柴崎瑛子訳
A5判／並製／344頁
定価：**3,960**円
（本体3,600円＋税）

東洋学術出版社

販売部：〒272-0021　千葉県市川市八幡2-16-15-405　電話047-321-4428
フリーダイヤルFAX 0120-727-060　E-mail:hanbai@chuui.co.jp
ホームページ http://www.chuui.co.jp

経穴運用の妙は処方にあり。

証に対応した49種類の鍼灸処方を徹底解説する。

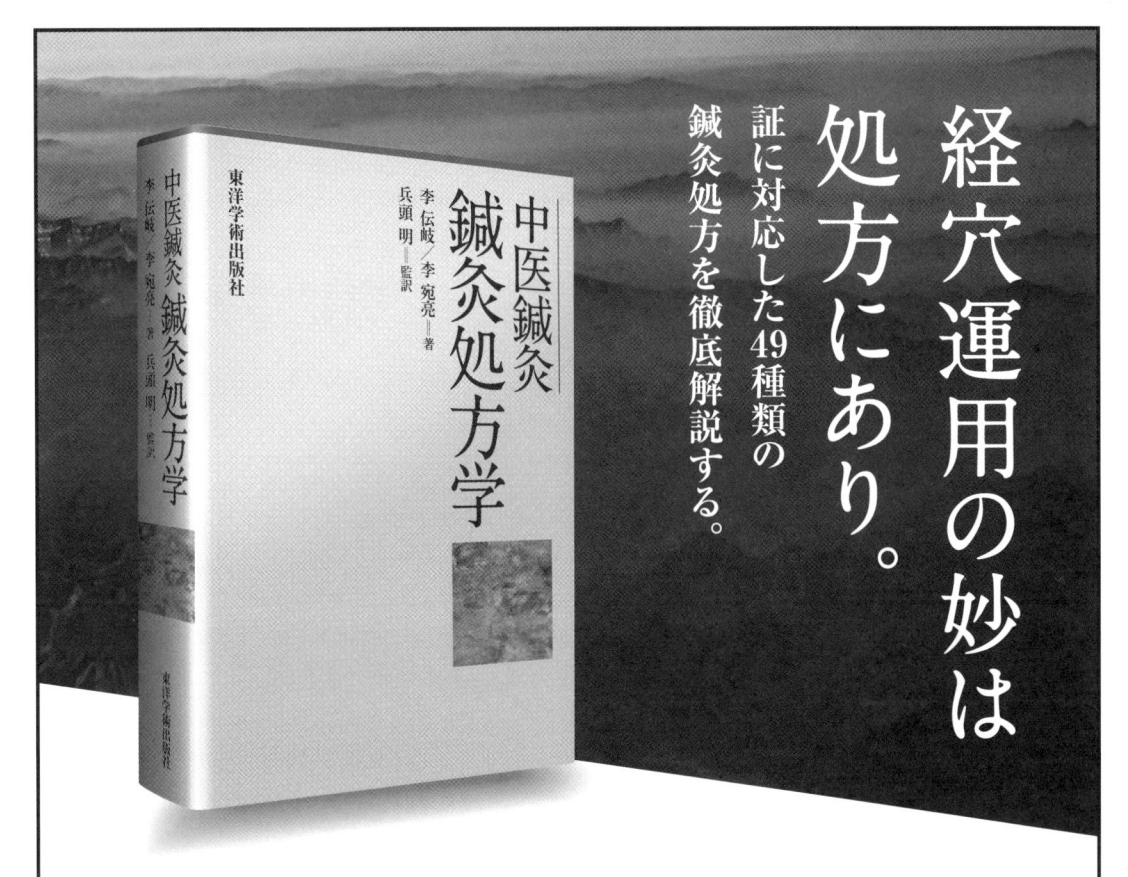

中医鍼灸の「処方篇」
中医鍼灸 鍼灸処方学

李 伝岐／李 宛亮＝著　兵頭 明＝監訳

B5判並製／816頁／定価:9,900円（本体9,000円＋税）

- ◆ 9分類,49種類の鍼灸処方を取り上げる。
- ◆ 主治・効能はもちろん,方と証の関係を詳細に解説する。
- ◆ 臨床応用に必須の知識として,主治病証を取り上げて具体的な運用法を丁寧に解説。
- ◆ 実際の応用例を学ぶことができる大量の症例を収録。
- ◆ 生薬の処方との違いを示し,鍼灸処方の独自性を明らかに。

中医学を学ぶための雑誌『中医臨床』(季刊)　ますます面白く,実用的な内容になっています。

東洋学術出版社

販売部：〒272-0021　千葉県市川市八幡2-16-15-405　電話047-321-4428
フリーダイヤルFAX 0120-727-060　E-mail:hanbai@chuui.co.jp
ホームページ http://www.chuui.co.jp

[針灸学] シリーズ4部作

シリーズ1　針灸学［基礎篇］（第三版）

天津中医薬大学＋学校法人衛生学園編（旧・後藤学園）
兵頭明監訳　学校法人衛生学園中医学教育臨床支援センター訳
Ｂ５判並製　368頁　図表160点　定価6,160円（本体5,600円＋税）

日中の共有財産である伝統医学を，現代日本の針灸臨床に活用するために整理しなおし，平易に解説した好評の教科書。国際時代にふさわしい日中共同執筆。［臨床篇］［経穴篇］［手技篇］と4部作。
＊第二版に文章表現上の修正，補足を大幅に加えた。

シリーズ2　針灸学［臨床篇］

天津中医薬大学＋学校法人衛生学園編（旧・後藤学園）
兵頭明監訳　学校法人衛生学園中医学教育臨床支援センター訳
Ｂ５判並製　548頁　定価7,700円（本体7,000円＋税）

日常よく見られる92症候の治療方法を「病因病機―証分類―治療」の構成で詳しく解説。各症候に対する古今の有効処方を紹介。針灸学［基礎篇］の姉妹篇。

シリーズ3　針灸学［経穴篇］

学校法人衛生学園編（旧・後藤学園）
兵頭明監訳　学校法人衛生学園中医学教育臨床支援センター訳
Ｂ５判並製　508頁　定価6,600円（本体6,000円＋税）

全409穴に出典・由来・要穴・定位・取穴法・主治・作用機序・刺法・灸法・配穴例・局部解剖を解説。ツボの作用機序が特徴。理論と臨床とツボの有機的関連からツボの運用範囲を拡大する。豊富な図版全183点，日中経穴部位対照表。

シリーズ4　針灸学［手技篇］

鄭魁山（甘粛中医学院教授）著
兵頭明監訳　学校法人衛生学園中医学教育臨床支援センター訳
Ｂ５判並製　180頁　図版257点　定価4,620円（本体4,200円＋税）

著者は，中国の最も代表的な針灸名医。中国の代表的手技のほか，家伝の秘法も紹介。針灸手技全般の知識を，豊富な写真（203枚）と刺入後の皮膚内をイラスト化してていねいに解説。
＊旧版『写真でみる針灸補瀉手技』の書名を改め，『針灸学』シリーズ4部作に編入しました。内容は旧版と変わりません。ご注意ください。

「証」の診方・治し方 ―実例によるトレーニングと解説―

呉澤森・高橋楊子著
Ｂ５判並製　328頁　定価4,180円（本体3,800円＋税）

臨床でよくみられる30の実症例を例に，呈示された症例をまず自力で解き，その後に解説を読むことで「証」を導く力を鍛える。主な対象は初学者〜中級者。特に基礎が終わって次のステップをめざす初級者の方。

「証」の診方・治し方2 ―実例によるトレーニングと解説―

呉澤森・高橋楊子著
Ｂ５判並製　352頁　定価4,180円（本体3,800円＋税）

この症例はどのように分析・治療すればよいのか。第2弾。

中医学ってなんだろう ①人間のしくみ

小金井信宏著
Ｂ５判並製　２色刷　336頁　定価5,280円（本体4,800円＋税）

文化の壁を越え，中医学的な考え方を学ぶ。読めば読むほど，中医学が面白くなる一冊。やさしいけれど奥深い，中医学解説書。はじめて学ぶ人にもわかりやすく，「陰陽五行」「生命と精」「経絡・臓象・気血津液」など，中医学独特の考え方も詳しく紹介。

改訂版 中医基本用語辞典

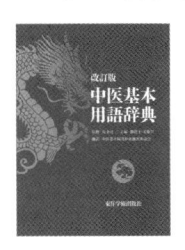

高金亮監修　劉桂平・孟静岩主編　中医基本用語辞典翻訳委員会翻訳
Ａ５判 912頁 ビニールクロス装・函入　定価9,460円（本体8,600円＋税）

- ●中医学を学ぶ人なら，必ず手元に置きたい「基本用語辞典」
  中医伝統医学の入門者や臨床家にぴったりの辞典。医師・薬剤師・鍼灸師・看護師・栄養士など幅広い医療従事者ならびに医学生・薬学生・鍼灸学生や，薬膳・気功・太極拳・中医美容など，中医伝統医学を学ぶ人すべての必携参考書。
- ●新たに668語を追加して"大改訂"
  今回の改訂では，旧版では欠けていた２字の中医学の専門用語を中心に追加。旧版の用語約3,500語と合わせ，合計約4,200語を収載。さらに見出し用語の扱いを改め，探したい用語を引きやすく。

問診のすすめ ──中医診断力を高める

金子朝彦・邱紅梅著
Ａ５判並製　２色刷　200頁　　　　　　定価3,080円（本体2,800円＋税）

患者の表現方法は三者三様，発せられる言葉だけを頼りにすると正しい証は得られません。どんな質問を投げかければよいのか，そのコツを教えます。問診に悩む臨床家の問診レベルを高め，弁証力向上へと導く１冊。

［詳解］針灸要穴辞典

趙吉平・王燕平編著　柴﨑瑛子訳
Ｂ５判並製　400頁　　　　　　　　　　定価6,600円（本体6,000円＋税）

要穴とは，十二経脈や奇経八脈に属する特有の作用をもつツボのことである。要穴の理解を深め，臨機応変に用いることは，臨床効果をあげるうえで欠かせない。要穴のすべてを網羅した決定版。

脈診 ──基礎知識と実践ガイド

何金森監修　山田勝則著
Ａ５判並製　296頁　　　　　　　　　　定価3,520円（本体3,200円＋税）

中医学の伝統的な理論にのっとった脈診ガイド。脈理を理解することで，脈象の膨大な内容を暗記する必要がなくなり，脈象の基準をはっきりさせることで，脈象判断が確かなものになる。豊富な図解で，複雑な脈診が学びやすく，記憶しやすい。

中国医学の身体論 ──古典から紐解く形体

浅川要著　Ｂ５判並製　２色刷　380頁　定価5,060円（本体4,600円＋税）

東洋医学的身体観の認識を明らかにして治療に役立てる。東洋医学にもとづく治療を志すなら，臓腑・気血・経絡の変動をとらえると同時に，全身の諸組織・器官の側から症状を把握する視点も必要。

針灸治療大全

張文進・張彦麗・張彦芳・張彦霞・張博編著
相場美紀子・柴﨑瑛子・鈴木聡・名越礼子・野口創・渡邊賢一翻訳
Ｂ５判並製　776頁　　　　　　　　　　定価11,000円（本体10,000円＋税）

著者の長年にわたる臨床経験にもとづいて記された548病症（疾病と症状）。豊富な病症数とたしかな内容で日常診療・学習のてびきとなる。

経脈病候の針灸治療

張吉主編　鈴木達也翻訳
Ａ５判並製　656頁　　　　　　　　　　定価6,380円（本体5,800円＋税）

鍼灸治療は，経絡を意識することでその効果は格段に上がる。経絡システムに根ざした鍼灸独自の弁証施治のための必須の一書。

臨床に役立つ 奇経八脈の使い方

高野耕造著　Ｂ５判並製　320頁　　　　定価3,960円（本体3,600円＋税）

奇経八脈について基礎知識から臨床応用まで網羅し，広範囲の症状に少数穴で対応できる奇経治療の魅力を伝える。

中医学の魅力に触れ，実践する

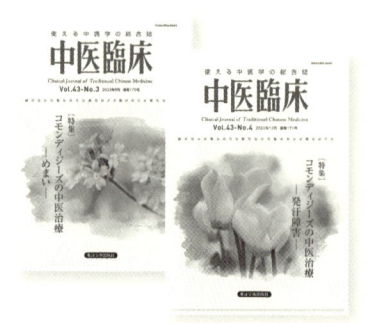

[季刊] 中医臨床

●──中国の中医に学ぶ

現代中医学を形づくった老中医の経験を土台にして，中医学はいまも進化をつづけています。本場中国の経験豊富な中医師の臨床や研究から，最新の中国中医事情に至るまで，編集部独自の視点で情報をピックアップして紹介します。翻訳文献・インタビュー・取材記事・解説記事・ニュース……など，多彩な内容です。

●──古典の世界へ誘う

『内経』以来２千年にわたって連綿と続いてきた古典医学を高度に概括したものが現代中医学です。古典のなかには，再編成する過程でこぼれ落ちた智慧がたくさん残されています。しかし古典の世界は果てしなく広く，つかみどころがありません。そこで本誌では古典の世界へ誘う記事を随時企画しています。

●──湯液とエキス製剤を両輪に

中医弁証の力を余すところなく発揮するには，湯液治療を身につけることが欠かせません。病因病機を審らかにして治法を導き，ポイントを押さえて処方を自由に構成します。一方エキス剤であっても限定付ながら，弁証能力を向上させることで臨機応変な運用が可能になります。各種入門講座や臨床報告の記事などから弁証論治を実践するコツを学べます。

●──薬と針灸の基礎理論は共通

中医学は薬も針も共通の生理観・病理観にもとづいている点が特徴です。針灸の記事だからといって医師や薬剤師の方にとって無関係なのではなく，逆に薬の記事のなかに鍼灸師に役立つ情報が詰まっています。好評の長期連載「弁証論治トレーニング」では，共通の症例を針と薬の双方からコメンテーターが易しく解説しています。

- ●定　　　価　1,760円（本体1,600円＋税）（送料別）
- ●年間予約　1,760円（本体1,600円＋税）4冊（送料共）
- ●３年予約　1,584円（本体1,440円＋税）12冊（送料共）

フリーダイヤルFAX
0120-727-060

東洋学術出版社

〒272-0021　千葉県市川市八幡 2-16-15-405
電話：（047）321-4428
E-mail：hanbai@chuui.co.jp
URL：http://www.chuui.co.jp